U0803888

中医临床必读丛书

# 幼幼集成

清·陈复正　编撰
杨金萍　臧守虎
杨佃会
整理

人民卫生出版社

**图书在版编目(CIP)数据**

幼幼集成/清·陈复正编撰　杨金萍等整理．—北京：人民卫生出版社，2006.6

（中医临床必读丛书）

ISBN 978-7-117-07646-3

Ⅰ.幼… Ⅱ.①陈…②杨… Ⅲ.中医儿科学-中国-清代 Ⅳ.R272

中国版本图书馆CIP数据核字(2006)第048273号



中 医 临 床 必 读 丛 书

**幼 幼 集 成**

**编　　撰：** 清·陈复正
**整　　理：** 杨金萍 等
**出版发行：** 人民卫生出版社（中继线 010-59780011）
**地　　址：** 北京市朝阳区潘家园南里19号
**邮　　编：** 100021
**E - mail：** pmph @ pmph.com
**购书热线：** 010-67605754　010-65264830
010-59787586　010-59787592
**印　　刷：** 三河市宏达印刷有限公司
**经　　销：** 新华书店
**开　　本：** 850×1168　1/32　**印张：** 13.75
**字　　数：** 266千字
**版　　次：** 2006年6月第1版　2025年1月第1版第16次印刷
**标准书号：** ISBN 978-7-117-07646-3/R·7647
**定　　价：** 24.00元

# 出版者的话

中医要发展创新，提高临床疗效是必由之路。而提高临床疗效的捷径，就是继承前人宝贵的诊疗理论和丰富的临床经验。古今大凡著名医家，无不是在熟读古籍，继承前人经验的基础上而成为一代宗师的。厚积薄发，由博返约，是读书成才的必然过程。步入21世纪，中医的发展与创新仍然离不开继承，而继承的第一步必须是熟读中医古籍，奠定基础。这好比万丈高楼，筑基必坚；参天大树，扎根必深。

为了在新世纪进一步发展中医，提高中医临床疗效水平，针对目前中医现状，国家中医药管理局启动了"优秀中医临床人才研修项目"。该计划首批精选培养名中医200名左右，期望在新世纪再培养一大批中医临床大家，为我国人民的医疗保健再做贡献。做临床，必读古籍；做名医，更需要熟悉古籍并能灵活应用。为了适应中医临床人才培养计划，我们从"优秀中医临床人才研修项目"必读书目中先期精选了中医各科必读的20种予以整理出版，后51种相继出版发行，《中医临床必读丛书》的出版渐臻完备。本丛书共71种，所选精当，涵盖面广，多为历代医家推崇，尊为必读经典著作，在中医学发展的长河中，占有重要的学术地位。

本次整理突出了以下特点：①力求原文准确，每种医籍均由各科专家遴选精善底本，加以严谨校勘，为读者提供精确的原文。②原则上只收原文，不作校记和注释，旨在使读者在研习之中渐得旨趣，体悟真谛。③每书撰写了导读，介绍该书的作者生平、成书背景、学术特点，及对临床的指导意义以及如何学习运用等内容，提要钩玄，以启迪读者。为便于读者检索，书后附以索引。

期望本丛书的出版，能真正起到读古籍，筑根基，做临床，提疗效的作用，有助于中医临床人才的培养和成长，以推动我国中医药事业的发展与创新。

## 一、经典著作

《黄帝内经素问》

《灵枢经》

《伤寒论》

《金匮要略》

《温病条辨》

《温热经纬》

## 二、通用著作

《素问玄机原病式》

《素问病机气宜保命集》

《儒门事亲》

《脾胃论》

《兰室秘藏》

《格致余论》

《丹溪心法》

《景岳全书》

《医贯》

《理虚元鉴》

《慎柔五书》

《医宗金鉴》

《石室秘录》

《杂病源流犀烛》

《类证治裁》

《医林改错》

《血证论》

《本草备要》

《医方集解》

《名医类案》

《医学衷中参西录》

## 三、各科著作

### （一）内科

《金匮钩玄》

《秘传证治要诀及类方》

《医宗必读》

《医学心悟》

《证治汇补》

《医门法律》

《张氏医通》

《张聿青医案》

《临证指南医案》

《症因脉治》

《医学入门》

《医醇賸义》

**(二)外科**

《外科证治全生集》

《外科发挥》

《疡科心得集》

《外科精义》

**(三)妇科**

《妇人大全良方》

《女科经纶》

《傅青主女科》

《竹林寺女科秘传》

《济阴纲目》

**(四)儿科**

《小儿药证直诀》

《活幼心书》

《幼科发挥》

《幼幼集成》

**(五)眼科**

《秘传眼科龙木论》

《审视瑶函》

《银海精微》

《目经大成》

《眼科金镜》

**(六)耳鼻喉科**

《重楼玉钥》

《口齿类要》

《喉科秘诀》

**(七)针灸科**

《针灸甲乙经》

《针灸大成》

《针灸聚英》

**(八)骨伤科**

《永类钤方》

《仙授理伤续断秘方》

《世医得效方》

《正体类要》

《伤科汇纂》

《厘正按摩要术》

**(九)养生**

《遵生八笺》

《老老恒言》

人民卫生出版社

2006 年 5 月

# 序

中医药学是具有中国特色的生命科学，是科学与人文融合得比较好的学科，在人才培养方面，只要遵循中医药学自身发展的规律，只要把中医理论知识的深厚积淀与临床经验的活用有机的结合起来，就能培养出优秀的中医临床人才。

近百余年西学东渐，再加上当今市场经济价值取向的作用，使得一些中医师诊治疾病，常以西药打头阵，中药作陪衬，不论病情是否需要，一概是中药加西药。更有甚者不切脉、不辨证，凡遇炎症均以解毒消炎处理，如此失去了中医理论对诊疗实践的指导，则不可能培养出合格的中医临床人才。对此，中医学界许多有识之士颇感忧虑而痛心疾首。中医中药人才的培养，从国家社会的需求出发，应该在多种模式多个层面展开。当务之急是创造良好的育人环境。要倡导求真求异，学术民主的学风。国家中医药管理局设立了培育名医的研修项目，首先是参师襄诊，拜名师制订好读书计划，因人因材施教，务求实效。论其共性则需重视“悟性”的提高，医理与易理相通，重视易经相关理论的学习；还有文献学、逻辑学，生命科学原理与生物信息学等知识的学习运用。“悟性”主要体现在联系临床，提高思想思考思辨的能力，破解疑难病例获取疗效。再者是熟读一本临证案头书，研修项目精选的书目可以任选，作为读经典医籍研修晋阶保底的基本功。第二是诊疗环境，我建议城市与乡村、医院与诊所、病房与门诊可以兼顾，总以多临证多研讨为主。若参师三五位以上，年诊千例以上，必有上乘学问。第三是求真务实,“读经典做临床”关键在“做”字上苦下功夫,敢于置疑而后验证、诠释进而创新,诠证创新自然寓于继承之中。

中医治学当溯本求源,古为今用,继承是基础,创新是归宿,认真继承中医经典理论与临床诊疗经验,做到中医不能丢,进而才是中医现代化的实施。厚积薄发、厚今薄古为治学常理。所谓勤求古训、融汇新知,即是运用科学的临床思维方法,将理论与实践紧密联系,以显著的疗效、诠释、求证前贤的理论,寓继承之中求创新发展,从理论层面阐发古人前贤之未备,以推进中医学科的进步。

综观古往今来贤哲名医均是熟谙经典,勤于临证,发遑古义,创立新说者。通常所言的“学术思想”应是高层次的成就,是锲而不舍长期坚持“读经典做临床”在取得若干鲜活的诊疗经验的基础上,应是学术闪光点凝聚提炼出的精华。笔者以弘扬中医学学科的学术思想为己任而决不敢言自己有什么学术思想,因为学术思想一定要具备有创新思维与创新成果,当然是在继承为基础上的创新;学术思想必有理论内涵指导临床实践,能以提高防治水平;再者学术思想不应是一病一证一法一方的诊治经验与心得体会。如金元大家刘完素著有《素问玄机原病式》,自述“法之与术,悉出《内经》之玄机”,于刻苦钻研运气学说之后,倡“六气皆从火化”,阐发火热病证脉治,创立脏腑六气病机、玄府气液理论。其学术思想至今仍能指导温热、瘟疫的防治。非典型传染性肺炎(SARS)流行时,运用玄府气液理论分析证候病机,确立治则治法,遣药组方获取疗效,应对突发公共卫生事件造福群众。毋庸置疑刘完素是“读经典做临床”的楷模,而学习历史,凡成中医大家名师者基本如此,即使当今名医具有卓越学术思想者,亦无例外,因为经典医籍所提供的科学原理至今仍是维护健康防治疾病的准则,至今仍葆其青春,因此“读经典做临床”具有重要的现实意义。

值得指出,培养临床中坚骨干人才,造就学科领军人物是当务之急。在需要强化“读经典做临床”的同时,以唯物主义史观学习易经易道易图，与文、史、哲，逻辑学交叉渗透融合，提高“悟性”指导诊疗工作。面对新世纪东学西渐是另一股潮流，国外学者研究老聃、孔丘、朱熹、沈括之学，以应对技术高速发展与理论相对滞后的矛盾日趋突出的现状。譬如老聃是中国宇宙论的开拓者，惠施则注重宇宙中一般事物的观察。他解释宇宙为总包一切之“大一”与极微无内之“小一”构成，大而无外小而无内，大一寓有小一，小一中又涵有大一，两者相兼容而为用。如此见解不仅对中医学术研究具有指导作用，对宏观生物学与分子生物学的链接，纳入到系统复杂科学的领域至关重要。近日有学者撰文讨论自我感受的主观症状对医学的贡献和医师参照的意义；有学者从分子水平寻求直接调节整体功能的物质，而突破靶细胞的发病机制；有医生运用助阳化气，通利小便的方药能同时改善胃肠症状治疗幽门螺杆菌引起的胃炎，还有医生使用中成药治疗老年良性前列腺增生，运用非线性方法，优化观察指标，不把增生前列腺的直径作为惟一的“金”指标，用综合量表评价疗效而获得认许，这就是中医的思维，要坚定地走中国人自己的路。

人民卫生出版社为了落实国家中医药管理局设立的培育名医的研修项目，先从研修项目中精选20种古典医籍予以出版，余下50余种陆续刊行，为我们学习提供了便利条件，只要我们“博学之，审问之，慎思之，明辨之，笃行之”，就会学有所得、学有所长、学有所进、学有所成。治经典之学要落脚临床，实实在在去“做”，切忌坐而论道，应端正学风，尊重参师，教学相长，使自己成为中医界骨干人才。名医不是自封的，需要同行认可，而社会认可更为重要。让我们互相勉励，为中国中医名医战略实施取得实效多做有益的工作。

王永炎

2005年7月5日

# 导读

《幼幼集成》为中医儿科专著，是汇集儿科诸家之说，并参以己见编撰而成。其无论是在儿科理论，还是在诊断治疗方面，都有独到发挥。特别是在惊风辟妄，以及痉病的治疗方面，独具卓见，既有补偏救弊之功，又有临床实用参考价值。其对万氏麻痘、及小儿脉诊、指纹辨证等，都有重要的发挥。收方即有正方，又附有简便经验之方，颇为实用。故该书为儿科重要的临床参考书，颇值一读。

## 一、《幼幼集成》与作者

《幼幼集成》作者陈复正，生卒年不详，号飞霞，清代广东罗浮人。因幼禀多病，辄究心医药，稍长即事道家性命之学，遂医道兼修。乃飘笠云游，以医道济人，无论绅衿巨卿，或至微至贱，皆随缘而治，救治者多，尤擅儿科。且于儿科独有卓见，力辟惊风之讹，反对滥用毒劣之药，主张火功为幼科第一要法。《幼幼集成》一书，乃为儿科辟妄救弊而作。陈氏因念惊风之说，在在讹传，遂将惊风之说，概为删订。取前代幼科诸家，参互考订，存其精要，辨其是非，“以搐字易惊字，概曰搐，将急惊、慢惊、慢脾三则，易为误搐、类搐、非搐，分门别类”，加以临证所得，附以经验之方；自禀赋胎元，火功烁艾，以及杂证麻痘，汤火疮疡，无不周备。汇为六卷，计数十万言，名为《幼幼集成》。“幼幼”者，“所以为慈”也，“集成”者，“幼幼全书”也。

本书共6卷。卷一主论幼儿养护、疾病诊断、治疗，论述了胎儿自母腹中起，一直到出生后各种养护方法，包括方药治疗及婴儿火功之法；叙述了小儿指纹、脉法、面部形色等四诊内容及小儿简切辨证；卷二重论“惊风辟妄”，指出世人妄以伤寒为惊风，以惊风之法治痉之误，并另立“误搐、类搐、非搐”之门以别之；卷三～卷四论小儿常见病如咳喘、诸疳、呕吐、黄疸及痘疹疮疡等病之证治、入方，复以经验简便方并外治法附于方后；卷五～卷六“万氏痘麻”，取万氏歌赋，并详细删润，诠释发微。

## 二、主要学术思想及对临床的指导意义

《幼幼集成》一书，宗《内经》、《伤寒》之旨，兼采诸家之长；虽集诸家之说，而洒脱不为所拘，故书中颇多独到的见解，特别是对儿科许多相沿成习的流弊，从理论到实践，予以辩驳和辟谬，故此书无论是在儿科理论，还是在临床上，都给了我们一些重要的启迪。

### 1. 惊风辟妄

指出惊风妄名之弊，“举世儿科满口惊风，举世病家亦满口惊风”，“习俗相沿，竟成一惊风世界”，批判小儿八岁以前无伤寒之说，纠正世人妄以伤寒为惊风、以治惊风法治痉之误：时医不辨伤寒病痉与惊风的区别，无论外感内伤，一遇发热，概以惊风论治，致误者多，“不知小儿易于伤寒，惟伤寒为独多，而世之妄称惊风者，即此也”，“凡治小儿痉病，妄称惊风名色，轻用镇坠之药者，立杀其儿”，并引喻嘉言、程风雏之言以发挥之，专“录诸家惊风论”辨驳之。

其惊风之误如下：①小儿腠理不密，易感寒邪，寒邪中人，

必先入太阳之经，病则筋脉牵强拘急，妄用金石脑麝、开关镇坠之药，引邪深入脏腑，千中千死。一误也；②伤寒痉病中，小儿刚痉少，而柔痉多，柔痉汗多，医见汗多，便以慢惊为名，妄以参芪术附，闭塞腠理，热邪内闭。二误也。总之，小儿体脆神怯，不耐寒热，多成痉病，医家不治外淫之邪，轻投金石脑麝之药，千中千死。

而惊风致妄之由，乃“谬谓小儿之病，悉由惊而生风。误以伤寒无汗之表证为急惊；以伤风自汗解肌证为慢惊，以脾败胃伤竭绝之证为慢脾。”

为革除惊风妄名之弊，而以搐字易惊字，“新立误搐类搐非搐分门别证”：①误搐，“即伤寒病痉也”，“以柔痉列之首，刚痉次之，更详其致痉之由与治痉之方，总归于误搐条下”，即以仲景刚痉、柔痉列于此条。②类搐，“即幼科所云惊风余证者是也”，由迁延而致，“盖暑证疟痢，咳嗽丹毒，疮痘霍乱，客忤中恶”“迁延时日，其热愈甚”，“皆属于火之例相符”。③非搐，即“幼科之慢惊风、慢脾风者是也”。其说有补偏救弊之功，《珍医类目提要》曰：“是书为辟俗名惊风之误，别其误搐、类搐、非搐三种，最为深切著明。”

其理论对于补偏救弊，指导儿科正确地临证辨病，有重要指导意义。

**2. 对伤寒病痉治法方药的发挥**

发挥仲景伤寒病痉之义，以伤寒病痉，立为误搐条。误搐者，即由伤寒误治而致搐，“盖伤寒小儿最多，由医者治不如法，抑遏其表邪，莫能外解，故壮热不退，遂尔变为痉”。“要知此证由风寒湿所致，虽身有热，俱皆表邪”，故“剔出风寒二痉归于误搐条下，俾临证者，知为伤寒病痉，不致有开关镇治之害”，即将仲景柔痉、刚痉列入此条中。指出不论柔痉、刚痉，俱以开通疏解为主，反对妄用镇坠之药，闭邪内入。又所选之方，多发表疏解之品。如治柔痉之海藏桂枝葛根汤、海藏桂枝加川芎防风汤，治刚痉之《金匮》瓜蒌根桂枝汤、羚羊解散，治太阳兼阳明之海藏防风当归汤，又根据辨证的不同，有温经及养血之法，如治阴痉的海藏附子汤，及治小儿血虚病痉之当归四逆汤，丰富了小儿病痉的治法方药。

附“血虚寒袭太阳病痉案”，说明病痉者，又有血虚体弱之别。此案述一女五六岁，体极瘦削，忽颠倒反弓，眼目翻腾，见白而不见黑，自言见鬼，群医作惊风治，三日不效，医观“骨露筋浮，明系太阳少血”，则用当归四逆汤。一剂则黑睛现，连服三剂则安。以此说明妄称惊风之谬，而伤寒病痉，亦由太阳血虚致者。

总之，陈氏对痉病的治疗理论及方药，对于儿科的诊治确有现实指导意义。

**3. 指纹脉要，别具心法**

（1）指纹：突出了表里寒热虚实的指纹辨证，并附三关指纹图：其“浮沉分表里”、“红紫辨寒热”、“淡滞定虚实”的指纹辨证方法，对儿科指纹辨证有实际指导意义，“以上表里寒热虚实，凿凿有据，但能以临证时，认得此六字分明，胸中自有主宰。”

（2）脉法：提出诊脉之要，《内经》以大小缓急四脉为准，而陈氏易以浮沉迟数，且以有力无力定虚实，作为辨脉之总纲，切为临床实用。

**4. 治法周备，推重火功**

论述了儿科多种治法，除药物治疗外，尚有神火法、艾灸法、针锋砭法。指出火功为幼科第一要务，“夫婴儿全身灯火，诚幼科第一捷法，实有起死回生之功。”并以异授神火，绘图作歌，丰富了小儿治法。

**5. 幼儿麻痘，发挥独到**

卷五～卷六专列“万氏痘麻”以述万密斋麻痘之义并有所发挥。“其论痘科，具有确见。”（《珍医类目提要》）。

**6. 批评时弊，灵活变通**

除对惊风之谬进行批驳外，还对儿科习见的一些说法及治法进行辩驳，如批评时人偏执“阳有余阴不足”之说，肆用寒凉而致伤脾败胃之时弊；反对用劫夺之方，毒劣之味，尤其反对开关镇坠之品，并举例说明妄用之危害。如尝见一富翁子，常多痰气，或时惊叫，其家人每遇发病，辄投抱龙丸之类镇坠之品，一投而愈，病家以为神丹，常发常投，及儿年长，则一无所知，凝然一痴物矣。此是过投镇坠之药致儿痴呆的一个病案，对于我们来说，无疑为医门之警戒。现代药理研究认为一些镇坠之药虽有镇惊安神之功，但对大脑有抑制作用。而这个病案对我们正确使用镇坠之品，确有借鉴作用。

另外，对小儿变蒸之说，亦不偏执。其理论对于补偏救弊，指导灵活临证，有一定参考价值。

**7. 理法方药，切中实用**

于诸家之言，取其实用，去其浮辞，间有未妥者，则附以已见，并所经验者成全之，故不论其理论及方药，皆切中实用。

**8. 用方简切，切于临床**

“自有正方，其未尽者，复以经验简方并外治法附于方后，内有起死回生之诀”。

总之，《幼幼集成》一书，集诸家之说而不拘执，辟时弊而切实用，其理论及方治，不论是对儿科理论，还是临床，都有重要指导价值。

## 三、如何学习应用《幼幼集成》

《幼幼集成》一书，是汇集儿科诸家之说，并参以已见编撰而成，书中有前人之论说经验，亦有陈氏自己的独到发挥，且常有针砭之辞；况此书有论有方，有赋有图，且多按语及病案。鉴于以上特点，为了更好地掌握和学习这本书，须注意以下几个方面：

**1. 取诸家之长，不执一端**

陈氏论中提到的许多说法，如儿科常见的“阳有余阴不足说”、“惊风说”、“变蒸说”，及反对毒劣说等，具有一定针对性，是针对时医的偏执而发，我们当辨证地看待，不能一概摒除，特别是惊风一说，也是古人总结儿科特点而形成的病证理论，我们当辨惊风与痉之不同，以正确地指导临床。

**2. 结合经典，切于临床**

陈氏书中对《内经》、《伤寒论》等经典理论发挥较多，我们当结合《内经》、《伤寒论》之经旨，并将其灵活地运用到儿科理论及临床中。如陈氏对仲景刚痉、柔痉的发挥，既切中经旨，又有所发挥，这对于我们是很好的启发，如何将《伤寒论》的理论运用到儿科当中，也是我们学习及临证所要思考的问题。

**3. 指纹脉法，所当细辨**

陈氏对于小儿指纹，论述颇精，且以赋夹图的方式，便于理解与掌握，这部分歌赋可背诵。

**4. 正方简方，宜并参看**

书中所载之方，既有正方，又有简便经验方，切于实用，在掌握正方的同时，亦不可忽视其简便之方。除了方药以外，治法亦如此，陈氏常附简易之法，观其法，有些的确简便易行，在方药不及之时，确可一试。如卷三，“神奇外治法九条”，常用简便易得的方药，如葱、麻油外摩治小儿发热，以生白矾、米粉贴足心引痰治小儿痰嗽，法简而无伤，皆切实用。故亦可参看。

**5. 参析病案，指导临证**

书中所附医案较多，既有陈氏临证所治，又有他医病案，病案记载较为详细，这为我们正确地临证处方，提供了很好的借鉴。所以病案部分应该细看，仔细分析其病因病机，失治误治的原因，或治疗精当之处，为临床提供很好的参照。

**6. 结合临证，学以致用**

对于书中的许多理论及治法方药，要通过临证实践，变成自己的东西。《幼幼集成》一书，原不是单纯理论性的书，不但书中的理论，对我们有启发，且其许多治验，亦有益于临证实践。故在学习借鉴的过程中，要将古人有用的经验，变成我们自己的东西，真正达到学以致用。

**7. 学习古人细心体察，精心护持之心，以幼幼之心，对待病儿**

从书中的论说及医案的叙述中，处处体现陈氏于病证体微知著，于幼幼精心护持之心。如治一百晬嗽儿，时医泥守小儿百日之内不用参之说，虽儿虚极，犹未敢用，至病危殆，始延陈氏。陈以大参一枝、天圆五粒，蒸汤与服，因儿小不能多服，遂日夜抱持，昼夜不一释手，儿醒即灌，如此前后调理二十昼夜，用参竟至六两，儿终获救。此案充分体现了陈氏之匠心及慈幼之心，于临证当有启发。

整理者

2006 年 4 月

# 整理说明

《幼幼集成》，清·陈复正编撰，成书于清乾隆十五年（1750）。主要版本有：清乾隆十五年庚午（1750）广东初刻本登云阁藏板、清乾隆十五年（1750）冬至会藏板、清乾隆十五年（1750）翰墨园藏板、清乾隆十六年（1751）聚奎堂刻本积秀堂藏板、日本文化十一年甲戌（1814）林权兵卫刻本、清乾隆以后至民国多种刻本及石印本、1956年上海卫生出版社铅印本、1962年上海科学技术出版社铅印本、《中国医学大成》本。本次整理，以登云阁本为底本，参合冬至会本、翰墨园本、聚奎堂本等多种刻本，并参考1956年上海卫生出版社铅印本、1962年上海科学技术出版社铅印本、1986年人民卫生出版社点校本、1997年华夏出版社点校本。同时参考《内经》、《伤寒论》、万氏《育婴秘诀》、万氏《片玉痘疹》等内容。

本次整理，以对校为主，四校合参，力求给读者提供一个较完整、讹误较少的本子。具体方法如下：

1. 本次整理一律使用简体横排，全书文字原则上尽量使用简体规范汉字。不使用异体字，通假字、古今字予以保留。

2. 全书标点使用通行标点符号。

3. 药名尽量规范统一，如旋复花→旋覆花，白芨→白及，葳灵仙→威灵仙等等。

4. 原书中“右”字用以代表前文者，一律改为“上”字。

5. 底本中的错、漏、衍、倒等，结合诸本或改或补或乙转，或明确的错误，径改。

6. 原书中正文与注文，本次整理分别以大小字区别。歌赋与释文之间，亦以不同字体区别。

7. 目录与正文标题不一致之处，及正文标题前后矛盾者，当互相校补，不出注。

8. 书中重出的方子，原书方后多注“方见某某门”，因“某某门”与目录与正文标题中的“某某证治”、“某某病论”不符，则一一核对，据目录及正文标题，回改为“某某证治”“某某论”。

9. 书后附方剂笔画索引，便于读者查阅。

# 周虚中识

集成者，幼幼全书也。其中辟惊风之悖谬，晰指纹之精微，与乎秘传神火之功验，莫不有本有标，有表里阴阳，有寒热虚实，条分缕晰，界限井然。俾后之业医者，无误治之虞；保赤者，荷生全之德。先生之仁心仁术，可以不朽矣，岂寻常浅陋之士所能旁赞一辞哉！夫先生之学，上溯轩岐，下逮秦汉以来唐宋元明大家之书，广搜博览，皆有以剖其真伪，别其醇疵而撷其精华，故能聚千腋以成裘，缀万花而成锦，命曰集成，不亦宜乎。

周虚中识

# 序

余读太史公书而叹越人之善乎方也，邯郸贵妇人则治妇人，周贵老人则治老人，秦人爱小儿亦即治小儿，其施屡变，然其所奏亦并效，何哉？盖古者卜筮、医药皆有专官，世授其业，不迁而为良。苟能专其传、精其意、通知其理而无所惑，则妇人、孺子、老幼之各得其治，吾以为虽不必越人可也。后世专业既失，凡其治方术者，又不能精而多通，由此妇人、丈夫之与小儿，始各为科分。而小儿之中又有所为疹者、痞者、惊风者、疕疡者，与夫他疾多端之分部。《庄子》所云：道为天下裂者，非耶。然世之为小儿医者，虽习其书，用其方，往往无所效，岂其传于古者，法犹有未备，而道或犹有所未至也乎！岭南陈君飞霞自少知医，以治小儿者多所乖误，而弊实中于惊风家言，不惮大声疾呼，以辟其谬。乃取前代之说，存其精要，辨其是非，订为一书，名之曰《幼幼集成》。其间以搐字易惊字，标出误搐、类搐、非搐三条，既可使天下习惊风之教者，废然自返，而又俾从书中所载病因、证治循途守辙，以庶几于动无不当，投无不宜。君之心勤而语恳如此。此盖欲举天下之幼者，扶持而安全之，令一无夭札而后快也。

君学仙好道，瓢笠洒然。吾闻道家者流，以老氏为宗。老氏言三宝，其一曰慈。夫慈之为道大矣，固不独幼幼，然幼幼则所以为慈。君本此意行之，而将托是书以为婴儿孺子之福，岂非仁人长者所乐与哉！乃因其请而为之序云。

赐进士出身通奉大夫日讲起居注官内阁学士兼礼部侍郎加二级西昌裘曰修撰

# 幼幼集成序

医之为言意也。神存心手之间，心可得解，口不可得言。然则方剂之著无益乎？而非也。观乎《灵枢》、《素问》肇自轩皇，嗣是而医家者流著书立说不一，其人家相祖述，代有师承，于以稽旧闻、谛诊视，救其偏败而济乎夭死，厥功伟焉！则不事方书，乃神于医者之深造自得，而非可以概天下也。故医者济人之术，而方书之作，则以得诸心者传诸世，以济人于无穷也。独是专凭臆见，既虞师心之滞于偏，墨守成规，又嫌胶柱而不知变。盖观一言之误，贻害匪轻，而叹方书之难言也。虽然为方书难，为方书而及幼科则尤难。何则？呱呱襁褓，啼笑无端，疾痛疴痒，不能自白；其脏腑未充，则药物不能多受；其筋骨尚脆，则针砭尤非易施；误用刀圭，便伤生理。此炼师陈君飞霞三折肱于斯道，有《幼幼集成》之作也。君少慕冲举，学道罗浮，龙虎功纯，洞然有得于性命之际，乃瓢笠云游，借医药以济世。谓世之医小儿者，因前人以伤寒病痉，称为惊风，讹谬相沿，无论外感内伤，遇发热者，率以惊风为名而妄用其法，致札伤者多，心甚悯焉！乃取在昔幼科诸书，参互考订，按之临证之所心得，判其合离，析其同异，以搐字易惊字，概曰搐，将急惊、慢惊、慢脾三则，易为误搐、类搐、非搐，分门别类，详其审切之诀，附以经验之方，自胎孕乳哺，及痘麻疮疡诸证，胥辨晰而条贯焉。将授梓，征叙于余。余循览之下，叹其宅心之良厚，而殚精之不辞其瘁也。君已疾多奇效，有他医治之垂绝，君至曰可生，服其药无不活。遇窭人疗之不受谢，有急需补剂者，或更以参术相资；意所不合，虽贵富人招之不可致。盖天真疏放，不随俗俯仰，故游情方外，而有急病让夸之思也。是编也，本长生之妙道，作保赤之金丹。其斯为明六度而除四魔，以自利利他乎！其斯为父天地而母神明，悯幼稚之颠连，而弘煦妪于吾胞乎！后之业幼科者，习于斯而有得，将千载榛芜，一朝尽辟，以治婴孩，自足以辨析毫芒，随气用巧，而利赖靡涯矣。余既重君之行高而意厚，又信此书之足以传世而行远；而揆诸我夫子怀少之志，暨圣天子恤幼之仁，均有合焉。爰浣笔以叙其端。

礼部进士文林郎候选县尹龙泉梁玉撰

# 集成小引

稽自三坟启秘，神圣迭兴，《本草》、《内经》，昭垂星日。盖圣人继天立极，位育为功。念天壤之间，阴阳代谢，运气推迁，至之先后，已无成规；应之早迟，靡有定律。其间六淫胜复，酿为灾眚。哀此苍黎，能无因是而夭札者，此岐演十世之传，帝启九章之问而有医氏之学也。伏读黄帝之谓岐伯曰：至哉！圣人之道，天地大化，非夫子孰能通之？请藏之灵兰之室，非斋戒不敢示。夫圣如轩皇，而于医事崇尚若此，岂非痌瘝一体，胞与为怀，欲登万世斯人于仁寿者欤！《素问》而下，如伊尹《汤液》、皇甫谧《甲乙》、秦越人《问难》、张仲景《金匮》、王叔和《脉经》、陶弘景《肘后》，此数公者，虽曰祖述《灵》、《素》，其实以作为述。自兹以往，医事寥寥，虽著作者代不乏人，求其无偏无陂，实难多觏。惟明末李时珍、张景岳、喻嘉言递出，阐明《金匮》，发泄《内经》，扫芜秽而返清纯，有功于医事者不小。然数人虽产明代，而其书始盛行于康熙初年，大为世用。盖由圣天子临御，德孚中外，仁协万方。近纂《医宗金鉴》，遍周海宇，将见民无疵疠，物遂生成，故预产明良，以勷位育之功，非偶然矣。惟幼科一门，不无遗憾。虽喻嘉言微启其端，而其言未竟。予每读惊风之书，未尝不三叹而流涕也！予幼禀亏多病，于医家色脉之要，颇尝究心；长际仙师，授金鼎火符性命之秘。嗣是遨游海岳，冀遇同俦，竹杖芒鞵，行踪几半宇内。凡绅衿士庶、名公巨卿，以及至贱至微者，盖尝随缘而方便之，其临证救治之多，有非笔楮所能罄。第念惊风之说，在在讹传，莫获辞而正之，坐使无辜婴稚，枉受贻殃，前后相仍，迄无底止。兹将惊风之说，概为删订，而附以一得之愚，自禀予胎元，火功烁艾，以及杂证麻痘，汤火疮疡，无不周备，汇为六卷，计数十万言。书成付梓，颜曰《幼幼集成》。其中诊治权衡，一遵经旨，罔或偏枯，务期有当于理，无害于人而后已。非敢妄议前人，遂其一隅之见，第念保赤，诚求不中不远，此书不无万一之助，勿忍终默而息，不辞狂瞽，呈政大方。岂曰井海甕天，立言启后，亦聊体古圣仁民爱物之心，欲自效其负暄之悃云尔！

时维大清乾隆十五年岁次庚午孟春月

罗浮陈复正飞霞氏书于遂阳之种杏草堂

# 凡　例

——幼科之书，几于汗牛，其惊风之传，诚多谬误。喻嘉言、陈远公、程凤雏业已辟之，指出病痉，惜未申明病痉之由，与治痉之法，仍无著落，不足服人。予兹彻底揭破，以伤寒病痉，杂病致搐，并竭绝脱症，分为三则，以搐字概之：曰误搐，曰类搐，曰非搐。条分缕析，证治判然，名目既正，庶治疗不惑。周虚中曰：开此三大法门，可济无穷夭札。

——幼科论证，悉以阳有余，阴不足立说，乖误相承，流祸千古。后人误以婴儿为一团阳火，肆用寒凉，伤脾败胃。古初禀受敦庞，贻害犹浅。今非昔比，怯弱者众，古方今病，每多龃龉，是故聊为删订，非敢轻前人而执己见，盖亦因时制宜之用也。

——胎婴柔嫩之姿，乍离母腹，如水上沤、风前烛，防护稍疏，立见殇夭。而幼科所用毒劣之方，令其暗损真元，阴伤荣卫，即侥幸得生，而精神已耗，一生虚怯，莫可补救，况复不生者多。兹于劫夺之方，毒劣之味，概行删去，而易以反正逆从之治。无辜赤子，或可免含冤于九地。

——《颅囟》肇于东汉卫沈，而成于宋人钱仲阳，其能用仲景地黄汤治赋禀不足，以七味白术散治泻利作渴，岂不卓然有见。迨门人某隐其名，存厚也。假托其名，辄取霸方劫夺，致人夭枉，遂致贻讥后世。兹为用其所长，去其所短，非敢好为节略，实所以成仲阳之初志。

——幼科惟从惊风摹拟，而伤寒门类全然遗弃，故学者但知有惊风，不知有伤寒，毫芒千里，害岂胜言！独程凤雏能见及此。兹并纂入，以备酌用。

——痘疹为幼科切要，诸家多不经意，或另立一门。学人以为源流各别，不复留心讨论。今并纂入，使知痘实幼科本有，不敢不经心体察。

——痘科之书，如冯氏、陈氏、聂氏、翟氏、万氏，虽皆不为无见，而实繁简不侔。又惟万氏明显，可以济急。惜原板毁于明末，康熙二年复梓者，则亥豕盈篇，鲁鱼过半，诗歌黏韵全亡，证论先后重复。识者鄙之，予甚惜焉。因为详悉删润，纂入以成全璧。

——火功为幼科第一要务，济急无捷于此。奈从前所传，悉犯关门逐盗之戒，不惟无济，而反有害。今以异授神火，绘图作歌，公诸同志，急迫之济，可以回春顷刻。

——治疗自有正方，其未尽者，复以经验简方，并外治之法，附于方后，内有起死回生之诀。若能留心记览，随宜酌用，其利无穷。

——是书不但为知医者设，即不知医者，亦能用之。盖理路通畅，用方简切，并无幽渺难明之说。家置一册，可以对证调治，自利利人，不无小补。

——是书虽云编辑，而幼科家言，又未敢尽信以为确。其理明义畅，有裨实用者取之，浮泛不切者去之。间有未妥之处，即参以鄙见，并素所经验者成全之。故难分某段为何人之言，非敢掩人之功为己有也。盖幼科非方脉之比，以其病因疾苦，莫能告人，一匕下咽，死生立判，故不敢不为详慎。是书斟酌去取，颇为得宜。

——是书文义荒疏，由予幼时未尝学问，只以无辜夭札，不忍坐视，所以忘其固陋，不禁率意言之。语虽不伦，理或非诬。

明府幸毋以是见薄，第原其忠爱之心而赐之规正，是亦刍荛之幸也。

复正再识

# 目录

# 幼幼集成卷之一



## 赋禀

夫人之生也，秉两大以成形，藉阴阳而赋命。是故头圆象天，足方象地，五行运于内，二曜明于外。乃至精神魂魄，知觉灵明，何者非阴阳之造就，与气化相盛衰。然天地之气化有古今，斯赋禀由之分厚薄。上古元气浑庞，太和洋溢，八风正而寒暑调，六气匀而雨旸若，人情敦茂，物类昌明。当是之时，有情无情，悉归于厚，非物之厚，由气厚也。及开辟既久，人物繁植，发泄过伤，攘窃天元，雕残太朴，世风渐下，人性浇漓，故水旱有不时之扰，流灾有比户之侵；生物不蕃，民用日促。值此之际，有知无知，咸归于薄，非物之薄，由气薄也。

然则今之受气于父母者，其不能不薄也可知矣。况有膏藜异养，贵贱殊形，医术称仁，顾可视为不经之务。夫膏粱者，形乐气散，心荡神浮，口厌甘肥，身安华屋，颐养过厚，体质娇柔，而且珠翠盈前，娆妍列侍，纵熊罴之叶梦，难桂柏以参天。复有痴由贪起，利令智昏者；有雪案萤窗，刳心喷血者；有粟陈贯朽，握筭持筹，不觉形衰气痿者；有志高命蹇，妄念钻营，以致心倦神疲者。凡此耗本伤元，胚胎之植，安保其深根固蒂也！乃若藜藿之家，形劳志一，愿足心安，守盎廪瓶仓，对荆钗布裙，乃其神志无伤，反得胎婴自固。以此较彼，得失判然矣。若夫怒伤元气，劳役形骸，迅雷烈风，严寒酷暑，日月薄蚀，病体初安，醉饱伤神，落红未净，胎孕之由斯愈薄，实又成于人所不觉者。故今之禀受，十有九虚，究其所因，多半率由于是。

业斯道者，当知气化厚薄，人事浇醇，因以察其胎元之受于父母者之盛衰坚脆，庶几近焉。若但以上古成方，而治今时薄弱，胶柱鼓瑟，究归无当，泥而不通，未可以言达于理也。

## 护　胎

《易》曰：天地氤缊，万物化醇；男女媾精，万物化生。盖天地生生之道，终古为然矣。《颅囟经》曰：成胎之后，一月为胞胎，精气凝也；二月为胎形，始成胚也；三月阳神为三魂；四月阴灵为七魄；五月应五行，分五脏也；六月应六律，定六腑也；七月精开窍，通光明也；八月元神具，降真灵也；九月宫室罗布，以御外侮；十月受气足，万象成也。此胎元长养，造化自然，非人力也。第妊母脏气护胎，仍若四时之有序：足厥阴肝、足少阳胆，属木旺春，养胎在一月二月；手心主包络、手少阳三焦，属火旺夏，养胎在三月四月；足太阴脾、足阳明胃，属土旺长夏，养胎在五月六月；手太阴肺、手阳明大肠，属金旺秋，养胎在七月八月；足少阴肾，属水旺冬，养胎在九月至十月。儿气已足，待时而生。惟手少阴心，君主之官，神明之脏，虽不主月，而无月不在，其胎元长养，脏气护持，可谓至矣。而人事恣纵败坏，能保其冲任有恒乎？蓄德录曰：世人无不急于生子，要知生子之道，精气交媾，熔液成胎，故少欲之人恒多子，且易育，气固而精凝也；多欲之人常艰子，且易夭，气泄而精薄也。譬之酿酒然，斗米下斗水，则酞醪且耐久，其质全也；斗米倍下水，则淡；三倍四倍，则酒非酒，水非水矣，其真元少也。今人夜夜淫纵，精气妄泄，邪火上升，真阳愈惫，安能成胎，即侥幸生子，又安能必其有成！所以年少生子者，或多羸弱，欲勤而精薄也；老年生子者，反见强盛，欲少而精全也。且凡嗜于饮者，酒乱其性，精半非真，无非湿热；勤于欲者，孕后不节，盗泄母阴，耗其胎气，所谓恣纵败坏者，殆以是欤。

然父天母地，古人尝言之矣。父主阳施，犹天雨露；母主阴受，若地资生。胎成之后，阳精之凝，尤仗阴气护养，故胎婴在腹，与母同呼吸，共安危，而母之饥饱劳逸，喜怒忧惊，食饮寒温，起居慎肆，莫不相为休戚。古人胎教，今实难言。但愿妊娠之母，能节饮食，适寒暑，戒嗔恚，寡嗜欲则善矣。此尤切于胞胎之急务，幸毋视为泛常而忽之。

## 指纹晰义



幼科指纹，总无正论，且游移不定，莫可稽考。有谓不必用者；有用而至于怪诞不经，诬民惑世者，是皆未明纹中之理，所以有用不用之殊议。请以一得之愚，聊发其要。盖此指纹，与寸关尺同一脉也，按《内经》十二经络，始于手太阴，即肺脉也。其支者，从腕后出次指之端，而交于手阳明，支者，即旁支也。从手腕后出食指之端，而交通荣卫于手阳明大肠之经。即此指纹是也。明如景岳，犹谓此纹为手阳明浮络，不知手太阴经起于中府，而终于大拇之少商，手阳明经起于食指之商阳，两不相值。若无此旁支交通荣卫，不几令太阴、阳明表里断绝乎！况此脉可诊，人所不知，其迟数代促，与太渊一毫无异，但脉体差小，由旁支也。

指纹之法，起于宋人钱仲阳，以食指分为三关：寅曰风关，卯曰气关，辰曰命关，其诀为风轻、气重、命危，虽未必其言悉验，而其义可取。盖位则自下而上，邪则自浅而深，证则自轻而重，人皆可信。只恨复出诡异之说，谬撰惊风门类，致后贤多歧亡羊，反成疑案。予意仲阳，宋之明人，以孝见称，岂肯为此误世。大抵后之俗子，假托其名而为之者。惟有识者，知其语言鄙俚，论证荒唐，便能弃置不用，如张景岳、夏禹铸辈，皆谓可不必用。盖非不用，实恶其妄诞不经，而无可用耳。近世医家，不知真伪，不辨是非，习而行之，乃致惑世诬民，祸害婴幼。夫医事动关生命，乃听无稽之言，流传贻殃，是岂其可。

予虽不敏，粗知经脉，每见幼科指纹之说，不胜发竖，欲为规正，恨非其人，知而不言，此心未慊，今幸余闲，请言其要。盖此指纹，即太渊脉之旁支也，则纹之变易，亦即太渊之变易，不必另立异说，眩人心目，但当以浮沉分表里，红紫辨寒热，淡滞定虚实，则用之不尽矣。倘舍此不图，妄执伪说以为是，临证不察病源，谬指为人惊、畜惊，诳惑愚昧。予恐盲人瞽马，终堕重渊，莫之能出矣。

周虚中曰：指纹晰义之精，自仲阳以来，七百余年，无人道及。今读至此，如梦初觉，如醉初醒，足以快人神智，真千古特识也。

世人乍闻此言，未能深信。姑就其舛谬之传，撮其大要以正之。其略曰：指上辨青纹，认是四足惊，虎口脉青色，是猪犬马惊，黑色因水扑，赤色火人惊，紫色多成泻，黄即是雷惊。又曰：青惊白是疳，黄即困脾端，青色大小曲，人惊并四足云云。凡此等之言，断非钱氏所出，实齐东野语，正人君子所不屑挂于齿颊者。然不明指其非，人或以予言不实，今驳其最无理者，以博一笑。其曰：指上辨青纹，认是四足惊，虎口脉青色，是猪犬马惊，黑色因水扑，赤色火人惊，紫色多成泻，黄即是雷惊。是指纹之青黄赤黑，一皆惊之所致，然则小儿之赋禀厚薄，胎元寒热，以及内伤外感，杂证麻痘，数百之证，悉当以惊风称之，以惊风治之矣。不然除去青黄赤黑之纹，又将何者辨其非惊风乎？谬误之传，莫此为最！既云黄即困脾端矣，是谓指纹黄色，脾土受伤不足之证，又曰黄即是雷惊，似谓闻雷致惊，有余之候。假令小儿指纹见黄，不知此时应断为脾困乎，抑应断为雷惊乎？治之者，不知应治脾乎，应治其雷乎，或将合一为治乎？抑亦分晰其方乎？且脾困为虚，雷惊为实，治虚遗实，治实碍虚，兼治不能，分治不可，予亦莫知何所适从乎！至谓青色大小曲，人惊并四足。夫人与四足，灵蠢天渊，清浊冰炭，气化纯杂不侔，断无并列之理。今既曰人惊并四足矣，则是临证时，凡指纹青者，谓之人惊可也，即谓之四足惊亦可也。是人与四足，竟可以通称，而四足与人，不几同类耶！即以纹曲之大小别之，原其意，必谓大曲为人惊，小曲为四足惊，又安知人惊不为小曲，畜惊不为大曲乎？何所据而确知其人惊之曲必应大，畜惊之曲必应小？设使大曲之中仍有小曲，小曲之旁兼见大曲，得无曰此人惊中之畜惊，畜惊中之人惊耶？无稽之谈，不堪寓目。

再究其治疗，更无是处。若谓人惊、畜惊总为一惊，不必论证，不须异治，则今之分大分小、指人指畜者，得无谵妄乎？若谓人惊、畜惊各为一惊，未可同论，正不知人惊为何病，畜惊为何证？宜以何物治人惊，何物治四足惊？既有已上之惊名，应立已上之证治，何以并无一法，而徒设此无稽虚言以诳俗，在庸妄固不足责，而立言诸公，不之规正，反为编次于书，遗误后世，吾恐有目者，未必不为之眦裂也。

再曰青惊白是疳。青惊即已前诸说，不必琐赘。至于白是疳，诚为妄诞。夫疳证即方脉之虚劳，在幼稚谓之疳积，本脾肾两伤之候，久之五脏俱损，中气败极，则面目肌肤俱见晃白，形如枯骨之象，故曰白是疳，此以形色言也。今以指纹当之，谬之甚矣。盖气血两伤，精神久亏之证，其纹必淡。凡虚证皆然，不特疳证已也。然止可言其色淡，不可谓之色白，盖指上从无白纹。予临证四十余载，未尝一遇。后人勿谓古人之言一定不易，必俟其指纹白色，始可称之为疳，若然，则疳证之儿无幸矣。故知按图索骥，终非解人；神而明之，始称匠手。指纹辨证，详列于下。

## 指纹切要附指纹三关图

小儿自弥月而至于三岁，犹未可以诊切，非无脉可诊，盖诊之难而虚实不易定也。小儿每怯生人，初见不无啼叫，呼吸先乱，神志仓忙，而迟数大小已失本来之象矣，诊之何益？不若以指纹之可见者，与面色病候相印证，此亦医中望切两兼之意也。

令人抱儿对立于向光之处，以左手握儿食指，以我右手拇指推儿三关，察其形色，细心体认，亦惟辨其表里寒热虚实足之矣。世人好异，不从实地用功，以此为浅近之谈，不屑留意，不知临证能辨此六者，便为至高之手。盖表里清，则知病之在经在府，而汗下无误；寒热明，则知用寒远热，用热远寒，或寒因寒用，热因热用，因事制宜，用无不当；虚实辨，则知大虚有盛候，大实有羸状，不为假证眩惑，凡真虚真实易知，假虚假

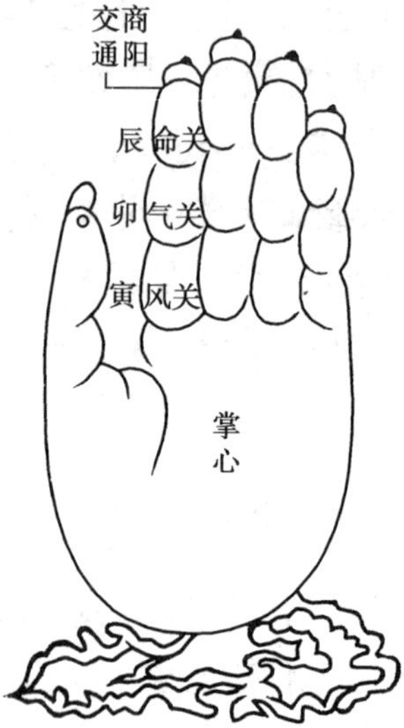


指纹三关图

实难辨，真假既明，则无虚虚实实之患。于此切要关头，不知体会，但以不经之言欺世诳俗，谓何者为人惊，何者为畜惊，不特欺人，而且自欺，不特无益治疗，而且误人生命，是谁之咎哉。

## 三关部位歌

部位未可以定轻重安危，由古有三关之说，姑存之耳

初起风关证未央，气关纹现急须防；
乍临命位诚危急，射甲通关病势彰。

纹现风关，为病邪初入之象，证尚轻微，体亦未困，治之诚易。纹现气关，邪气正盛，病已沉重，治之宜速。倘三关通度，纹出命关，则邪气弥漫，充塞经络，为至重之候。设透关射甲，则邪气无所容，高而不能降，为亢龙有悔之象。治之者切宜留心，慎毋轻视。



## 浮沉分表里歌

指纹何故乍然浮，邪在皮肤未足愁；

腠理不通名表证，急行疏解汗之投。

此纹与太渊脉相通，凡有外邪，太渊脉浮，此纹亦浮。盖邪在皮毛腠理之间，故指纹亦显露于外，谓之表证。速宜疏散，启其皮毛，开其腠理，使邪随微汗而解，一匕成功，何嫌而不投哉？

忽尔关纹渐渐沉，已知入里病方深。

莫将风药轻相试，须向阳明里证寻。

指纹见沉，知邪入里，但有浅深之别。若往来寒热，指纹半沉，尚在阳明胃经，治宜解肌；若外证壮热不已，指纹极沉，已入阳明胃府，速宜攻下。庸妄见其身热，犹以风药治之。盖病在内治其外，非其治也；不特病邪不服，适足以燥其阴血，愈增其困耳。

## 红紫辨寒热歌

身安定见红黄色，红艳多从寒里得。

淡红隐隐本虚寒，莫待深红化为热。

神气泰宁，营卫静谧，定见太平景象。盖黄为中和之气，红乃文明之色，红黄隐隐，景物熙熙，焉有不安之理。寒邪初入皮毛，经络乍滞，所以纹见红鲜，由血滞也。无论内寒外寒，初病久病，一见此纹，总皆寒证。凡人中气怯弱，荣卫不充，纹必淡莹，淡而兼红，虚寒之应。至谓深红化热，其理安在？红本寒因，岂能化热？由其寒闭皮毛，腠理不通。盖人身内脏之气，时与皮毛之气相通贯，无一息之暂停。今寒闭汗孔，内出之气无所泄，郁于皮毛之间，渐积渐厚，而化为热矣。此内出之气为热，非外受之寒能变热也。

关纹见紫热之征，青色为风古所称。

伤食紫青痰气逆，三关青黑祸难胜。

荣行脉中，卫行脉外。热壅经络，阻其阴荣之道，所以纹紫。紫为热炽，千古定评也。少阳甲木，其色本青，肝胆受邪，纹见青色，此伤风候也，但可以风热称之，不可称惊风以误世。夫青者木之色，《内经》有在天为风，在地为木之言，所以风木同气，肝受风邪，纹必见青，此理最明最显。而幼科偏不言青为风，偏言青为惊。据幼科所论，惊出于心，然青非心之色，何以青为惊乎？此等牵强之说，最为谬误。予有惊风辟妄，详列二卷。紫而兼青，食伤之候，盖食饮有形之物，阻抑中焦，壅遏脾气，不能宣布，故风木乘其困而侮之，所以痰气上逆也。疏通壅滞，令其流利可也。倘抑郁既久，脾气愈不运，荣卫愈见涩，则风痰食热，固结中焦，所以青而兼黑，此抑郁之至也，急宜攻下，庶有生机，误认惊风，百无一救。

## 淡滞定虚实歌

指纹淡淡亦堪惊，总为先天赋禀轻。
脾胃本虚中气弱，切防攻伐损胎婴。

小儿禀受阳虚，皮肤皖白，唇舌淡莹者，指纹四时皆淡，虽有病，亦止淡红淡青淡紫而已。盖淡红虚寒，淡青虚风，淡紫虚热。此等之儿，根本不坚，中气怯弱，无论新病久病，总归于虚，一毫攻伐，不敢轻用，倘误投克削，覆水难收，悔之迟矣。

关纹涩滞甚因由，邪遏阴荣卫气留。
食郁中焦风热炽，不行推荡更何求。

病邪阻郁荣卫，运行迟滞，升降羁留，所以指纹推之转涩，全无活泼流利之象。由食饮风热相抟，是为实证，急宜推荡，去其菀莝，其愈亦易。若三关纯黑，推之不动，死证也，不治。

## 纹形主病歌

腹疼纹入掌中心，弯内风寒次第侵。
纹向外弯痰食热，水形脾肺两伤阴。

掌心包络所主。纹入掌中，邪侵内脏，由中气寒也，故为腹痛。纹若弯弓，内外有别，其纹之两头弯向中指，为内为顺证，为外感风寒，治之犹易；其纹弯向大指，为外为逆证，为内伤饮食，治之稍难。形如水字，脾肺不足，食塞太阴，中气怯弱，脾不运化故也。或问指纹惟止一线，安能有水字之形？曰：不观太渊之脉，亦止一线，何以阳维阴维，阳跷阴跷，皆左右弹石，岂非水字之形乎？脉有左右，安知纹无左右，但能触类旁通，无往非理，岂特指纹为然哉。

凡看指纹，以我之大拇指侧面，推儿食指三关，切不可覆指而推。盖螺纹有火，克制肺金，纹必变色，又只可从命关推上风关，切不可从风关推出命关。此纹愈推愈出，其纹在先，原未透关，误推而出之，大损肺气，慎之戒之。

以上表里寒热虚实，凿凿有据，但能于临证时，认得此六字分明，胸中自有主宰，虽不中，不远矣。若但以惊证塞责，何难应对，第晨钟自问，未免怀惭，凡我同人，互为砥砺，幸矣！

## 小儿脉法

小儿三五岁，可以诊视，第手腕短促，三部莫分，惟以一指候之，诚非易易。《内经》诊视小儿，以大小缓急四脉为准。予不避僭越，体其意，竟易为浮沉迟数，而以有力无力定其虚实，似比大小缓急更为明悉，后贤其体认之。

### 《内经》脉要

黄帝曰：乳子而病热，脉悬小者何如？夫乳子病热，脉见悬小者，阳证见阴脉，本为大忌。但小而缓者邪之微，其愈易；小而急者邪之甚，为可虑，故以为问。岐伯曰：手足温者则生，寒则死。夫小儿以稚阳之体而加病热，脉不当小。若脉体虽小，手足温者，以四肢为诸阳之本，阳犹在也；若四肢寒冷者，则邪胜其正，元阳去矣，故曰死也。

帝曰：乳子中风热，喘鸣肩息者，脉何如？岐伯曰：喘鸣肩息者，脉实大也。缓则生，急则死。此言小儿之外感也。风热中于阳分，而喘鸣肩息者，脉当实大。但大而缓，则胃气存，邪渐退故生；实而急则真脏见，病日进，故死也。

此《内经》之旨。圣人立言简切，而总括无余。世人不悟，视为泛常，能于此等处着眼，则诊视之要，思过半矣。予之临证诊视，每论吉凶而多中者，亦不外此，第意之所至，口莫能宣。窃详《经》所谓大小缓急者，亦发而不露之意，盖大即浮洪类也，小即沉细类也，急即数也，缓即迟也。何若竟易以浮沉迟数之为得乎？再以节庵之有力无力辨其表里虚实，诚诊视小儿天然不易之妙诀。夫节庵亦一常人，而能以有力无力，辨其阴阳表里寒热虚实，虽至显浅，至平易，却至确当，孰谓古今人不相及耶！

## 四脉主病

浮脉主表。病在外。沉脉主里。病在内。迟脉主脏。病为寒。数脉主腑。病为热。

五至四至为迟，为寒，为不足；浮迟外寒，沉迟内寒，有力实寒，无力虚寒。七至八至为数，为热，为太过。浮数表热，沉数里热，有力实热，无力虚热。

## 主证

浮而有力风热，无力阴虚；沉而有力痰食，无力气滞；迟而有力为痛，无力虚寒；数而有力实热，无力疮疡。

## 总括脉要歌

太渊一指定安危，六至中和五至亏。
七八热多三四冷，浮沉迟数贵详推。
有力为阳为实热，虚寒无力里何疑。
若能留意于中取，何致亡羊泣多岐。
浮而有力热兼风，风热皆阳，表之实也。
无力阴虚汗雨蒙。阴荣妄泄，表之虚也。
有力而沉痰食害，痰凝食滞，结于里也。
沉沉无力气凝胸。气滞于中，不运化也。
迟而有力多为痛，浮迟外痛，沉迟内痛。
无力虚寒气血穷。气弱血衰，至虚之候。
数脉热多终有力，数而有力，实热何疑。
疮痍无力热虚攻。阴血受伤，虚热所致。

## 脉证宜忌歌

脉浮身热汗之松，阳邪居表，应从汗解。
沉细身凉莫强攻。无论表里，不堪攻伐。
咳嗽正嫌浮带数，浮缓为宜，浮数大忌。
细沉肿胀定知凶。脾胃虚寒，愈不运化。
沉迟下痢方为吉，气血俱伤，最嫌洪数。
洪大偏宜痘疹逢。阴阳充足，毒不能留。
腹痛不堪浮有力，三阴受病，浮则反常。
浮洪吐衄总无功。阳火大盛，阴血愈伤。

陶节庵曰：诊脉之要，无论浮沉迟数，但于有力无力中分。有力者为阳，为实，为热；无力者为阴，为虚，为寒。至哉斯言也，后贤无忽！



# 保 产 论

生产一道，天地自然之理，不待勉强而无难者也。然今之世，往往以难产闻者，得无以人事之失，而损其天耶？保产之术，可不详乎？世风不古，胎教久废，为母者，既不能保于平时，而徒临产措置，犹觉其迟。谨将难产之由，详列于下，庶知预为调摄也。

## 难 产 七 因

一因安逸。盖妇人怀胎，血以养之，气以护之。宜常时微劳，令气血周流，胞胎活动。如久坐久卧，以致气不运行，血不流顺，胎亦沉滞不活动，故令难产。常见田野劳苦之妇，忽然途中腹痛，立便生产可知。

二因奉养。盖胎之肥瘦，气通于母，母之所嗜，胎之所养。如恣食厚味，不知减节，故致胎肥而难产。常见藜藿之家，容易生产可知。

三因淫欲。古者妇人怀孕，即居侧室，与夫异寝，以淫欲最所当禁。盖胎在胞中，全赖气血育养，静则神藏。若情欲一动，火扰于中，血气沸腾。三月已前犯之，则易动胎小产；三月已后犯之，一则胞衣太厚而难产，一则胎元漏泄，子多肥白而不寿。且不观诸物乎，人与物均禀血气以生，然人之生子，不能胎胎顺，个个存；而牛马犬豕，胎胎俱易，个个无损，何也？盖牛马犬豕，一受胎后，则牝牡绝不相交。而人受孕，不能禁绝，矧有纵而无度者乎！

四因忧疑。今人求子之心虽切，保胎之计甚疏，或问卜祷神，或闻适有产变者，常怀忧惧，心悬意怯，因之产亦艰难。

五因软怯。如少妇初产，神气怯弱，子户未舒，更腰曲不伸，展转倾侧，儿不得出。又中年妇人，生育既多，气虚血少，产亦艰难。

六因仓惶。有等愚蠢稳婆，不审正产弄产，但见腹痛，遽令努力，产妇无主，只得听从，以致横生倒生，子母不保。

七因虚乏。孕妇当产时，儿未欲生，用力太早，及儿欲出，母力已乏，令儿停住，因而产户干涩，产亦艰难，惟大补气血，助之可也。

## 产　要

产妇临盆，必须听其自然，勿宜催逼，安其神志，勿使惊慌，直待瓜熟蒂圆，自当落矣。所以凡用稳婆，必择老成忠厚者，预先嘱之，及至临盆，务令从容镇静，不得用法催逼。尝见有稳婆忙冗性急者，恐顾此失彼，勉强试汤，分之掏之，逼之使下，多致头身未顺，而手足先出，或横或倒，为害不小。故未有紧阵，不可令其动手，切记要紧。又尝见奸诡之妇，故为哼呀之声，或轻事报重，以显己能，以图酬谢，因致产妇惊疑，害尤非细，极当慎也。

孕妇将产，不可占卜问神，如巫觋之徒，哄吓谋利。妄言吉凶，产妇闻之，倍生疑惧，因令气血结滞，多致难产，所宜戒也。

怀孕六七个月，或八九个月，偶略曲身，胎忽乱动，三二日间，或痛或止，或有水下，惟腰不甚痛，胎未离经，名曰弄产。又有临产一月前，忽然腰痛，却又不产，此是转胞，名曰试月。胎水有无俱不妨，但宜直身坐卧行立，自然无事。又有伸手高处取物，忽然子鸣腹中，但令鞠躬，片时即安。

临产阵痛，有二三日，有五七日者。原非正产，惊动太早，子未出胞，非难产也。但听其坐卧任意，不得扶坐努力，而令其忧疑气馁。惟劝其饮食，以药饵滋补之。

临产有七候：脐腹急痛，腰间重坠，眼中出火，粪门迸急，产户肿满，手中指筋脉跳动，胞水或血俱下。方是子出胞时，始可用力。如数证未备，即一二日，切不可使其努挣。又有胞水已下，儿头已至产门，三四日仍不下者，因母气先馁，此时惟人参为专功，力不能者，大剂八珍汤，补其元气，调其饮食，时至自生。

临产时饮食减少，最为可虑，即宜以独参汤常服，不可使其精力衰乏。若交骨不开，由血气衰不能运达，宜十全大补汤助之自开，加味芎归汤亦可。

临产时惊动太早，血先下而胎元干涸，僵死腹中，不必惊惶。惟令产母上床稳卧，切勿用力努挣，徒伤神气，第宜勉进饮食，勿令气乏。予治极多，十可全十。

惟以脱花煎加芒硝三五钱，水煎热服，其化水而下矣。古方以平胃散加芒硝，下死胎，下胞衣，功虽最捷，而暗中有损。予见数人用此者，胞胎虽下，则产妇过一二年皆夭，无一免者。大都平胃散克伐胃气，而芒硝咸寒伤血，所以脏腑暗中受损。今易用脱花煎，药味甘温，而归、芎生血活血，肉桂暖血，更加附子一二钱，虽芒硝之寒，不能为害矣。此等之事，非临证久者，莫知其弊也。予尝治一少妇，年二十四，原系初产，总由慌忙急促，产不如法，乃至久不能下，延予至而胎已死矣。问产妇腹内动否？曰不动，小腹阴冷。知其胎死无疑，欲用前药，虑其初产，门户未舒，因与主家商酌，肯听予言，则万无一失。今死胎僵硬，以药下之，恐交骨未开，必损其母，莫若以十全大补倍参、桂，一以扶产母精力，二可以暖其下元，使胎自烂，始能保全无恙。主家以予言为是，依此行之，以十全大补倍参、桂，服一剂后，腹中温暖，不痛不急。予曰得之矣，所虑者，腹痛作坠，今不痛不坠，可以耐之。更幸产妇年力本强，脾胃素健，每食干饭三盂，肥鸡半只；予见更喜，以其中气不衰，自堪承任，仍每日如是调理，至五日而死胎自下，糜烂臭秽不堪，产母精神如旧，毫无伤损。可见死胎不忙不乱，尚能保全，况生胎乎？第人不肯安静，必欲强为，奈之何哉！

产时子有出户之势，转身差缓，母力一逼，或手或足，或横或倒，又有生路未顺，儿头偏拄左右腿畔，名曰偏产；又有儿头偏拄谷道，名曰枨后。此等数证，稳婆精巧者，则不须服药。若稳婆无用者，急扶产母上床，正身仰卧，厚被覆之，令老成稳婆徐徐往上推之，内服补中益气汤升提之，须臾提上，重新转身，儿头已对产门，急扶即下。

产时门户俱正，儿已露顶而不下，此转身时脐带绊其肩也。扶母正身仰卧，轻轻推儿向上，以手指轻按儿肩，去其脐带，然后用力送下。

胎衣来迟，气虚弱也，急服脱花煎。若血流入衣中，胀闷疼痛，脱花煎加芒硝下之。或有能事稳婆，以手循脐带而上，以中指顶其衣，轻覆衣中之血，从容俟之亦下，此良法也。

产时用力太早，水衣先破，被风所吹，产户肿胀，干涩狭小者，以紫苏煎汤熏洗，以香油和蜜润之，从容俟之，无不下者。

产时肠先出，用净盆盛温水，少入香油养润，待儿与胞衣下时，母略仰卧，自己吸气上升，稳婆以香油涂手，徐徐送入，或浓煎黄芪汤浸之，内服补中益气汤即上。又有儿并胞衣下后，膀胱坠出产户者，用前法送入，仍服补中益气汤。若稳婆不谨，膀胱扯破者，八珍汤加猪脬为引，服之可复。

产毕产门不闭，血气大虚，十全大补汤。若因胎大而擦伤产门者，蕲艾、益母草煎汤洗之。

产时胞胎既下，气血俱去，忽尔眼黑头眩，神昏口噤，昏不知人。古人多云恶露乘虚上攻，故致血晕。不知此证有二：一曰血晕，一曰气脱。若以气脱作血晕，而用辛香逐血化痰之剂，则立刻毙矣。不可不慎。一气脱证。产时血既大下，则血去气亦去，故昏晕不省，微虚者少刻即苏，大虚者竭脱即死。但察其面目，如眼闭口开，手撒手冷，六脉微细之甚，或浮而散乱，此即气脱证也。速用人参，多则五七钱，少则三二钱，加入炒米、煨姜、红枣，煎汤徐徐灌之，但得下咽，即可救活；若少迟延则无及矣。无力备参者，以大剂当归补血汤加炒米、煨姜、红枣，煎汤灌下，亦能救之。

## 附血晕气脱案

州左遂阳云轩高君夫人梁氏，膏粱之禀，其质最怯，产育亦多；戊午分娩，未见过艰，产下精神犹健。云翁不以为意，与予闲话中庭。殊因一时下血过多，忽报倒仆于地。急视之，则口张手撒，面唇俱黑，呼吸已寂然矣。幸人参有便，煎之不及，即以一枝碎嚼，纳产妇口中，以滚汤灌之，方得下咽，一吐倾囊而出，盖胃气已不纳受矣。又嚼又灌，连嚼五枝，虽吐而未尽出。良久，嗳气一声而呼吸渐回，乃大进参术而愈。自后分娩，不复为难。客岁复妊，偶患微痔。予曰：孕中患痔，难于用药，姑缓图之。云翁深以为是，而夫人必欲速愈。予知其不可，不敢承任，劝其更医。连易数手，分毫无效，复延外科，妄用毒劣，胎虽未堕，而疮愈而坠而不收，以致昼夜呼号，窘迫万状，精神形质，困惫已极。及至临月，见其面唇皖白，声息至微，六脉空浮而无根。当夜用参三钱，服十全大补一剂，次早胞水已下，煎参七钱，以鸡汤冲服，登时即产一男，产妇精神胜旧。不意三朝偶沾外感，头疼身痛，恶寒发热，投以熟料五积散而愈。未数日，忽因恼怒，陡然上气喘急，咳嗽连声，胸前胀痛，喉内痰鸣，水米不入，略啜茶汤，则上下阻截，气不相续，数人扶坐，莫能伏枕，不时昏绝，举室惶惶。因诊其脉，则细数无伦，将近十至，予知为无根，脱气上冲，乃以八味地黄汤，冀纳其气，二剂毫不为动。予曰，此等之证，非大补真元，莫能挽也。乃以六味回阳饮，参、附、桂、姜、归、地各三钱，加鹿茸五钱，一剂下咽，而气平能卧，四剂全安。曩之大脏干枯，业已滋润，而痔疮痛苦，亦不复言矣。此等脉证，在常俗之辈，必疑临产服参过多，非用宽胸下气不可，清降一投，下咽即毙，仍归罪于从前之参，必群起而吠之矣。不知临产之日，非猛进参术，则已脱于当产之际，何能至今！今之气喘，实由参力已过，虚证复现，子午不交，竭绝立至，非大力之方，安可挽回！此证得生，实由云翁学识超迈，胸中有主，惟予言是听，所以效捷桴鼓。稍循俗见者，万无生理矣！

凡闭脱二证，不特产后宜辨，即中风中痰，气厥暑风，及卒然倒仆，昏晕不省，咸宜辨之。如牙关紧闭，两手握拳，谓之闭证，有余之候，即疏风化痰亦可用之；如口张，手撒，眼闭，遗尿，鼾声，谓之脱证，盖口张心绝，手撒脾绝，眼闭肝绝，遗尿肾绝，鼾声肺绝，皆元气竭绝之候，惟大进参、附，或可十中救一。

予见产后脱证，不敢服参而毙者，不知其几。尝闻人曰，某产后无病，忽尔眼暗，一晕而绝者；又某产后忽一呵欠，即口张气绝者，即此脱证是也。复有妄人，不知脱证为何事，不识人参为何物，而从中阻挠，不令服参而毙者，亦不知凡几。死者有知，能无抱九原之恸乎？

——血晕证。本由气虚，一时昏晕，然血壅痰盛者，亦或有之。如果形气、脉气俱有余，胸腹胀痛气粗，外证两手握拳，牙关紧闭，此血逆证也，黑神散；无胀无痛者，悉属气虚，大剂芎归汤加肉桂。

卒然晕倒，药有未及者，烧红秤锤，用瓦盆盛至床前，以醋沃之，令醋气入鼻，收神即醒。

产后百脉空虚，洗拭太早，令中风口噤，手足搐搦，角弓反张；或因怒气，发热迷闷，用荆芥穗酒炒至黑，大当归各三钱，用水半杯、酒半杯、童便半杯，煎至一杯，灌之，牙关紧，以簪抉开灌之，仍捻其鼻，以手摩其喉，使得下喉即活矣。此即产后病痉，而幼科称为惊风者是也。

## 小 产 论

孕时触损脏气，胞系裂断，忽然胎坠，名曰小产。亏败子宫，较大产为尤甚。然治此亦不同大产，惟以滋补为上计。

冯楚瞻曰：小产不可轻视，将养宜十倍于正产。大产如栗熟自脱，小产如生采之，破其皮壳，断其根蒂也。忽略成病者不少，因而致死者恒多。然此证始因敛血以成胎，继因精血以长养，终因精血不足而萎堕，故瘀血甚少。倘有腹痛成块有形，多属血虚气逆，惟大用温补，则新者生而瘀者去。若行消导破滞，则逆气愈攻而愈升，多致不救。更有血虚腹痛，复有阴亏不能纳气，以致瘕疝为患者，当以八味地黄丸加牛膝、五味，早晚服之自愈。

张景岳曰：凡小产有远近，其在二月三月者谓之近，五月六月谓之远。新受而产者，其势轻，怀久而产者，其势重，此皆人之所知也。至若尤有近者，则随孕随产矣。凡今艰嗣之家，犯此者十居五六。其为故也，总由纵欲而然，第自来人所不知，亦所不信。兹谨以笔代灯，用指迷者，倘济后人，实深愿也，请详言之。盖胎元始肇，一月如露珠，二月如桃花，三月四月而后，血脉形体具，五月六月而后，筋骨毛发生，方其初受，不过一滴之玄津耳，此其橐籥正无依，根荄尚无地，巩之则固，决之则流。故凡受胎之后，极宜节欲以防泛溢。而少年纵情，罔知忌惮，虽胎固欲轻者，保全亦多。其有兼人之勇者，或恃强而不败，或既败而复战，当此时也，主方欲静，客不肯休，狂徒敲门撞户，顾彼水性热肠，有不启扉而从，随流而逝者乎！斯时也，落花与粉蝶齐飞，火枣共交梨并逸，合污同流，已莫知其昨日孕而今日产矣，朔日孕而望日产矣，随孕随产，本无形迹。在明产者，胎已成形，小产必觉；暗产者，胎仍似水，直溜何知。故凡今之衎衎家多无大产，以小产之多也，娶娼妓者多少子息，以其子宫滑而惯于小产也。又尝见艰嗣之人而求方者，问其阳事，则曰能战，问其功夫，则曰尽通，问其意况，则怨叹曰：人皆有子，我独无。亦岂知人之明产，而尔之暗产耶！此外，如受胎三月五月，而每有堕者，虽衰薄之妇常有之，然必由纵欲不节，致伤母气而坠者，为尤多也。故凡恃强过勇者多无子，以强弱之自相残也；纵肆不节者多不育，以盗损胎元之气也。岂悉由妇人之罪哉！

此景岳见道之言，古人每曰寡欲多男，此即其注脚也。世人每恨不孕，孰知既受而暗损之，屡受而屡损之，终身无子，不亦宜乎！第有妇人由于衰弱，或阴阳偏胜，堕胎至于数次，而医者竟无一策以保固之，亦可哀矣！予有至神至圣保孕之方，屡经效验，但信而行之，断不相误。

**集成三合保胎丸**　此为素惯堕胎者设也。盖胎孕之屡堕，虽由于冲任亏，脾肾弱，若德性幽闲，内脏无火者，决不堕也；能清心节欲，起居有恒者，决不堕也。凡屡堕者，皆偏陂之性，暴怒之人，以致于肝气有余，肝血不足，血虚生热，火烁子宫；又或恣纵不节，其胎必漏而堕矣。而世之安胎者，无非执泥古法，以香、砂、芎、艾为保孕良图，不知热药安胎，犹抱薪救火，不惟无济而反速之。予甚不慊。因以古之内补丸、杜仲丸、白术散三方合凑，名三合保胎丸。以条芩清肝火而凉血，白术扶中气以健脾，当归养血宁心，熟地滋阴补肾，续断填损伤而坚胞系，杜仲益腰膝而暖子宫。至怯者，加以人参，力不能者，不用亦可。药虽平易，功胜神丹，诚所谓针芥相投，捷如影响，凡屡堕者，服之无不保全，实亦妇科保孕安胎之圣药也。再有叮咛，凡屡堕者，受娠一月，即制此丸服之，盖堕胎必在三月五月七月之间，此三月内，切忌房劳、恼怒，犯之必堕，七月已过，万无一失。方：

大怀地一十二两。用砂仁三两、老姜三两，同地黄入砂锅内，先以净水煮两昼夜，俟地黄将烂，始入好酒煮之，总以地黄糜烂为度，将酒煮干，取起，拣去砂仁、姜片不用，将地黄捣膏，听候　大当归去头尾，取身，切片，一十二两。以好酒洗过，晒干，听用　漂白术取净干片，一十二两。以黄土研碎，拌炒极黄，取起，筛去土。孕妇肥白者，气虚，加二两　实条芩枯飘者不用。取小实者，切片，六两。酒炒三次。孕妇黑瘦者，加一两，性躁者，二两　棉杜仲切片，一十二两。盐水拌炒，以丝断为度　川续断切片，一十二两。酒炒

上将后五味和为一处，火焙干燥，石磨磨为细末，筛过，以前地黄膏和匀，少加炼蜜，入石臼内捣千余杵，为丸绿豆大。每早盐汤送三钱，晚临卧酒送三钱，每日如此，不可间断。孕妇素怯者，须两料方可，自一月服起，过七个月方保无虞。此方至神至圣，幸勿轻视。

凡临产时，亟斋有六字真言：一曰睡，二曰忍痛，三曰慢临盆。予复有三字宝曰：未离经。较六字真言，更为亲切。盖六字真言，出于常人之口，产妇未能深信；三字宝为医者之言，不容不信，诚保产金丹，回生上药。予以此法救人，莫可胜纪。凡临产家诊视，无论脉之滑涩，痛之紧缓，但曰未离经。仍嘱产妇曰，脉未离经，尚非正产，且脉气舒徐，定然安吉，惟宜加食稳卧，俟其时至可也。此何意？盖产育全赖母气为主，产妇闻其脉未离经，知时未到，不敢望其速下，惟安心耐之而已。产妇一安，举室皆安，庶无仓惶扰攘之患。天下原无难产之事，凡难产而致死者，总由时候未至，仓惶逼迫害之也。始则家长惊张不能镇定，继则产妇娇怯，不肯忍痛，或弄产，或转胞，稍有腹痛，随即声

扬，无知稳婆，便称是产，而试水坐草，一任胡为。岂知七候未临，胎气未足，子在胞中，安然不动，欲令其产，焉可得乎？因其久而不下，产妇则惊惧忧疑，饮食不纳，渐至气怯神昏，常有未产而毙者矣。予临是证，但曰未离经，惟以大剂甘温之药与之，如八珍、十全之类，助其产母之元气。若为正产，则腹痛阵紧一阵，痛急自下；倘非正产，则腹痛渐减渐缓，胎元得暖而安矣。予之所经：稳婆谓头已平门，予诊得脉未离经，用固胎暖药而安之，有迟一月半月十日而产者，已经十数人矣。岂有头已平门，而能倒悬一月半月之理，即此可知稳婆之不足信。不观亟斋有曰：凡邪淫之妇，私胎并无难产，总因胎起于私，怕人知觉，只得极力忍痛，痛到极熟之时，则脱然而出。此岂有稳婆分掏，妙药催生乎。凡产育能耐心忍痛，听其自然，则万举万全；若谓药能催生，予则未敢许也。至催生之法，谓产时胞浆已下，一二时辰不生，方可用之。盖浆乃养儿之物，浆干不产，必胎元无力，愈迟则愈干，力必愈乏，不得不以大补气血之药助其母力。又人参为至圣，其次则脱花煎、芎归汤皆可，然亦须子已出胞，交骨既开，门户已正，方为有益。若止凭产妇腹痛之言，稳婆头至之说，妄用催生方药，不惟无济，反速其毙，慎之戒之！

［入方］

**十全大补汤**

拣人参　炒白术　白茯苓　怀熟地　当归身　正川芎　杭白芍　炙黄芪　上肉桂　炙甘草

生姜、红枣为引。

**八珍汤**

拣人参　炒白术　白茯苓　大当归　正川芎　白芍药　怀熟地

生姜、大枣为引。

**加味芎归汤**　治新产交骨不开。

全当归　正川芎　油发灰　败龟板炙

水煎，热服。

周虚中曰：阳开而阴主合，自然之理也。今交骨不开，阴极矣。必加肉桂以宣布阳和，庶为有济，若龟板、发灰之纯阴，仅可为通任脉之向导耳。

**脱花煎**　凡生产临盆，此方最佳，并治产难，经日不下，并死胎、胞衣不下俱妙。

全当归一钱　正川芎三钱　上青桂二钱　淮牛膝二钱　净车前一钱五分

水煎，加酒对服。

若胎死不下及胞衣不来，并加芒硝五钱；气虚困剧者，加人参二三钱，更加附子二钱，无不下者。此方比平胃散加芒硝，功胜百倍，以其药味甘温，不伤元气故也。

**补中益气汤**

拣人参　炒白术　炙黄芪　黑升麻　北柴胡　全当归　广陈皮　炙甘草

生姜、大枣引。

**当归补血汤**　治产时去血过多，心内怔忡，头晕眼黑，昏沉不醒。

炙黄芪一两　当归身五钱

加炒米一两、生姜五片、大枣五枚，水煎服。

**黑神散** 治产后血晕，胸腹胀痛，气粗，牙关紧闭，两手握拳，血逆之证。

上青桂 全当归 杭白芍 黑炮姜 怀熟地 大黑豆炒。五钱

水煎，酒对服。

**生化汤** 此方去旧生新。凡产后无论有病无病，能服数剂，使恶露尽去，新血速生，诚产后之要药也。世俗每以红糖下瘀，反致损胃，戒之。

大归身五钱 正川芎二钱五分 光桃仁二十一粒 黑炮姜一钱 炙甘草一钱

每日一剂，水煎热服，四五剂为度。

**清魂散** 治产后瘀血攻心，数日神昏不醒，瘀化为脓，流出臭秽而不知者，神效。

白当归三钱 正川芎二钱 鲜泽兰三钱 荆芥穗一钱 鲜益母二钱 拣人参一钱 炙甘草五分

生姜、大枣，水煎服。

**加味芎归汤** 催生及产后最为稳当，功亦巨。

当归身一两 大川芎五钱 上青桂二钱

催生但用此三味，水煎，酒对服，立下。

预防血晕，以本方加酒炒荆芥二钱，先将此药煎好，俟胞衣已下，随即服之，永无血晕之患。效经千百，断不误人。

**八味地黄汤** 产后气浮喘促，不甚虚者，以此纳气归元，至虚者不能。

怀熟地五钱 正怀山四钱 净枣皮三钱 白茯苓三钱

宣泽泻一钱　粉丹皮一钱　川附片二钱　上青桂二钱

水煎极浓，空心服。

**六味回阳饮**　凡真元已败，气血既亡，阴阳将脱，非此莫能挽回，诚回天赞化第一之功。此景岳新方，知者尚少。

大熟地五钱　大当归三钱　黑炮姜二钱　熟附子二钱　青化桂二钱　上拣参三五钱

加鹿茸数钱，功更捷。生姜、大枣为引，水煎，温服。此方不刚不猛，能回散失之元阳，能敛乱离之阴血，济急扶倾，无出其右者。

［**催生简便方**］

人能镇定耐痛待时，必无难产之患。或因仓惶急迫，不幸遇此，而催生之法，不可不知。又或穷乡僻壤，医药不便，诚为困苦，故附单方于此，以备急需。

——治横生逆产，胞衣不下，并落死胎。　用蓖麻子四十九粒，去壳研烂，于产妇头顶心剃去少发，以蓖麻膏涂之。须臾觉腹中提上，即宜除下，却急于足心涂之，自然顺生，生下即速去药，迟则恐防肠出。如胞衣不下，贴足心即下。

——乡村僻壤无药之处，不幸遇此。　即觅花椒叶、香圆叶、柚子叶、茱萸叶、生姜、生葱、紫苏，浓煎汤一盆。俟可下手，即令产妇以小凳坐盆上，浇汤淋洗其脐腹阴户，久久淋洗，气温血行，登时即产。以上诸叶，少一二味亦不妨。

——治死胎不下，及胞衣来迟。　用黑豆一升炒香熟，入醋一大碗，煎至六七分，去豆取汤，分三次服之，以热手顺摩小腹，其胞胎俱下。

又方　用冬蜜一大杯，以百沸汤调，服之立下。如胞衣来迟，再服一碗即下。

——治产难及横生逆产，或血海干枯，以致胎死不下，惶惶无措，死在须臾。

急用皮硝五钱、熟附子一钱五分，好酒半杯、童便半杯，同煎三沸，温服立下，百发百中。

——方治产妇元气弱极，胞衣来迟者。　用真青化桂三钱、当归、川芎各钱半，酒煎，热服，立下。

——下死胎。　用麦芽半斤，捣碎，水二大碗，服之即下。

又方　天花粉四钱酒炒、上肉桂、淮牛膝、淡豆豉各三钱，用水二碗，煎至一碗，热服即下。

**熟料五积散**　此方专治妇人产后外感内伤，瘀血不行，痰凝气滞，头疼身痛，恶寒发热，心腹疼痛，寒热往来，似疟非疟，小腹胀满，伤风咳嗽，呕吐痰水，不思饮食，胸紧气急，手足搐搦，状类中风，四肢酸疼，浑身麻痹，凡产后一切无名怪证，并皆治之。

夫产后百节俱开，气血两败。外则腠理不密，易感风寒；内则脏腑空虚，易伤饮食，稍有不慎，诸证丛生。古书有产后以大补气血为主，杂病以末治之之戒，后世莫不遵之。惟事滋补，不知风寒未去，食饮未消，滋补一投，反成大害。昧者犹以为药力未到，愈补愈深，死而后已。天下之通弊，莫此为甚。予昔于潭州遇师指授此方，按法治之，往辄裕如，不敢自秘，逢人口授，并曾刊板印送，于兹四十余载，活人莫可胜纪。但虑世人不悟，以为浅近之方，安能神应若是？故古人谓千金易得，一诀难求，予今诀破，庶狐疑顿释。方名五积者，谓此方能去寒积、血积、气积、痰积、食积也。今产后之病怯，正犯此五积，以五积之证，投五积之方，岂非药病相值乎！犹虑药味辛散，而以醋水拌炒，名熟料五积散，俾药性和缓，表而不发，消而不攻。方内所用肉桂解表逐寒，白芍和荣谐卫，苍术、厚朴走阳明而散满，陈皮、半夏疏逆气以除痰，芎、归、姜、芷，入血分而祛寒湿，枳壳、桔梗，宽胸膈而利咽喉，茯苓去饮宁心，甘草和中补土。大虚大怯者，加人参，微虚者可不用。其为温中散寒之妙剂，用于产后，无往非宜。五积散本方原有人参，因世人不敢轻用，故方中未载。

香白芷一钱　上青桂一钱。此二味不必炒　川厚朴　正川芎　芽桔梗　陈枳壳　白云苓　炒苍术　杭白芍　法半夏　黑炮姜　炙甘草　广陈皮以上各一钱　全当归二钱

虚加人参一钱。

上药味皆宜秤过。除白芷、肉桂在外不炒，余药合为一剂。用好醋小半杯，净水一杯，与醋和匀，将药润湿，入锅内炒至黄色为度，取起摊地上去火毒，候冷，入白芷、肉桂在内，生姜三片、红枣三枚，净水二碗，煎至一碗，热服。此方至平稳，见效之后，依而服之，不拘剂数，以愈为度。惟产后大汗泄泻，或虚脱之证忌之。盖此方但能去病，不能补虚，虚证有方在前，并宜参考。

［产后简便方］

产时母肠先出，然后儿生，产后其肠不收，甚为危迫　用醋半杯，新汲水半杯，调匀，噀产妇面，每噀一缩，三噀收尽，真良法也。

又方　以蓖麻子四十九粒，去壳研烂，涂产妇头顶心，肠即收入，急去药，以温水洗净。倘其肠干燥难收，用磨刀水温润其肠，再以雄磁石煎汤服之，其肠自收。

产妇及平居，偶因用力太过努伤，致子肠不收。用艾丸绿豆大，灸头顶心百会穴，三五壮即收。

又方　先以盐汤洗净，后用五灵脂烧烟于桶内，令患者坐桶上，熏之自上。

又方　用清油五斤，炼熟，以盆盛之，候温凉，令产妇坐油盆内，约一顿饭久，仍以皂角为细末，微以一厘吹入鼻中，令作嚏，立止。

产后玉门肿痛　用蛇床子三两，煎汤频洗，即愈。又以葱白和乳香捣成膏，贴肿上效。

产后乳汁不通　用天花粉炒黄为细末，每用二钱，以红饭豆煎浓汤调服，每日服二次，其乳流溢。

产妇气血大虚无乳者，用：

全当归三钱　正川芎二钱　穿山甲炙　王不留各一钱五分　川木通五分

猪蹄一只煮药，以猪蹄烂为度，去药服汤并蹄，立通。

产后阳气虚寒，玉门不闭，用：

石硫黄　海螵蛸　北五味

等分，共为末，掺患处，日三易。

产后玉门不闭，阴户突出。

石硫黄三钱　菟丝子　吴茱萸各二钱　蛇床子一钱五

水一大碗，煎至半碗，频洗自收。

产后擦破膀胱，不能小便而淋沥。

黄丝绢一尺，剪碎　牡丹皮　鲜白及各一钱

将丹皮、白及研为末，同黄绢用水一碗，煮至绢烂，空心服之。服时不可作声，作声则不效。

## 初诞救护

小儿初生，或不能发声，谓之梦生。多不知救，深为可悯。切勿断脐带，速用明火将胞衣炙暖，使暖气入儿腹，更以热汤荡洗脐带；却取猫一只，以布袋裹其头足，使伶俐妇人，拿住猫头，向儿耳边，以口啮猫耳，猫必大叫一声，儿即醒而开声，方可烧断脐带。

又有因难产，或冒风寒，举之迟，儿气欲绝，不能啼者，亦以前法温暖之，令暖气入腹，气回即苏，更令父母之真气呵而接之。

凡断脐带，世俗皆以刀剪断之，最为不妥。但以大纸拈蘸香油，燃火于脐带上，烧之令断。盖所以补接其阳气，不但为回生起死之良法，且日后无伤寒泄泻之患。

初生肾缩，乃受寒气所致。用硫黄、吴茱萸各三钱，研极细末，捣取葱汁调药涂脐腹；另以蛇床子烧烟，熏之即伸。

闷脐生者，儿粪门有一膜，闷住儿气，故不能出声，拍之则膜破而叫矣。又有用轻巧妇人，以银簪轻轻挑破为甚便；或不能挑；急以暖衣紧包，勿令散放，以热水浸胞衣，寒天则以火炙之，久则热气入腹而气内鼓，其膜自破，声自出。

又有生下无谷道者，乃肺热闭于肛门。急以金银或玉簪，看其端的刺穿之，或以火针刺穿，但不可深。以油纸拈套住，免其再合。

儿初生下，遍身如鱼脬，或如水晶，破则流水。以密陀僧研细末掀之。

初生遍身无皮，俱是红肉，急以早米粉干扑之，俟其皮生则止。

初生大小便不通，腹胀危急者，急令妇人口含热水，吮儿之前后心，并脐下，手足心，共七处，每一处吮吸七口，以肉色红赤为止，须臾即通。又方，以葱汁、人乳各半调匀，抹儿口中，须臾即通。

初生不尿。以葱一根切碎，人乳半杯同煎，去葱取乳，分作四次服，即尿。不吮乳者，服此即吮乳。

## 调　　燮

小儿初生，饮食未开，胃气未动，廓然清虚之府，宜乘此时加意调燮。于儿未啼之时，令精巧妇女，轻指探儿口，挖去污血，随以甘草汤，用软帛裹指蘸音赞汤，拭去口中涎沫。然后看儿面色，若身面俱红，唇舌紫赤，知其必有胎毒，每日用盐茶，但不可太咸，以帛蘸洗其口，去粘涎，日须五六次，此法至神至异，世所不知。盖儿之胎毒，藏于脾胃，口中多有粘涎，其马牙、鹅口、重舌、木舌，皆从此起，每日洗拭，则毒随涎去，病从何来？而且至简至易，何忽视而不为？倘胎毒重，直须洗过周岁方得。此有毒者之调燮也。倘儿面唇淡莹，此为胎寒，不可用茶，惟以淡姜汤洗拭，每日一二次足矣。盖姜能开胃，而且和中，最切于时用者。至于古方之用黄连、大黄、朱砂、轻粉开口之法，此时断不可用。今时禀受，十有九虚，苦寒克削，最不相宜。况婴儿初诞，如蛰虫出户，草木萌芽，卒遇暴雪严霜，未有不为其僵折者，以苦寒而入初诞之口，亦若是也。每见三朝七日，必有肚疼，哯乳，泄泻，夜啼之证，是皆苦寒伤胃之害，其孰能知之！

或曰：子言苦寒不可用于初诞之口，何以后之沆瀣丹及泻青丸，有三黄大黄，得无矛盾乎？曰：彼胎毒已现，外证可凭，有病病当，何大黄之足畏！今初诞开口，未辨毒之有无，即使有毒，尚然未发，深藏潜伏，声臭俱泯。程凤雏有言：正如闾阎无事时，未可执平人而诛之曰，尔将为寇也。以苦寒而开口，是诛平人也；毒发而畏苦寒，是有寇不诛，乡原之仁，呜乎可也！

# 脐风证论

脐为百风总窍，五脏寒门，道家谓之下丹田，为人身之命蒂。儿在胎时，口鼻未通呼吸，惟脐间真息，随母之呼吸为呼吸；及其下地，囫底一声，气通口鼻，而胎元之一息，不复为用矣。遂寄于脐内一寸三分，中虚一穴，左青右白，上赤下黑，中央黄色，八脉九窍，经纬联络，为真息往来之路，坎离交会之乡，凡修练仙胎，皆从此处立基，所以谓之命蒂。故小儿初生，惟脐之一系最重。断脐之时，不可不慎，或剪脐带太短，或束不紧，致外风侵入脐中，或浴儿时牵动脐带，水入生疮，客风乘虚而入，内伤于肾，肾传肝，肝传心，心传脾，脾传肺，蕴蓄其毒，发为脐风。其证面赤啼叫者心病；手足微搐者肝病；唇青口撮，痰涎壅塞者脾病；牙关紧急者肾病；啼哭不止者肺病。五脏之证略见一二者，犹可治，悉见者不治。

小儿初生，惟脐风为恶候。其证有三：曰脐风，曰噤口，曰锁肚。虽皆脐证，而寒热自别，治者宜详。

一曰脐风。由断脐后为水湿风寒所乘，入于脐而流于心脾，令肚腹胀满，吮乳口松，多啼不乳。此初起之时，速用火攻散之。若至气息喘急，啼声不出，或肚上青筋，吊疝作痛，此胎毒夹风邪入脏，外用火攻，内服指迷七气汤。方见二卷胎病论。若肚脐青肿，撮口不开，牙关紧闭，口吐白沫，爪甲青黑者，皆不治。

一曰噤口。其证眼闭口噤，啼声渐小，舌上聚肉如粟米状，吮乳不得，口吐白沫，大小便不通。遇此先看其上腭有点子，即以指甲轻轻刮破，以木香、白蔻仁各五分，煎汤化下沉瀣丹，利动脏腑，气顺自愈。

一曰锁肚。由胎中热毒壅盛，结于肛门，大便不通。急令妇女温水嗽口，吮儿之前后心，并脐下及手足心共七处，凡四五次；外以轻粉五分研末，蜂蜜少许，温水调服，以通为度。如更不通，以葱白三四寸长，用油抹润，轻透谷道，纳入二寸许，以通为快。若至七日有不通者，死。

古人之论脐风，皆谓由于水湿风冷所致，予则以为古论犹未尽也。盖脐有内外二因，有可治不可治之别。外因者，风湿所伤；内因者，禀父之真阳不足也。予尝见一士，产育十数胎皆男，尽殇于七日内之脐风，无一存者。若谓外邪所伤，何以独伤此家之儿，又岂无一儿能避之者？此内因之显而易见也。凡男子之命门真阳不足者，右尺脉必细涩无神，生子必有脐风。此予察之详，见之确，非耳闻者比也。其外因者，病发于二三四五日之间，病生于六腑，故可治；内因者，必发于六七日之间，病生于五脏，故不可治。曩者夏禹铸有预防脐风之诀，谓三朝一七，看儿两眼角黄，必有脐风，不知禀受厚者，生下即满面红黄，乃为吉色，误认脐风，其害不小，此法不确。惟令乳母每日摸儿两乳，乳内有一小核，是其候也。然乳内有核，发脐风者固多，而复有不发脐风者，此法十有七八，亦有二三分不确。但看小儿不时喷嚏，更多啼哭，吮乳口松，是真候也，急宜治之。第脐风之治，无一成法可遵，虽有疏风攻下之法，莫能济急。独予异授灯火，无论脐风痉搐，以及凶危险证，用药不能挽回者，此火可以生之，久经效验，未肯轻传。因见幼科不知火穴，往往错误用之，反致引动风邪，蔽固火毒，致儿身热不退，火毒内攻，每多不救。故不忍隐秘，尽行吐露，以公诸世。世之幼科治病，辄曰剪风，曰截风。夫剪者，邀遏之谓也；截者，堵塞之谓也。以火攻用于中宫任脉所行之地，岂非堵遏其邪，而犯关门逐盗之戒乎？不知风邪之在人身，善行数变，无形无声，欲除其害，无如疏散条达而去之，不使久羁于荣卫经络则善矣。如仲景之治伤寒，而立汗吐下三法。邪之在表者，汗而散之；邪之在上者，吐而越之；邪之深入者，下而夺之。总欲其邪尽而后已，未闻有邀截之为也。今幼科不但不为逐邪，而反闭关绝险，阻其去路，使邪气进不可，退不能，猖狂踯躅，欲其不倒刃相攻，斩关逆犯者，不可得也。此皆为治者酿成之祸，于邪何尤？凡邪之伤人，未有不从三阳而入，驱除之法，亦必使其从三阳而出，故此火穴，亦惟三阳有之。盖欲引其出表，断不使之入里也。敬为图说，详后并请政大方。

## 用火口诀

夫婴儿全身灯火，诚幼科第一捷法，实有起死回生之功，火共六十四燋，《阴符》易数，能疏风散表，行气利痰，解郁开胸，醒昏定搐，一切凶危之候，火到病除。用火之时，倘值寒冬，必于房中燃烧明火，使儿不致受寒。灯草大小适中，以麻油染用。令老练妇人抱儿，解衣去帽，从左耳角孙起，总依后之歌诀用之。凡用火不可姑息，勿谓火数太多，悯其难受。盖小儿受病，由其经络凝滞，脏气不舒，以火散之，正欲使其大叫大哭，方得脏气流通，浑身得汗，荣卫宣畅，立时见功。此火暗合周天，不可减少，少则不效，若救脐风，非此不可。火穴图歌，并列于后。



## 集成神火图

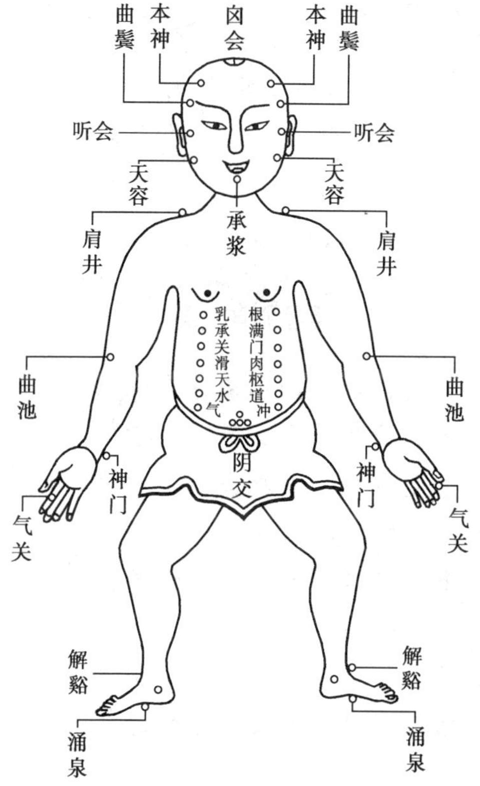


集成神火图（铜人正面）

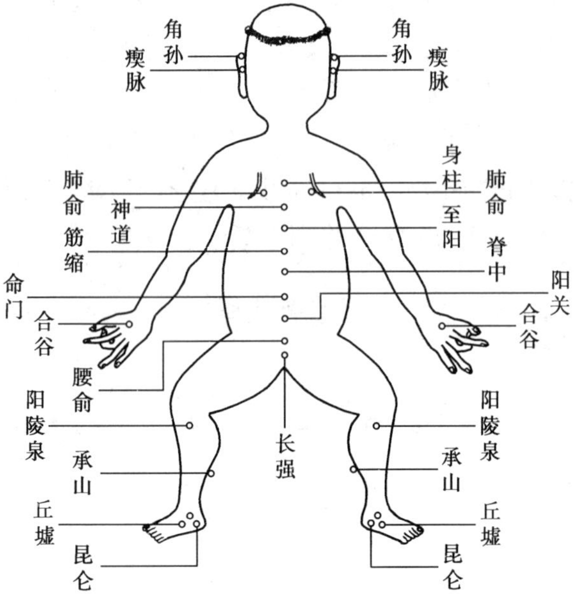


**集成神火图**（铜人背面）

## 集成神火歌

仙传神火天然理，始自角孙瘛脉起。
听宫曲鬓本神旁，次及天容仍右取。
囟会承浆左肩井，曲池合谷诸邪屏。
气关已过至神门，右亦如之昏可醒。
左乳根中七燋始，右亦如之何待齿。
脐下阴交续命关，平平三点凶危止。
脊中身柱至长强，肺俞阳陵承山当。
昆仑解谿丘墟穴，涌泉右亦效之良。俞，音怒。

## 指明火穴

仙传神火天然理，始自角孙瘛脉起。凡用灯火，无论男婴女婴，皆从左边用起。角孙在耳尖上，瘛脉在耳后根。听宫曲鬓本神旁，次及天容仍右取。听宫在耳门前，曲鬓在鬓脚旁，本神在额角，天容在耳轮根下。左边已完，右亦如此。囟会承浆左肩井，曲池合谷诸邪屏。囟会即囟门，承浆在下唇宛宛中，肩井在肩上宛宛中，从左起故曰左肩井。曲池在肘弯上廉屈缝处，合谷在虎口近叉骨处。气关已过至神门，右亦如之昏可醒。气关在食指第二节，神门在掌后下廉锐骨之端。左完右亦如之。左乳根中七燋始，右亦如之何待齿。自左乳根下起，从上至下七燋止，右乳根下亦如之。脐下阴交续命关，平平三点凶危止。阴交在肚脐下寸半，用火三燋。脊中身柱至长强，肺俞阳陵承山当。身柱在项骨三节下，从上至下九燋，至长强穴止。肺俞在两饭匙骨缝中，阳陵泉在膝外边下三寸，承山在脚肚尽处。昆仑解溪丘墟穴，涌泉右亦效之良。昆仑在外踝骨后，解溪在系鞋带处，丘墟在外踝骨前，涌泉在脚底中心，左脚焠完，右亦如之。

## 宜用火者

——平素产子有脐风，则胎胎不爽。于产下第二日，勿待其发，先以此火散之，百不失一。

——胎婴生下，多啼不乳，喷嚏呵欠，吮乳口松，是即脐风作矣，急以此火散之。

——凡儿病面青面黑，扭项摇头，仰身擦面，或眼青怒视，或左右斜视，或上下窜视，或两目连劄，或头项牵强，踡舌露筋，嘘风撮口，啼哭咬人，或手如数物或两手牵引，或两足跳掣，忽扰忽乱，失张失志，但觉神情与常有异者，由从前表里不清，将欲作痉，此火至妙。

——伤寒已痉，角弓反张，眼目斜视，左右搐搦，并中恶、客忤、痫证，与食填太阴，及一切风闭、火闭、痰闭、气闭、乍然卒死者，此火最神。

——食伤脾胃，肚大青筋，于端午日午时，用全身灯火，复于青筋开叉处，以火截之，一叉一点，其病自消。

——风寒痰气闭塞之证，此火实有神功。凡用灯火既完，俟儿啼哭已定，即以金粟丹半丸，姜汤化服。服后以衣裹之，蒙其头面，令之安卧片时，以复其神志，其病如失。

## 切忌火者

——小儿四时伤风感冒，身热自汗，大小便调，唇舌如常，口不作渴，此表病轻证也。疏解之则愈。愚人妄用，是谓轻病重治，反为不祥。

——小儿邪已入里，身热面赤口渴，大小便秘，唇焦舌紫，眼红，或手足心热，夜热焦烦，舌上黄胎，扬手掷足，掀衣揭覆，此里证内热也。清利之自愈，不可用火，强用之，不特不能使热邪从里以达表，适足以助热而耗阴，致身热不退，在夏秋燥令，尤为大忌。

——小儿大病久病，身体怯弱，面目青黄，唇舌白莹，摇头斜视，昏睡露眼，形骸消瘦，声息轻微，自汗盗汗，或一切呕吐泻利，痘麻疮痈，久疟久嗽，失血之后，精神疲倦，乳食减少，指纹沉细，六脉无神，此皆虚极之证。切忌火攻，虑其升散故也。

——一切久热消渴痞证，形骸黑瘦，毛发焦枯，由阴亏血弱，虚热所为。误用灯火，愈增其燥，慎之！

——灯火为儿科切要。今医家不特不明火穴，而并不辨寒热虚实，不当用而用之，反为大害，惟依以前辨法，则用之无不当矣。



## 夏禹铸治脐风灯火法

附夏氏脐风火图

夏禹铸曰：脐风初发，吮乳必口松，两眼角挨眉心处，忽有黄色，宜急治之，治之最易；黄色到鼻，治之仍易；到人中、承浆，治之稍难；口不撮，微有吹嘘，

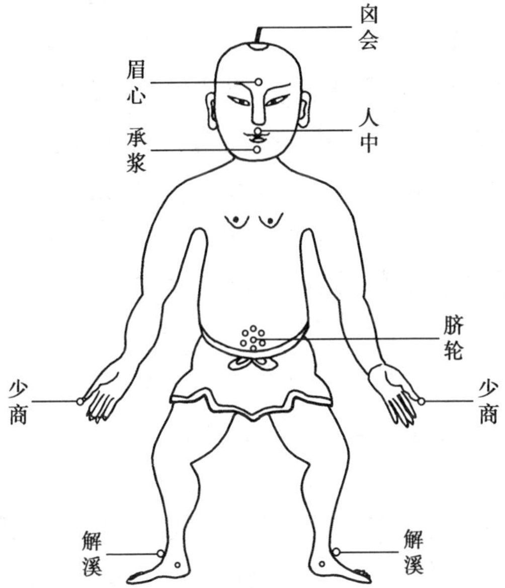


夏禹铸脐风火图

犹可治也；至唇口收束锁紧，舌头强直，不必治矣。一见眉心鼻准有黄色，即用灯火于囟门一燋，人中、承浆，两手大拇指端少商各一燋，脐轮绕脐六燋，脐带未落，于带口一燋，既落，于落处一燋，共一十三燋，风便止而黄即退矣。

**予按：**古今灯火，惟上全身火，有经有府，有理有法，无有出其右者。第火穴多，恐仓卒之际，在娴熟者不难，倘素未经练者，一时不能用，故附夏氏脐风火图于此，庶忙迫之时，可以济急。此火亦曾经验，第不及全身灯火耳。

## 回生艾火附急救穴位图

以前全身灯火，皆为实邪升散之用，并一切怪证莫可名状者，无不奏功。倘涉久病体虚，忽然精神溃乱，人事昏沉，前火则为不宜，须用回生艾火挽之。盖此火能回散失之元阳，收归气海，固其根蒂，免致离散。其法以生姜切为纸厚薄片，大如指甲，贴尾闾穴，脊骨尽处。命门穴，在腰脊间，前正对脐。以艾绒捼紧如绿豆大，安姜片上，用火灸之，每穴以三炷为度；灸完，另以姜片贴脐下阴交穴，如前灸之。此火不特小儿可用，凡男、妇一切中风中痰，气厥阴证，虚寒竭脱，凶危之候，咸宜用之。有起死回生之功，幸毋轻视。

凡小儿中恶、客忤，以及痰闭、火闭、风闭，乍然卒死，即以全身灯火醒之。倘一时未有其人，即以大指掐其人中穴，病轻者，一掐即啼哭而醒；倘不应，掐合

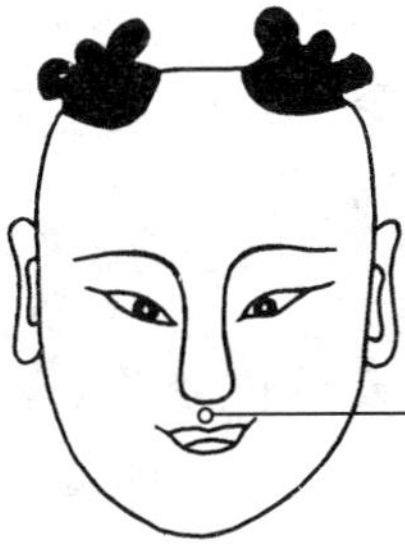


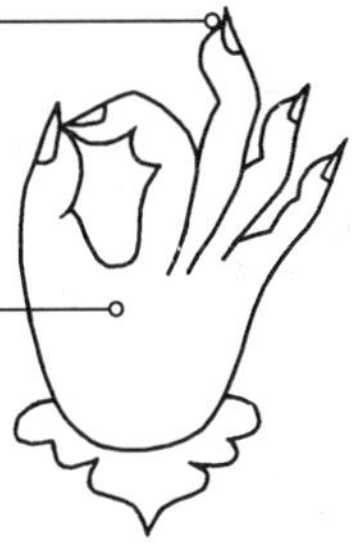


急救穴位图

谷；又不应，掐中冲；若再不应，其病至重，则以艾丸如萝卜子大，于中冲穴灸之，火到即活。盖中冲一穴，为厥阴心包络之脉所出，其经与少阴心脏相通。此火一燃，则心中惕然而觉，倘此火全然不知，则百中不能救一矣。

［入方］

**辰砂僵蚕散**　治撮口、脐风、锁肚。

镜辰砂水飞。五钱　直僵蚕炒。一钱　天竺黄五分　蚌珍珠三分　真麝香一分

为末，每用少许，蜜调，抹儿口中。

**龙胆汤**　治身热脐风撮口。

龙胆草　钩藤钩　北柴胡　片黄芩炒　京赤芍　炙甘草　芽桔梗　白茯苓各五分　川大黄纸包，煨。一分

大枣一枚，水煎温服。

**治撮口方**

用牛黄一分，研末，竹沥调，滴入口中。

又方，取蝎虎一个，即壁虎也。装瓶内，用朱砂细末，亦入瓶内，封其口月余，令食砂，取出，其身赤色，阴干为末，每一二分，酒调下。

又方　治撮口。

用穿山甲用尾上甲三片，羊油炙极黄色　蝎梢七个

共为细末，入乳汁调涂乳上，令儿吮之，用厚衣包裹，须臾汗出即愈。

**保生汤**　治脐风、锁肚、口噤。

北防风七分　陈枳壳五分　小橘红四分　白茯神三分　荆芥穗三分　远志肉四分　制南星五分　芽桔梗三分　炙甘草二分

灯心引。

**二豆散**　治脐肿突。

红饭豆　淡豆豉　天南星　鲜白蔹各一钱

为末，用芭蕉自然汁，少加香油，调药敷脐四旁，得小便自下，即愈。

**龙骨散**　治脐疮。

石龙骨煅。一钱　真轻粉五分　川黄连五钱　枯白矾煅。一钱

为末干掺。一方用大红羊绒，烧灰为末，敷之效。

**［脐证简便方］**

小儿初生，犯撮口、脐风、荷包风、鹅口风等，项并齿根边生白点，名马牙。啼哭不吮乳，即看口内坚硬之处，或牙根边白点，将针挑破出血，浓煎薄荷汤，磨京墨调匀，以指搅过，再以产母乱发蘸墨，满口搽之；仍用新青布蘸温水展口，即愈。

小儿脐风撮口。用完全生葱二根，捣烂取汁，又以直僵蚕三个，炒去丝，研极细末，以葱汁调匀，涂母乳头上。令儿吮之，或灌儿口内亦可。

小儿脐风撮口。以艾叶烧灰填脐上，以帛缚之；若脐带已落，用蒜切薄片，贴脐上，以艾火炙之，候口中有艾气，立愈。

小儿噤风，初生口噤不乳。蝉蜕十四枚，全蝎去尾毒，洗去盐泥十四枚，炒干为细末，入轻粉三分。每用一匙，乳汁调灌。

小儿撮口，但看舌上有疮如粟米者是也。以蜈蚣炙焦，研末敷疮上。

撮口噤风，面黄色，气喘，声不出，由胎气挟热，流毒心脾，故令舌强唇青，撮口发噤，用直僵蚕二枚去嘴，略炒为末，蜜调，纳儿口中。

小儿十日内，口噤不乳，取大蜘蛛一枚，去足炙焦，研细末，入猪乳一小杯和匀。分作三次，徐徐灌之，神效无比。

小儿脐疮出血及脓。用海螵蛸、胭脂共为末，以油润疮，乃搽药。

# 初生护持

婴儿初生，肌肤未实，宜用旧絮护其背，亦不可太暖，更宜数见风日，则血气刚强，肌肉致密；若藏于重帏密室；或厚衣过暖，则筋骨软脆，不任风寒，多易致病，衣衫当随寒热加减，但令背暖为佳，亦勿令其汗出，恐致表虚，风邪易入。乳哺亦不宜过饱，所谓忍三分饥，吃七分饱，频揉肚，少洗澡，皆至言也。又须令乳母预慎六淫七情。盖儿初生，藉乳为命。善为乳母者，夏不欲热，热则致儿吐逆，冬不欲寒，寒则致儿咳嗽。怒乳则上气颠狂，醉乳则身热腹痛。新房而乳，则瘦瘠交胫不能行，新浴而乳，则发吐伤神。冷热不调，停积胸膈，结为痰饮，遂成壮热，壮热不已，乃成风痫；儿啼未停，剧以乳哺，气逆不消，因成乳癖；有孕而乳，致儿黄瘦，肚大脚小，名曰魃音忌。病。总之，乳母能慎寒暑、恚怒、厚味、炙煿，庶乳汁清和，儿不致疾。否则阴阳偏胜，气血沸腾，乳汁败坏，必生诸病。若屡服药饵，则脏腑阴损，多变败证，均不可不知。

初诞之时，有于头额之前，发际之间灸之，又有以灯火遍身烧之。彼以为能截风路，不知适足以大开风门。盖火攻由儿有病，不得已而用之，无故而用，伐及无辜，诸病自兹始矣。戒之戒之！

凡浴时须调和汤水，试看冷热。若不得所，令儿怖畏，况冬久浴则伤寒，夏久浴则伤热，其浴儿当护儿背，恐风寒从背而入。

凡浣儿衣，不可露于星月之下，易惹邪祟。如偶失收，当用醋炭熏过，方可衣之。有鸟名天地女，又名隐飞鸟，最喜阴雨夜过，飞鸣徘徊，其鸟纯雌无雄，善落羽毛于儿衣中，令儿作病，不可不谨。

凡当春夏月间，宜令其地卧，使不逆生长之气；如遇秋冬，宜就温和，使不逆收藏之令。

凡在春天，勿与护顶裹足，以致阳气不舒，因多发热。即至年长，下体亦令过暖，盖十六岁前，血气方盛，如日方升，惟真阴未足。下体主阴，得清凉则阴易长，过温暖则阴易消，故《曲礼》云：童子不衣裘裳。

夫人以脾胃为主，故乳哺须节，节则调养脾胃，过则损伤脾胃。夏天忌热乳，冬月忌寒乳，皆宜捏去之而后与之。凡食后不可与乳，乳后不可与食，小儿脾胃怯弱，乳食并进，难于消化，初得成积，久则成癖成疳，皆乳母不慎之过。

凡寒则加衣，热则减衣，过寒则气滞而血凝涩，过热则汗泄而腠理疏，以致风寒易入，疾病乃生。更忌解脱当风，易于感冒。然风和日暖，又当抱出游戏。如阴地草木，不见风日，未有能坚持者，又不可日置地间，令肚着地，以致脾宫受寒，腹痛泄泻，慎之慎之！

## 勿轻服药附冯楚瞻论

初诞之儿，未可轻药。盖无情草木，气味不纯，原非娇嫩者所宜，且问切无因，惟凭望色。粗疏之辈，寒热二字且不能辨，而欲其识证无差，未易得也。凡有微疾，不用仓忙，但令乳母严戒油腻荤酒，能得乳汁清和，一二日间，不药自愈。所谓不药为中医，至哉言也！每见愚人，儿稍不快，即忙觅医，练达者或不致误，疏略者惟以通套惊风药治之。此无事之中，生出有事，伐及无辜，病反致重。父母见其无效，是必更医，卒无善手，相与任意揣度，曰风、曰痰、曰惊、曰热。前药未行，后药继至，甚至日易数医，各为臆说，汤丸叠进，刻不容缓。嗟乎！药性不同，见识各异，娇嫩肠胃，岂堪此无情恶味扰攘于中！不必病能伤人，而药即可以死之矣。予每见不听劝戒，杂药妄投者，百无一救，哀哉！

冯楚瞻曰：凡为幼科，犹宜参看方脉诸书。盖幼稚名曰哑科，疾病痛苦，勿能告人，全赖治者细心详察。况幼科诸书，理浅言略，难明病源。惟以小儿不节饮食为执见，最重消磨；更以纯阳之子为定论，恣投寒苦。孰知易停滞者，脾气必虚，若图见小效于目前，则便遗大害于日后。况芽儿易虚易实。言虚者，正气易于虚也；言实者，邪气易于实也。然邪凑之实，必乘正气之虚，若不顾正气之虚，惟逐邪气之实，其有不败者几希！如寒伤荣也，但温养荣阴；风伤卫也，惟辛调卫气，但使荣卫和平而宣行，则客邪不攻而自散。使正气自行逐贼，则邪退而正气安然，如浮云一过，天日昭明也。若专投与气血无情之猛剂，客邪虽散，正气亦伤，乘虚之邪，将接踵而至矣。岂知正气不至空虚，邪必不能凑而为实。至于云纯阳者，以无阴而谓，乃稚阳耳，其阳几何？阴气未全，而复败其阳，将何以望其生长耶？况天地之气化日薄，男女之情性日漓，幼稚之禀受日弱，有禀父之阳气不足者，多犯气虚中满；有禀母之阴血不足者，多犯阴虚发热；患痘则多犯肾虚内溃之证，此皆先天不足所致。近来比比皆然。若徒效上古克削寒凉，如肥儿丸、芦荟丸之类，则千中千死，莫能挽也。至云小儿阳火有余，不知火之有余，实由水之不足，壮水以制阳光，先贤至论；服寒凉百不一生，古哲格言。以不生之药，投欲生之儿，心何忍哉！凡小儿脾胃，自能消谷，今偶有停滞，则脾胃受伤，只健其脾胃，而谷自化矣。故方有助脾胃消化，推荡谷气者；有禀命门火衰，生火补土者；有一消一补者；有以补为消者，诚恐宽一分即耗一分元气也。夫人有生，惟此一气，易亏难复，何可轻耗？况幼稚之禀，尤为易亏，惟必根究先天之薄弱，而从方脉诸书，求源探本以为治，斯能补救当代赤子元气于后天，便亦培植后代赤子元气于先天，而寿世于无疆矣！若徒宗上古幼科浅略方论，则犹灌溉树木者，不顾根本，而惟洒润枝叶，欲望其生长，未之有也，而况复加刬削者乎？

## 药饵之误张景岳

小儿气血未充，一生盛衰之基，全在幼时，此饮食之宜调，而药饵尤当慎也。今举世幼科，既不知此大本，又无的确明见，而惟苟完目前。故凡遇一病，则无论虚实寒热，但用海底兜法，而悉以散风消食，清痰降火，行滞利水之剂，总不出二十余味，一套混用，谬称稳当，何其诞也！夫有是病而用是药，则病受之；无是病而用是药，则元气受之。小儿元气几何，能无阴受其损而变生不测？此当今幼科之大病，而医之不可轻任者，正以此也。又见有爱子者，因其清瘦，每以为虑，而询之庸流，则不云痰火，必云食积，动以肥儿丸、保和丸之类，使之常服。不知肥儿丸以苦寒之品，最败元阳；保和丸以消导之物，极损胃气。谓其肥儿也，适足以瘦儿；谓其保和也，适足以违和耳。即如抱龙丸之类，亦不可轻易屡用。予尝见一富翁之子，每多痰气，或时惊叫，凡遇疾作，辄用此丸，一投而愈，彼时以为神丹，如此者不啻十余次。及其长也，则一无所知，凝然一痴物而已。岂非暗损元神所致耶？凡此克伐之剂，最当慎用，故必有真正火证疳热，乃宜肥儿丸及寒凉等剂；真正食积胀满，乃宜保和丸及消导等剂；真正痰火喘急，乃宜抱龙丸及化痰等剂。即用此者，亦不过中病则止，非可过也。倘不知此，而徒以肥儿、保和等名，乃欲借为保障，不知小儿之元气无多，病已伤之，而医复伐之，其有不萎败者，鲜矣！

## 看　病　诀

小儿初生，欲知其有病无病，以手捻其头，摸其颐颔，不作声者，为无病。以手指探其口，虽发声而从容咂指者，有病亦轻。若即发声，不咂指者，面色青红带紫，或牙关紧急，不纳乳汁，此落地受寒之甚，风邪入足太阳及足阳明而然也。须急治之，庶可平复。

——初生之儿，肥胖色嫩，日觉好看者，此其根本不坚，甚非佳兆，且最易感冒风寒。邪入腑者，近在第二三日见之，其证吐乳夜啼腹鸣。此皆胎风之类，然证犹浅而易治，宜用全身灯火，十不失一。

若邪之入脏，远在六七见之，此即脐风、噤风、撮口风之候。若口噤舌大痰壅者，皆不治。盖病传入脏，系心脾肺三经也，此风气甚盛，无所发泄，便形见于喉口、牙关、声音也。

凡生下时，身破裂者死，阴囊白者死，阴不起者死，无粪门者死，股间无生肉者死，开口如鸦声者死，粉白花色者死，皮肉不光者死，泣不出声音者死，舌如猪肝色者死，面无彩色者死夭，脐带短大紫色者夭，生下浑身银白色者夭。生下有齿者，大凶，主伤父母，不然必伤自身；生下未裹即撒尿者，杀父母，荡家产，在世终身劳苦。

## 寿夭辨

头者，诸阳之会，髓之海也。凡儿头角丰隆，髓海足也。背者，五脏六腑俞穴皆附于背。脊背平满，脏腑实也。腹者，水谷之海。腹皮宽厚，水谷盈也。目为肝窍，耳为肾窍，鼻为肺窍，口为脾窍，七窍无阙，形象全矣。故知肉实者脾足，筋强者肝足，骨坚者肾足，不妄言笑者心足，不多啼哭者肺足，哭声连续者肺实，不久眠睡者脾实，兼之脚健而壮，项长面肥，囊小而黑，根株固也。肌肉温润，荣卫和也，而更腮妍如桃，发黑似漆，表气实也。小便清长，大便滋润，里气实也。已上皆为寿相，其儿无病易养。

诸阳皆起于头，颅破项软者，阳衰于上；诸阴皆起于足，腨小脚踡者，阴衰于下。鼻孔干燥肺枯，唇缩流津脾冷。发稀者血衰，项软者柱折。青紫之筋散见于面者，多病风热，兼之形枯色夭者，表虚；泻利无时者，里虚。疮疥啼哭及多笑语者，皆阳火妄动之候。已上皆为夭相，其儿多病者难养。

凡声音清亮者寿，有回音者寿，哭声涩者病，散而无声者夭。

## 面色部位图

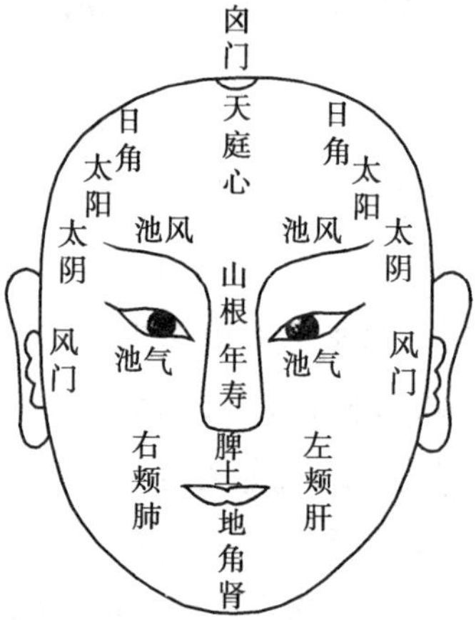


面色部位图（五脏所属）

# 面部形色赋

辨色分注

察见形色，先分部位。左颊青龙属肝，右颊白虎属肺。天庭高而离阳心火，地角低而坎阴肾水。鼻在面中，脾应唇际。红色见而热痰壅盛，青色露而肝风怔悸。如煤之黑为痛，中恶逆传；似橘之黄食伤，脾虚吐利。白乃疳痨，紫为热炽。青遮日角难医，黑掩太阳不治。年寿赤光，多生脓血；山根青黑，频逢灾异。朱雀贯于双瞳，火入水乡；青龙达于四白，肝乘肺位。泻痢而戴阳须防，咳嗽而拖蓝可忌。疼痛方殷，面青而唇口撮；肝风欲发，面赤而目窜视。火光焰焰，外感风寒；金气浮浮，中藏积滞。乍黄乍白，疳积连绵；又赤又青，风邪瘛疭。气乏囟门成坑，血衰头毛作穗。肝气眼生眵泪，脾冷流涎滞颐。面目虚浮，定腹胀而上喘；眉毛频蹙，必腹痛而多啼。左右两颊似青黛，知为客忤；风气两池如黄土，无乃伤脾。风门黑主疝，青为风；方广光滑吉，昏暗危。手如数物兮，肝风将发；面若涂朱兮，心火燃眉。坐卧爱暖，风寒之人；伸缩就冷，烦躁何疑。肚大脚小，脾欲困而成疳；目瞪口张，势似危而必毙。噫！五体以头为尊，一面惟神可恃。况声之轻重不同，啼之干湿顿异。呵欠连绵，知病之欲作；忽然惊叫，炽火之将炜。此察证之规绳，幸拳拳而不悖。

此赋不出幼科之手，盖六朝时高阳生所作，临诊辨证，颇为得理。予经验既久，所以知其不诬，今于字句未洽处，特为之更定，并加小注，非敢妄添蛇足，实为初学一助云。

察见形色，先分部位。欲辨形之强弱坚脆，色之夭泽枯荣，必先分上下左右之部，定五行四象之位，然后按部察色，以定证之安危。左颊青龙属肝，右颊白虎属肺。《经》曰：左右者，阴阳之道路也。盖五行之位，木旺在卯，金旺在酉；天地之气，阳从左升，阴从右降，故以左颊配肝，右颊配肺。非谓左颊即是肝，右颊即是肺，无过以生杀之理，配木金龙虎之位，以候其脏气之强弱耳。天庭高而离阳心火，地角低而坎阴肾水。《周易》以东震西兑，南离北坎，定子午卯酉之四正。盖后天之用，有形者无不由之，故以心配离南之午火于天庭，肾配坎北之子水于地角，亦阳上阴下之义。第据其理而言之，非谓额上即心，唇下即肾，窃笑幼科未识渊源，刻舟求剑，未可向痴人说梦也。鼻在面中，脾应唇际。《内经》以鼻为面王，以其位居正中，内通呼吸，生死赖之，所以谓之中也。脾为中土，《经》曰：中央黄色，入通于脾，开窍于口。又曰：脾胃者，仓廪之本，其华在唇四白。故曰脾应唇际，亦中州受纳之地也。或问既五脏之经脉未行于面，何以又从面部而察五脏之证，能无幻耶？曰：望色察证，《内经》之传。第轩岐大圣，天人之学，后世莫能效法，所以据五行四象，列以部位，庶望色者有所凭依耳。又曰：布列虽按五行，恐内脏之气不应，奈之何哉？曰：五脏之脉实未行于面，而《藏象论》曰：十二经脉，三百六十五络，其气血皆上于面，而走空窍。盖人上下九窍，而七窍在面，目二、耳二、鼻二、口一，故目为肝窍，耳为肾窍，鼻为肺窍，口为脾窍，舌为心窍。有此诸窍，而后三百六十五络之气，皆通于面，故曰气血走空窍。由是按部察色，以决其吉凶，亦犹方脉之两手六部，分左心小肠肝胆肾，右肺大肠脾胃命。夫两手惟一肺脉耳，他脏何涉？亦前哲按八卦方位，以手太阴一经，巧分六部，以候十二经脏气之盛衰。然则脉之隐微莫睹者，尚可候其成败，而色之一望显然者，独不可推其吉凶乎？医理至微，后贤幸毋忽略。红色见而热痰壅盛，青色露而肝风怔悸。此概言通面之色，通面为足阳明胃经所主。胃经郁热，面必淡红，热搏津液，定化为痰而壅滞；风邪冲并，面必见青，心神不安，则为怔忡惊悸。如煤之黑为痛，中恶逆传；似橘之黄食伤，脾虚吐利。面见黧黑，至凶之候，幸而暴病乍见，实为中恶之征。偶因恶毒之气，从鼻而入，肺先受之，阻遏正气，隧道不通，所以腹痛，邪盛不能自出，反致子乘母位而逆传，如肺传脾，脾传心者是也。橘黄，言其深黄也。脾司运化，乳食不停，何黄之有？由其运化失职，所以食填太阴，脾气凝滞，故深黄上面，必致有吐泻之虞。白乃疳痨，紫为热炽。白属肺气虚，子伤累母，所以脾必困而为疳；紫为风热炽，经络受邪，定化为壮热而不已。青遮日角难医，黑掩太阳不治。此下逐部分言之。诸书皆误为口角，不知面部无口角之位，不但无此位，证亦全不符。盖小儿中气强者，唇不变色；中气虚寒者，十有九青，此为常候，非难医之证。今正之，日角，左额也。犹日之东升而为青色遮蔽，为木蔽阳光，病则必有疑难之虑。太阳，左右两额也。太阳为众阳之宗，属火旺夏，气色宜红，今黑色掩映，将有水来克火之象，定见伤残，故曰不治。年寿赤光，多生脓血；山根青黑，每多灾异。年寿，鼻梁也，为气之门户。赤光侵位，肺必受伤，气不流行，则血必凝滞，将有脓血之灾。山根，足阳明胃脉所起。大凡小儿脾胃无伤，则山根之脉不现；倘乳食过度，胃气抑郁，则青黑之纹，横截于山根之位，必有延绵啾唧，故曰灾异。朱雀贯于双瞳，火入水乡；青龙达于四白，肝乘肺位。朱雀，赤脉也；双瞳，肾水也。赤脉贯瞳，火乘水位，治宜泻心补肾。青龙，肝木也；四白，肺金也。白珠见青，肝风侵肺，治宜保肺平肝。泻痢而戴阳须防，咳嗽而拖蓝可忌。泻属脾病，痢属肾病，脾肾两脏既伤，先后二天并弱，面宜憔悴，今反面见红赤，知为虚阳上泛，故曰须防。咳嗽，肺病也；青者，肝色也。由其肺气已虚，肝无所畏，木乘金位，恐其生火以克金，故曰可忌。疼痛方殷，面青而唇口撮；肝风欲发，面赤而目窜视。疼痛，腹痛也。寒气侵脾，内脏无火，一派阴冷，阻抑阳和，故面青而唇嘬也。窜视，目直视也。幼科指为肝病，其实太阳经本证。盖太阳之脉，系目上网，血虚受寒，则上网紧急，故目直视。今指为肝风，必用风药耗其津液，反成不救，能知养血，其病自瘳。火光焰焰，外感风寒；金气浮浮，中藏积滞。通面火光，风寒伤胃，阳明怫郁，表未解也；黄色满面，食伤脾也，运化无功，久成积也。乍黄乍白，疳积连绵；又赤又青，风邪瘛疭。黄为脾虚，白为肺弱，脾肺俱伤，无气以运。乳食难消，轻则为积，久则为疳；赤为火色，青为风色，风火相乘，荣血枯燥，筋脉牵强，甚则搐搦而为痉矣。气乏囟门成坑，血衰头毛作穗。小儿禀受精髓不足者，平日脑髓未充，赖气以充之，今大病之后，中气下陷，安保其囟不成坑耶？发乃血之余，血荣则发黑，今头毛如草之颖，知其荣血枯焦也。肝气眼生眵泪，脾冷流涎滞颐。眼属肝，肝气实则眵干硬，肝气虚则眵胶粘。寒伤肝则泪冷，热伤肝则泪热。脾主涎，脾气虚冷，不能收摄，故津液妄泄而滞于颐间，误为脾热，祸不旋踵。面目虚浮，定腹胀而上喘；眉毛频蹙，必腹痛而多啼。脾肺两虚，中宫寒肃，以致气不归源，反逆而之上，则上气喘急，面目虚浮，因知其内必腹胀。小儿知识未开，于七情六欲毫不相关，何频蹙之有？亦因脏寒腹痛，所以不时啼叫而频蹙不乐也。左右两颊似青黛，知为客忤；风气两池如黄土，无乃伤脾。左右两颊俱青，客忤之证。由小儿神气怯弱，阳和未充，外邪客气，得以乘之，从鼻而入，忤其正气，则口吐青黄白沫，面色变异不常，腹痛喘急者是也。风池、气池，眉上眼下也。风池属肝，气池属胃，如黄土之色，由木胜土复，所以真脏色见。风门黑主疝，青为风。方广光滑吉，昏暗危。风门，耳前也，少阳经所主，黑则为寒为疝，青则为燥为风；方广，眉稍也，亦少阳所主，光亮则吉，昏暗则危。手如数物兮，肝风将发；面若涂朱兮，心火燃眉。邪热伤神，手如数物，谓十指屈伸不定，如数物之状。速宜疏解热邪，断无肝风之发。淡红为阳明胃经表热，深红为少阴心经里热，面若涂朱，知为心热，心不可泻，惟泻小肠，丙火一清，丁火自息。坐卧爱暖，风寒之人；伸缩就冷，烦躁何疑。凡小儿偎入母怀，藏头密隐，欲人怀抱者，必恶风寒也。由风寒初入，未能化热，所以坐卧爱暖。邪已入里，则掀衣揭覆，揭手露面，偃胸仰卧，口渴躁烦。由其内外皆热，所以欲就清凉。肚大脚小，脾欲困而成疳；目瞪口张，势似危而必毙。脾不运化而肚大，肌肉消削而脚小，盖脾主肌肉。由其乳食失节，所以脾困而成疳。膀胱绝而目瞪，脾气绝而口张，其势已危，必无可生之理。噫！五体以头为尊，一面惟神可恃。况声之轻重不同，啼之干湿顿异。呵欠连绵，知病之欲作；忽然惊叫，炽火之将炜。此察证之规绳，幸拳拳而不谆。头为元首，故以为尊。面分五位，惟神是赖，神存则生，神亡则死。盖指眼光而言也。况声有轻重，啼有干湿，安得无辨？凡声微者，知其气不足；声壮者，知其气有余。哭而无泪者实；哭而多泪者虚。呵欠连绵，为阴阳交引，升降不前，知其病之将至；忽然大叫，则知火热扰神，必有壮热之证。倘能依此辨证，亦犹工之有规矩，乐之有六律，是则是效，是究是图，自不致有望洋之叹矣。



## 审颜色苗窍知表里之寒热虚实

夏禹铸曰：望闻问切，固医家之不可少一者也，在大方脉则然，而小儿科惟以望为主，问继之，闻则次，而切则无矣。《经》云：切而知之之谓巧，夫小儿以脉未全，切之无可切，而巧亦无所用其巧。问而知之之谓工，小儿于未言时，问之无可问，即于能言者问之，多不以实对，是问不必问，而工亦无所用其工。闻而知之之谓圣。小儿初病时，声音或不失其常，至病久而气丧，气丧而声失，闻之无可闻，而圣又何所见其圣？况书曰：哭声不响者赴阴君，而亦有不赴阴君者何？无非疑其声而不得肺之绝与不绝故也。吾故曰：以望为主。曰：五脏之属，体隐而理微，望从何处？曰：体固隐矣，而发见于苗窍颜色之间者，用无不周；理固微矣，而昭著于四大五官之外者，无一不显。《中庸》所谓“费而隐，微之显”者，不可引之相发明哉？故小儿病于内，必形于外，外者内之著也。望形审窍，自知其病，按病用药，见效之速，未有不如响之应声者耳。内有脏：曰心、曰脾、曰肺、曰肾、曰肝，五脏不可望，惟望五脏之苗与窍。舌乃心之苗，红紫，心热也；肿黑，心火极也；淡白，虚也。鼻准与牙床乃脾之窍，鼻红燥，脾热也；惨黄，脾败也；牙床红肿，热也；破烂，胃火也。唇乃脾之窍，红紫，热也；淡白，虚也；黑者，脾将绝也。口右扯，肝风也；左扯，脾之痰也。鼻孔肺之窍，干燥，热也；流清涕，寒也。耳与齿乃肾之窍，耳鸣，气不和也；耳流脓，肾热也；齿如黄豆，肾气绝也。目乃肝之窍，勇视而睛转者，风也；直视而睛不转者，肝气将绝也。以目分言之，又属五脏之窍：黑珠属肝，纯见黄色，凶证也；白珠属肺，色青，肝风侮肺也，淡黄色，脾有积滞也，老黄色，乃肺受湿热证也；瞳人属肾，无光彩又兼发黄，肾气虚也；大角属大肠，破烂，肺有风也；小角属小肠，破烂，心有热也；上胞属脾，肿则脾伤也；下胞属胃，青色，胃有风也；睡而露睛者，脾胃虚极也。面有五位，五脏各有所属：额属心，离火也；左腮属肝，震木也；右腮属肺，兑金也；口下属肾，坎水也；鼻准属脾，坤土也。五脏里也，六腑表也。小肠心之表，小便短黄涩痛，心热也；清长而利，心虚也。胃乃脾之表，唇红而吐，胃热也；唇惨白而吐，胃虚也；唇色平常而吐，作伤胃论。大肠肺之表，闭结，肺有火也；肺无热而便秘，血枯也，不可攻下；脱肛，肺虚也。胆乃肝之表，口苦，胆火也；闻声作惊，肝虚也。膀胱肾之表，筋肿筋痛，肾之寒气入膀胱也。面有五色：一曰红，红病在心，面红者热；一曰青，青病在肝，面青者痛；一曰黄，黄病在脾，面黄者脾伤；一曰白，白病在肺，面白者中寒；一曰黑，黑病在肾，面黑而无润色，肾气败也。望其色，若异于平日，而苗窍之色，与面色不相符，则脏腑虚实，无有不验者矣。

## 简切辨证

小儿热证有七：面腮红，大便秘，小便黄，渴不止，上气急，足心热，眼红赤，此皆实热证，忌用温补。

小儿寒证有七：面㿠白，粪青白，肚虚胀，眼珠青，吐泻无热，足胫冷，睡露睛，此皆虚寒，忌用寒凉。

## 五脏所属之证

肝者，足厥阴木也，实则目赤大叫，呵欠顿闷，虚则呵欠咬牙。有风则目连劄，有热则目直视。成疳则白膜遮睛。主怒则性急大叫。哭甚则卵肿，热则大小便难，手寻衣领，手乱捻物，甚则撮空摸床，此丧魂病也。儿病时，目睛视物不转，或目合不开，或目开不合，或哭无泪，或不哭泪出，皆肝绝也。

心者，手少阴火也，实则叫哭，发热饮水，虚则困卧，悸动不安。心血足则面色红润易养，心血亏则面色昏黯难养。热甚则津液干而病渴，神乱而卧不安，喜伏卧，舌破成疮，又为重舌、木舌、舌出不收之病。此病丹瘤、斑疹、龙缠、虎带、虫疥、熛疮，皆心之证也。如心病久，汗出发润，或舌出不收，暴喑不语，或神昏溃乱，或斑疹变黑，此皆心绝也。

脾者，足太阴土也，为水谷之海，实则困睡，身热饮水，虚则吐泻生风。伤湿则为肿、为胀、为黄、为吐泻。故脾病则腹痛；脾疳则肚大青筋；脾热则口臭唇疮，饮食不为肌肤，吐舌弄舌，口干饮水，寒则口角流涎，谓之滞颐。气不和则口频撮；虚则肉削而瘦，不喜饮食。伤食则成积，积久则成疳成癖。如脾久病，大肉消削，肚大青筋，或遍身虚肿，或吐泻不止，饮食不入，或多食而瘦，或虫出于口，或唇蹇而缩，皆脾绝也。

肺者，手太阴金也，实则闷乱喘促，虚则哽气长出。《经》曰：寒伤肺。由儿之衣薄受寒也。《经》曰：热伤肺。由儿之衣厚郁热也。寒热伤肺，则气逆而为喘为咳。肺受风，则喷嚏而流清涕；受寒则鼻塞，呼吸不利；受热则鼻干，或为衄血。成疳则鼻下赤烂；喘不止则面肿；咳不止则胸骨高，谓之龟胸；燥则渴不止，好饮水，谓之膈消。如肺久病，咳嗽连绵，喘息不休，或肩息，或龟胸，或咳血不止，或鼻孔黑燥，或鼻孔开张而喘，或泻痢不休，大孔如筒，或面目虚浮，上喘气逆，皆肺绝也。

肾者，足少阴水也，虚则目畏明，目中白睛多，其颅即解，色㿠白，骨髓不满，儿必畏寒，多为五软之证。尻骨不成则坐迟，髌骨不成则行迟，真阳不足则齿迟，血脉不荣则发稀，心气不足则语迟。热则耳中出脓生疳。如肾病久，身下窜，目中如见鬼状，或骨痿弱，卧不能起，或二便遗失，此皆肾败也。

## 变蒸辨

附景岳说

幼科谓婴儿生下三十二日，为一变，六十四日为一蒸。变者，变生五脏；蒸者，蒸养六腑，长气血而生精神，益智慧也。积五百七十六日而毕。凡遇变蒸，必身有热，或有惊惕，而口面唇舌俱不变色，身热或重轻，而精神与常无异，口中气出温和，三四日间自愈。或有热不退，乳母宜服小柴胡则安，此犹为幼科中杰出者之言也。乃考其变蒸方中，有用褊银丸之巴豆、水银、黑铅、京墨、麝香之类而峻下之者。夫既曰长气血，生精神，益智慧，惟宜助其升生可也，顾且用毒劣，灭其化元，不几于非徒无益而又害之耶？据其说，以周天三百六十五度，应人身三百六十五骨节，内除手足四十五余骨外，止三百二十数，以生下一日主十段，十日百段，三十二日，则三百二十段为一变，而以天一生水，地二生火为次序，则一变肾，二变膀胱，三变心，四变小肠，五变肝，六变胆，七变肺，八变大肠，九变脾，十变胃，虽无实据，而理有可取，即令以此为准，亦见确然不易之法。乃又有以木火相生为言者，则似为一肝，二胆，三心，四小肠，五脾，六胃，七肺，八大肠，九肾，十膀胱矣。复有以木金相克为言者，则又为一肝，二胆，三肺，四大肠，五心，六小肠，七脾，八胃，九肾，十膀胱矣。夫小儿脏腑骨度，生来已定，毫不可以移易者，则变蒸应有定理，今则各逞己见，各为臆说，然则脏腑竟可以倒置，骨度亦可以更张，是非真伪，从何究诘？谓天一生水者为是，则木火相生，木金相克者非矣；谓木火相生，木金相克者为是，则天一生水者非矣。徒滋葛藤，迄无定论，将使来学何所适从？所幸变蒸非病，可任其颠倒错乱，假如变蒸为病，率宜依经用药者，岂不以脾病而治肾，膀胱病而治胃乎？总之，此等固执之言，不可为训。盖天地阴阳之理数，可限而不可限。如五运六气为一定不易之规，而有应至不至，不应至而至，往来胜复，主客加临，有应不应之殊。天地尚且如斯，而况婴儿之生。风土不侔，赋禀各异，时令有差，膏藜非一，而以此等定局，以限其某时应变，某时应蒸。予临证四十余载，从未见一儿依期作热而变者，有自生至长，未尝一热者，有生下十朝半月而常多作热者，岂变蒸之谓乎？凡小儿作热，总无一定，不必拘泥。后贤毋执以为实，而以正病作变蒸，迁延时日，误事不小，但依证治疗，自可生全。

张景岳曰：小儿变蒸之说，古所无也，至西晋王叔和始一言之，自隋唐巢氏以来，则日相传演，其说益繁。然以予观之，则似有未必然者，何也？盖儿胎月足离怀，气质虽未成实，而脏腑已皆完备，及既生之后，凡长养之机，则如月如苗，一息不容有间，百骸齐到，自当时异而日不同，岂复有此先彼后，如一变肾，二变膀胱，及每变必三十二日之理乎？又如小儿之病与不病，余所见者、治者，盖亦不少，凡属违和，则不因外感，必以内伤，初未闻有无因而病者，岂真变蒸之谓耶？又见保护得宜，而自生至长，毫无疾病者不少，抑又何也？虽有暗变之说，终亦不能信。然余恐临症者，有执迷之误，故道其愚昧若此，明达者以为然否？

# 幼幼集成卷之二



## 胎 病 论

儿之初生有病，亦惟胎弱、胎毒二者而已矣。胎弱者，禀受于气之不足也。子于父母，一体而分，而禀受不可不察。如禀肺气为皮毛，肺气不足，则皮薄怯寒，毛发不生；禀心气为血脉，心气不足，则血不华色，面无光彩；受脾气为肉，脾气不足，则肌肉不生，手足如削；受肝气为筋，肝气不足，则筋不束骨，机关不利；受肾气为骨，肾气不足，则骨节软弱，久不能行。此皆胎禀之病，随其脏气而求之。所谓父强母弱，生女必羸；父弱母强，生儿必弱。故小儿有头破颅解，神慢气怯，项软头倾，手足痿软，齿生不齐，发生不黑，行住坐立，须人扶掖者，此皆胎禀不足之故也。

胎毒者，即父母命门相火之毒也。命门者，男子以藏精，女子以系胞，道家谓之下丹田也。夫二五之精，妙合而凝，纯粹之精，熔液而成胎，淫佚之火，蓄之则为胎毒矣。盖人生而静，天之性也；感物而动，人之欲也。成胎之后，其母之关系尤紧。凡思虑火起于心，恚怒火生于肝，悲哀火郁于肺，甘肥火积于脾，淫纵火发于肾，五欲之火，隐于母胞，遂结为胎毒。凡胎毒之发，如虫疥、流丹、湿疮、痈疖、结核、重舌、木舌、鹅口、口疮，与夫胎热、胎寒、胎搐、胎黄之类是也。更如一七之脐风，百日之痰嗽，半岁之真搐，一周之流丹，此又毒之至酷至烈，而不可解者也。

胎寒者，母娠时患热病，多服寒冷之药，又或过餐生冷，令儿受之。生后昏昏多睡，间或哯乳泻白，此内因也。或百日之内，忽病寒栗口冷，手足踡曲不伸，腹痛啼叫不止，此生后受寒得之。治宜温散，指迷七气汤、助胃膏为佳。

胎热者，母娠时曾食辛热炙煿之物，或患热病，失于清解，使儿受之。生后目闭面赤，眼胞浮肿，弩身呢呢作声，或啼叫惊烦，遍身壮热，小便黄涩，此胎热也。若不早治，则丹瘤疮疖，由此而至，宜集成沆瀣丹，徐服解之，以平为度。

胎搐者，母娠时曾因惊恐，气传于子。生后频频作搐，其后身热面青，手足搐掣，牙关紧闭，腰直身僵，睛邪目闭，多啼不乳。此乃胎痫，不治之证。如因身有热而作者，必先啼叫，虽曰胎病，由外因也。宜天麻丸，后以六味地黄汤，滋其化源，久服自愈。

盘肠气者，幼科称内吊者是也。皆因胎气郁积，壅结荣卫，五脏六腑，无一舒畅。其气不能升降，筑隘肠胃之间，抵心而痛，其声辘辘，如猫吐恶，干啼口开，手足皆冷，宜疏散通气，调中散及木香丸。

脐突者，小儿多啼所致也。脐之下为气海，啼哭不止，则触动气海，气动于中，则脐突于外。其状突出光浮，如吹起者，捏之则微有声，用乱发烧灰，枯矾等分为细末，敷突脐上，以膏药贴之自消。

不乳者，小儿生下三二日间，忽然不乳。当询问之，勿以不乳作脐风治。盖脐风有多啼撮口之证，此则无之，但不乳耳。有吐乳，乳之又吐者，或因拭口不净，恶秽入腹也，宜用槟榔、木香、甘草煎汤与服；如啼哭不乳者，腹痛也，亦胎寒之证，宜木香、丁香、乳香、当归、甘草煎汤与服。如无已上诸证，无故不乳，宜问其母之乳汁多少，乳多者，伤乳也，宜少节之，不久自思乳矣；乳少者，必有他证，细心察之。

胎黄者，儿生下面目浑身皆黄如金色，或目闭，身上壮热，大便不通，小便如栀子汁，皮肤生疮，不思乳食，啼哭不止，此胎中受湿热也。宜茵陈地黄汤，母子同服，以黄退为度。

胎肥者，儿生下遍身肌厚，肉色通红，面色亦红，而黑睛多，时时生痰。自满月以后，渐渐肌瘦，五心热而大便难，白睛粉红色，此名胎肥。是亦在胎时，母食甘肥，湿热太过，流入胞中，以致形质虚肥，血分壅热也。加减大连翘饮，外以浴体法浴之。

胎怯者，生下面无精光，肌肉瘦薄，大便白而身无血色，目无精彩，时时哽气多哕者，此即胎怯也。非育于父母之暮年，即生于产多之孕妇。成胎之际，元精既已浇漓；受胎之后，气血复难长养，以致生来怯弱。若后天调理得宜者，十可保全一二，调元散助之。

［入方］

**指迷七气汤**　一切腹痛寒热，多啼不乳等证，皆由阴阳不升降，气道壅塞而然，并宜此方。凡人身内之气，呼吸出入，无刻不与天道阴阳之气通，故六淫外袭，则感而致病，翕受之理也。内气闭塞，则天道不通，升者不升，降者不降，寒热由此而生也。是方疏利脏腑，神化无方，最宜领会。

广陈皮　杭青皮　藿香叶　芽桔梗　蓬莪术　香附米　法半夏　上肉桂　公丁香　益智仁　老生姜　大红枣　炙甘草

上㕮咀，水二碗，煎至一碗，母子同服。

**助胃膏**　治胎寒内钓，胃气虚弱，胸胁胀满，哯乳便青。

白豆蔻　肉豆蔻面包，煨，去油　官拣参　广木香各五钱　公丁香三钱　藿香叶　云茯苓　漂白术土炒　真青桂　西砂仁　炙甘草各一两　广陈皮一两二钱　洋沉香二钱　怀山药一两五钱

为末，蜜丸芡实大。每一丸，炒米汤化服。

**集成沆瀣丹**音杭械，北斗夜半所降之甘露也　治小儿一切胎毒。胎热胎黄，面赤目闭，鹅口口疮，重舌木舌，喉闭乳蛾，浑身壮热，小便黄赤，大便闭结，麻疹斑瘭，游风疥癣，流丹瘾疹，痰食风热，痄腮面肿，十种火丹，诸般风搐，并皆神效。

此方古书未载，得之异授，微似古之神芎丸。近有能者，妙出化裁而增损之，遂为幼科有一无二之神方，作三焦之主治。盖凡脏气流通者，必不郁滞，或受毒于

妊前，或感邪于诞后，遂尔中气抑郁，则见以前诸证。方内所用黄芩清上焦之热，黄柏清下焦之热，大黄清中焦之热，又藉其有推陈致新之功，活血除烦之力，能导三焦郁火，从魄门而出；犹虑苦寒凝腻，复加槟榔、枳壳之辛散，为行气利痰之佐使，川芎、薄荷引头面风热，从高而下趋，连翘解毒除烦，赤芍调荣活血，牵牛利水，走气分而舒郁，滑石清润，抑阳火而扶阴，又能引邪热从小便而出，用治以前有余诸证，应如桴鼓。予生平最慎攻伐，惟此方用之最久，功效莫能殚述，真济世之良方。

杭川芎九钱。酒洗　锦庄黄九钱。酒洗　实黄芩九钱。酒炒　厚川柏九钱。酒炒　黑牵牛炒，取头末。六钱　薄荷叶四钱五分　粉滑石水飞。六钱　尖槟榔七钱五分。童便洗，晒　陈枳壳四钱五分。麸炒　净连翘除去心隔，取净。六钱　京赤芍六钱。炒

上十一味，依方炮制，和匀焙燥，研极细末，炼蜜为丸，如芡实大。月内之儿，每服一丸；稍大者二丸，俱用茶汤化服。乳母切忌油腻。但觉微有泄泻，则药力行，病即减矣；如不泄，再服之；重病，每日三服，以愈为度。此方断不峻厉，幸毋疑畏，惟胎寒胎怯，面青白者忌之。

**天麻丸**　治胎搐。先以此丸通其经络，次服地黄丸。

明天麻姜制　法半夏　北防风　川羌活　牛胆星　直僵蚕　北全蝎各五钱

为末，蜜丸，芡实大。每一丸，钩藤汤下。

**六味地黄丸** 即仲景所制金匮地黄丸。原治肾水亏损，小便淋沥，头目眩晕，腰腿酸软，阴虚发热，自汗盗汗，憔悴瘦弱，精神疲困。壮水之主，以制阳光，此方是也。

钱仲阳以之治小儿胎怯，禀受先天不足，并肝疳白膜遮睛，泻血失音，身瘦疮疥，肾怯语迟，解颅行迟等证。

薛立斋又以治小儿肝经血虚燥热，肾经虚热作渴。小便淋秘，痰气上壅或风淫客气，瘰疬结核，或四肢搐搦，眼目瞤动，或咳血吐血，头目眩晕，或咽喉燥痛，口舌生疮，或禀肾不足，解颅失音，五迟五软，肾疳肝疳。凡肾肝不足之证，皆宜用此，以滋化源，其功不能尽述。

**予按：**钱、薛二翁，能用此方治小儿先天不足，诚卓然有识者，予所敬佩。奈今之小儿，体质元气，更不及前，古以地黄丸为补剂，今则实为凉剂矣。此药用于阴虚枯燥者，诚为得宜。倘儿肌肥面白，脾弱多痰者，服此必致腻膈，变生他证，其害不小。非方之不良，由今禀受愈薄也。予故为之斟酌其炮制，必使地黄阴凝之质，稍近阳和，不致沉寒沍泠，始能免腻膈损脾之患矣。

大怀地四两。以西砂仁一两，不必捶碎，生姜二两切片，缝一小夏布袋，盛此二味，同地黄入砂锅，以水煮两昼夜，方入好酒煮一昼夜，以地黄糜烂为度，取起，其袋不用，以地黄捣膏，听候　白云苓二两。乳汁蒸晒　怀山药三两。乳汁蒸晒　净枣皮二两。炒研　粉丹皮一两。酒炒　宣泽泻一两。盐水炒焦上依炮制，和匀一处，焙燥，研为细末。和前地黄膏，少加炼蜜，石臼内杵匀，重一钱一颗，半周一岁者，每用一丸，三五岁者二丸，俱空腹盐汤化下。倘丸一时未备，即以前药十分之一，但宜炮制，不可生用，水煎服之，名六味地黄汤，功效更捷。



**调中散** 治婴孩盘肠气，腹内筑痛。

青木香 川楝子 暗没药 白云苓 上青桂 杭青皮 莱菔子 陈枳壳 尖槟榔 炙甘草

等分，入葱白二寸，盐一钱，水煎，空心服。

**茵陈地黄汤** 治初诞小儿，面目浑身，其黄如金，胎中受湿热也。

怀生地 京赤芍 正川芎 大当归 天花粉 赤茯苓 结猪苓 茵陈蒿 宣泽泻

诸药随时定分两，水煎，母子同服。

**大连翘饮** 治胎肥，解热毒。

净连翘 瞿麦穗 白滑石 牛蒡子 车前子 川木通 北防风 炒栀仁 片黄芩 荆芥穗 大当归 北柴胡 京赤芍 净蝉蜕 炙甘草

竹叶十片、灯心十茎，水煎热服。

**浴体法** 治胎肥。

明天麻二钱 净全蝎去毒 箭朱砂各五分 乌蛇肉酒浸 枯白矾 洋青黛各三钱 真麝香一分

共研匀，每用三钱，水三碗，桃枝一握，同煎十沸，温热浴之，但勿浴背。

**调元散** 治胎怯。

拣人参 漂白术 白茯苓 化橘红 大当归 甘枸

杞　炙甘草各二钱　陈粳米三合

为末，每服二三钱，龙眼煎汤调下。

**八味地黄丸**　治禀受先天不足。

即前六味地黄丸加青化桂一两、熟川附一两，治禀赋命门火衰。凡齿迟、语迟、行迟、囟门开大、肾疳等证，或火衰不能生土，以致脾土虚寒，不思乳食，脐腹疼痛，夜多漩溺，皆禀先天不足。自晬周时，即有虚病肾病，能自幼填补，亦多可复。此方用水煎，名八味地黄丸汤。《经》曰：益火之源，以消阴翳。此之谓也。凡乳母肥白者，母子同服。

## 惊风辟妄

喻嘉言论四段
集成论三段

喻嘉言曰：惊风一门，古人凿空妄谈，后世之小儿受其害者，不知千百亿兆。盖小儿初生，阴气未足，性禀纯阳，身内易致生热，热盛则生风生痰，亦所恒有，乃以惊风命名，随有八候之目。夫小儿腠理不密，更易感冒寒邪。寒邪中人，必先入太阳经。太阳之脉，起于目内眦，上额交巅，还出别下项，夹脊抵腰中，是以病则筋脉牵强，遂有抽掣搐搦种种不通名目。妄用金石脑麝，开关镇坠之药，引邪深入脏腑，千中千死。徒据小儿八岁以前无伤寒之说，而立惊风一门。殊不知小儿不耐伤寒，故初传太阳一经，早已身强多汗，筋脉牵强，人事昏沉，病势已极，汤药妄投，危亡接踵，何由得至传经解散哉！故言小儿无伤寒也。不知小儿易于外感，惟伤寒为独多，而世之妄称惊风者，即此也。是以小儿伤寒，要在三日内即愈者为贵；若至传经，则无力耐之矣。且伤寒门中，刚痓无汗，柔痓有汗，小儿刚痓少，柔痓多。世俗见其汗出不止，神昏不醒，便以慢惊为名，妄用参芪术附，闭塞腠理，热邪不得外越，亦为大害，但比金石差减耳。所以凡治小儿之热，切须审其本元虚实，察其外邪重轻，或阴或阳，或表或里，但当彻其外邪出表，不当固邪入里也。仲景原有桂枝汤，舍而不用，徒事惊风，毫厘千里，害岂胜言哉！

又曰：小儿体脆神怯，不耐外感壮热，多成痓病。后世多以惊风立名，有四证、八候之凿说。实则指痓病之头摇手动者，为惊风之抽掣；指痓病之卒口噤、脚挛急者，为惊风之搐搦；指痓病之背反张者，为惊风之角弓反张。幼科翕然宗之，病家坦然任之，不治外淫之邪，反投金石脑麝之药，千中千死而不悟也！

又曰：凡治小儿痓病，妄称惊风名色，轻用镇坠之药者，立杀其儿。此通国所当共禁者也。盖小儿不耐伤寒壮热，易致昏沉，即于其前放铳呐喊，有所不知。妄捏惊风，轻施镇坠，勾引外邪深入内脏，千中千死，从未有一救者，通国不为厉禁，宁有底止哉！

又曰：妇人产后，血舍空虚，外风易入。仲景谓新产亡血，虚，多汗出，喜中风，故令病痓。痓，擎上声，风强病也。后贤各从血舍驱风，成法可遵，非甚不肖者，不妄用镇惊之药。不似小儿惊风之名，贻害千古，在贤智且不免焉。兹约通国，共为厉禁，革除惊风二字，不许出口入耳。凡儿病发热昏沉，务择伤寒名家，循经救治，百不失一，于以打破小儿人鬼关，天人共快也。

前为喻先生辟除惊风，指明病痉之说，诚善矣！第惊风之名，误传既久，沉迷者众。倘不为之剖晰详明，指出证候治疗，俾临证者有所依归，则后人何能深信？予不辞狂瞽，请为详晰申明之。盖病痉非止一端，男妇皆有，不特小儿为然也。如太阳过汗变痉，风病误下变痉，疮家误汗变痉，产后汗多遇风变痉，跌扑破伤冒风变痉，表虚不任风寒变痉，一切去血过多变痉。然男妇病此，医者皆从太阳、厥阴循经救治，未闻以惊风之治治痉者；无如小儿病痉，独以惊风为名而治者，由宋人之讹传也。一人倡之，遂群起而和之，然亦无师之智，各为臆说，愈趋愈下，遂致于离经叛道，乃有黄帝不知幼小之妄谈。殊不知《内经·通评虚实论》有乳子病热，乳子病风热脉证之辨；《逆顺肥瘦》有婴儿肉脆，血少气弱，毫针之传。《经》虽三章，而脉证治疗，井然可据。盖以今日之丈夫，即昔年之乳子；他时之方脉，即此际之幼科。人此人也，理此理也，安可歧之为二，故不另立科分。孰料后人不特岐之，而并皇皇经旨，全然抹煞，蒙蔽后人耳目，得肆其无稽之妄谈。背经毁圣，罪无可逭！所以嘉言痛辟其谬者，有由来矣。予亦非妄言附和，实有成见，盖临证四十余载，所治婴幼以万计，从不以惊风挂齿颊，亦未尝遇一儿之惊风。间有伤寒病痉，昏迷不省者，予以火功苏之，仍为循经治疗，无不生全，从未假一抱龙、苏合为之镇坠开关。

可见喻氏之言，确乎其不爽矣。或曰，《经》以风寒湿合邪而病痉，今乳子未离褓裸，安得有风寒湿而病痉乎？曰，子谓风寒湿婴儿绝少，殊不知风寒湿，惟乳子为独多。如藜藿之儿，房廊卑隘，户牖萧疏，衣裸单寒，坐卧非处，风寒之来，孰能悉为捍御？膏粱之子，过于慎重，于其甫生，辄闭户塞牖，不亲风日，不窥外门，重衣叠绵，温暖过度，微汗时出，腠理甚疏，偶然脱换，风寒则乘虚而入矣。至于湿气，尤为难避。凡衣裸不干，非湿乎；衾褥遗溲，非湿乎；澡浴粪秽，非湿乎；愚夫愚妇，遇儿有疾，重衣复被，包裹严密，以致雨汗淋漓，失于更换，非湿乎？婴儿患是三者于隐微之中，而医者莫之能测也。况幼科诸君，临证不察病源，惟以惊风二字，横于胸臆。及至诊视，但见发热昏沉，即以惊风名之，辄以开关镇坠，截风守搐之死法，以治变幻莫测之伤寒，抑遏其表邪，邀拦其出路，乃致荼毒以死。而死者不知其然，父母不知其然，医者亦不知其所以然而死之也。此非后人之咎，作俑者不得辞其责矣。

妄名之害，其祸最酷。不特举世儿科满口惊风，而举世病家亦满口惊风，其至愚至惑者，又惟妇女为尤甚，习俗相沿，竟成一惊风世界。最可骇者，遇儿有疾，亦不察其为伤寒，为杂证，为内伤外感，且先曰病由于吓，致医者闻之，正中下怀，不辨是吓非吓，先与之镇惊。乃其引邪入里，壮热不退，医者复不究其热之在表在里，为虚为实，且先曰热则生风矣，病家闻之适合其意，不察有风无风，先需截风定搐之药。医必投其所好而与之，病家坦然无疑而受之，南辕北辙，劫夺误投，病日沉危，而病家不以为怪。设有明者，辨证既确，不事惊风而病家不喜，是必更医，必致覆水难收，死而后已。如此死者，亦不可尽归咎于医，盖病家有以致之也。吁！妄名之为害如此乎?!



## 录诸家惊风论

辨注附　愚有小注以辨其惑

惊风之名，其来已久。今忽谓小儿之病非惊风，必致投珠按剑，诧为不祥。予亦不必深辨，但以诸家惊风之说，逐细节录，亦不忍直指其姓氏、书目，凡有一家，惟书“有曰”二字于首。其中偏颇固执，支离牵强者，不辞狂瞽，小注其下而辨定之，则是非当有公论矣。

有曰：急惊身热目赤，口鼻气粗，痰凝潮壅，忽然而发，发过容色如旧。未有不因外感内伤，而无故身热目赤，气粗痰壅而发者。此突然而来，亦摹拟之辞也。有因惊骇者，亦有不因惊骇者，大都是火燥本急。由寒伤筋急者居多，未可尽指为火燥也。故身先有热，未有身凉而发者。二语好，但应体究热从何来？始有实据。若但曰身先有热，不知此热在表在里，未足服人。证皆属阳，宜用凉剂。岂有不经疏散而辄用凉剂，不虑其引邪入里乎？除热化痰，则惊自息。昔人谓痰生热，热生风，风生惊，其实皆本气自病。何所据而知为本气自病？世人不解风自内生，焉知其不由外至，而尽由于内生？未确。徒执天麻、胆星、瓜蒌、贝母、僵蚕、全蝎杂乱风痰之药，治之不应，由于递相授受，以致祸世殃民，千古恨事。更以广东蜡丸、牛黄、紫雪治之，及至元气损伤，虚痰上逼，胸膈膨胀，则谓证变结胸，有是理哉！此开门揖盗，引邪入里，误治致败之效。

有曰：惊者，吓也。惊由吓致。由儿先有内伤，复来外感，肺窍痰迷，心无所主，一着惊而即发也。既知先有内伤，复来外感，以致于肺窍痰迷，心无所主。此实由于病，非由于惊也。今日一着惊即发，则所重在惊，治之者不治病而治惊，置内伤外感于不问，而从事于无据之惊，弃本逐末，其害可胜言哉！

有曰：惊生于心，痰生于脾，风生于肝，热出于肺，此一定之理也。半真半妄，难曰确然。热盛则生风，风盛生痰，痰盛生惊，此贼邪必至之势。上云惊生于心，痰生于脾，风生于肝，热出于肺，惊风痰热，皆本脏自生，何以又为贼邪，不几认子作贼乎！疗惊必先豁痰，豁痰必先祛风，祛风必先解热，而解热又以何者为先乎？肺主皮毛，皮毛为热邪出入之门户。此又明指外邪，则非心肝脾肺自生矣。彼风寒暑湿燥火六淫之来，前云风自内生，此又明言六淫外至，不知孰是孰非？皮毛受之，即入犯乎肺。肺本出热地也。肺主清肃之令，何以见肺为出热之地？《经》曰：形寒饮冷则伤肺。此门户岂热邪可以出入，而寒邪独不可以出入乎？燥火暑邪，一入则热，与热依而热盛；风寒湿邪一入，肺窍为之闭塞，六淫初来，无过皮毛，犹为太阳所主。若肯为之疏散，岂能便入肺窍，而致于闭塞耶？则热无所泄，而热亦盛。若解热必先祛邪。上云疗惊必先豁痰，豁痰必先祛风，祛风必先解热，解热必先祛邪。岂非在先竟不祛邪，以致邪不能解，而发热、生风、生痰、生惊；今者仍从发表祛邪起，而后解热祛风，豁痰定惊。何若在先肯为解表祛邪，岂不一了百当，又何致费如此周折乎？幼科镇坠凉泻之误，于斯尽见矣。

有曰：急惊者，肝经血虚，火动生风。此另换题目，别开生面。盖风生则阴血愈散，阴火愈炽；阴虚则阳火炽，此阴火又不知指何物为言也？火动肺金愈虚，肝邪愈炽。宜滋肝血，养脾气。若屡服祛风化痰泻火之剂而不效，若固火盛生风，则祛风化痰泻火之剂，不为误用。今屡服而不效，盖由证候不确，药不对病，所以费如许揣摹，亦终归于无济也。便宜认作脾虚血损。便宜认作妙，毫无确见，一味模棱。急补脾土。急补脾土，则知误治致变，刻不容缓，不然，何用急乎？

有曰：急惊属木火土实，屡言木邪凌土，木旺土衰，何能有土实之证？木实则搐而有力，目上视动劄频；土实则身热面赤而不吐泻，偃卧合睛，治宜凉泻。亦有因惊而发者，因惊而发，神虚可知。此为火虚，非火实也。以致牙关紧急，壮热等证，此内有实热，外挟风邪，此所挟之风，不知指内生之风耶，外来之风耶？当截风定搐。截风定搐四字，比干将、莫邪、龙泉、太阿更胜百倍。今天下幼科，皆用此利器也。

有曰：急惊者，壮热痰壅，窜视反张，搐搦掣动，牙关紧急，口中气热，颊赤唇红，脉浮洪数。此肝邪风热，阳盛阴虚证也。脉浮洪数，饮冷便结，明是伤寒之证，未经疏解，以致热邪入里，表里皆急，方显以上诸证。非疏里不足以解表，犹敢以急惊称之耶！

有曰：小儿惊风，肝病也，亦脾肾心肺病。诸书皆以小儿天癸未足，肾不主病，惟心肝脾肺主之。今忽言及于肾，诚所谓破天荒矣。盖小儿之真阴未足，柔不济刚，故肝邪易动，人身荣卫脉度，每日寅时起于手太阴肺，然后五十度周于身，至丑时终于足厥阴肝，寅时复交于肺，为阴阳大会之脏，贞下起元之所，而幼科目为肝邪，则人身无不邪之脏矣。则木能生火，火能生风，风热相搏则血虚，血虚筋急，寒伤阴荣，多见筋急。筋急则眩掉反张强直之类，皆肝木之本病也。此拾《内经》太阳筋所生病，而为惊风之色相，可笑！至其相移，木邪侮土则脾病，木盛金衰则肺病，木火上炎则心病，木火伤阴则肾病。肝为乙木，阴柔之体，芽蘖之姿，发生之本。天地无此风木，则春生夏长，秋实冬成者，以何物为刑德，五运无此丁壬，则苍黅赤素玄，运行于五天之中者，以何物为从合；六气无此巳亥，则司天在泉，循环于左右两间者，以何物为对化；人身无此肝胆，则受胎一月，珠露方凝之际，以何物为鄞鄂，肇基化元，莫大乎此。而幼科一倡百和，目为万恶凶淫之害气。诸脏逢之，无不焦头烂额，乃至于动风生火，凌土侮金，伤阴害水，诸恶毕备。即攻伐并至，不足以尽其辜，除非杀此婴儿，使肝木无置身之地，始可杜其凶残也。违心背理，其何以堪！或曰，大都肾水未足，肝气有余，所以害及诸脏，亦或有之，今必谓其无，恐难尽信。曰，嘻！此言愈相矛盾矣，既知肾水未足，肝气有余，则此无根之木，偏胜之气，摇摇不定，欲住无因，正宜速救根本，滋水以生之，养血以配之，汲汲培补，犹恨其迟，而敢认为贼邪，铲之削之，凌之虐之，坐令其凋零摧折，挽救无由，不亦大可悲哉！此五脏惊风之大概也。此处明言五脏惊风，则惊风之属五脏也明矣。治之之法，有要存焉：一曰风，二曰火，三曰痰，四曰阳虚，五曰阴虚。忽添阳虚、阴虚之治。

有曰：急慢惊风，古人所谓阴阳痫也。痫为痼疾，非暴病之谓，不应扯入。急惊属阳。慢惊属阴，惊邪入心，则面红颊赤，惕惕夜啼；入肝则面目俱青，眼睛窜视；入肾则面黑恶叫，啮齿咬人；入肺则面色淡白，喘息气急；入脾则呕吐不食，面色淡黄。前云惊者吓也，惟心脏受之足矣。此处忽曰惊邪入心、入肝、入肾、入肺、入脾。又不知指惊邪为何物？而哓哓然论之也。然风非火不动，火非风不发，风火相搏而成惊风，故心肝二脏主之。前云惊邪干五脏，则肝风无与焉，于此又必扯入肝风，以证其木火生风之妄语，令人作呕。然火盛则金伤，水失其母而火无所畏，且木无所制，而脾土又受伤矣。独不可曰水盛则火伤，土失其母而水无所畏，且金无所制，而肝木又受伤矣。牵枝带叶，何患无辞？不过欲实一肝风名目，而累及于五脏，即失火殃鱼，亡猿祸木，未若是之婪也。

有曰：急惊者，阳证也。小儿阳常有余，阴常不足。《经》曰：阳气者，若天与日，失其所则折寿而不彰。又曰：阳精下降，其人夭。《易》以阳为君子，阴喻小人，非贵阳贱阴，盖以阳主升生，阴主肃杀故也。幼科之人，必欲相反，圣人则扶阳抑阴，幼科则护阴贼阳，每每以阳有余阴不足为言，然虽谆谆言之，究竟不知其所谓。若谓血为阴，气为阳。《经》曰：婴儿肉脆，血少气弱。未尝曰血少气多。盖谓真气未生，惟此呼吸一线而已。今认为有余，必使此一线之气，出入全无，方可谓阳不足乎！若谓寒为阴，热为阳，寒主收敛，热主发生，人身所赖者，惟此阳和而已，有此阳和，则百骸五官，方能运动。今认为有余，必使此温暖之气，寂灭无余。至于四肢僵木，遍体寒冰，方可谓阳不足乎？若谓水为阴，火为阳，天一非阴，地二非阳，坎戊非阴，离己非阳，更为不切。若谓肺为阴，肝为阳，金不制木，肝气有余，不知肝属厥阴，职司藏血，血乃阴荣，乙癸同治，误认为阳，益见舛谬。若谓肝为阴，胆为阳，胆无出入窍，虽属少阳，专司半表半里，有病惟宜和解表里，严禁汗吐下三法。今误认少阳胆经之热，为阳火有余，轻用凉泻攻下之治，不几故违经训，甘蹈误世之讥乎！若谓真阳有余，小儿天癸未足，真阳尚未肇基，一发无谓。若谓五脏为阴，六腑为阳，即应专泻六腑之阳，不应以心火肝风为贼邪，乃以黄连、甘遂大寒大毒之物，以泻其不足之阴；不知果何所指而哓哓其词，岂小儿别有所谓阳有余、阴不足乎？予之识见短浅，不足以窥其幽深。易于生热，热盛则生风、生痰、生惊。巴人下里之音，通国和之者欤！且食饮难节，忽归咎于食饮。喜怒不常，忽委罪于性情。暴怒伤阴，暴喜伤阳，伤阴则泻，伤阳则惊。上云阳常有余，既有余，则伤不为害。今曰伤阳致惊，则阳之不可伤者，又在言外矣。辞执两端，难堪为式。小儿暴喜伤乳。上云暴喜伤阳，此言暴喜伤乳，乳为血液，本非属阳，何以暴喜伤之乎？夫乳甘缓恋膈，又归咎于乳汁。将有惩噎废食之议矣。又兼外感寒邪，则痰凝壅塞，郁滞熏蒸，乳既恋膈，寒复外侵，以致于痰凝壅塞，郁滞熏蒸。治疗之术，惟有绝其乳食为上着，不然，病根何时得断哉？内有食热，外感风邪，上云乳滞挟寒邪，此云食热挟风邪，一片迷离梦境。心家热盛则生惊，前云惊由吓致，此言心热生惊。肝家风盛则发搐，肝风心火交争，前云风非火不动，火非风不发。是风火交相为用者。此言风火交争，不知所争者何物也？因乃痰生于脾，风生于肝，惊出于心，热出于肺，惊风痰热，四证若具，八候生焉。此篇从阳盛阴虚，生热生风说起，乃至食饮、喜怒、乳哺、食热、寒邪、内伤、外感多般妆点，仍旧说到惊风痰热四字止。费如许心思，不过欲为惊风二字作陪衬，不知无本之学，谬误之谈，任极口铺张，说来总不顺理，无非东扯西曳，以诳俗人耳目。明眼者，必不为其所欺也。

有曰：急慢惊风，或闻大声，或大惊而发搐，发过如故。此无阴也，当下之。《内经》言：大惊卒恐，气血分离。此正神志受伤，阴阳破散，挽救尚虞其不及，何以见无阴而当下，不虑其下多亡阴乎？此证本因热生于心，既大惊卒恐，心热何来？身热面赤嗜饮，口中气热，大小便黄赤，剧则热也。盖热盛则生风，属肝，阳盛阴虚也，故下之，以除其痰也。上云发过如故，下云身热面赤种种热证。若谓未发搐前而见此证，此由于病，非由于惊也；若谓发搐之后而见此证，则前之所谓发过如故者，不几呓语乎！小儿痰热，客于心间，无怪乎骤用巴豆、甘遂以逐心间之痰。岂知小儿作搐，纵使有痰，不过阻于脾之大络，塞其气道耳，何尝能入心间，而以大毒之物伐及无辜，伤其神明之脏，欲不成痫，其可得乎？因闻非常之声，动而发搐矣。若热极不闻声及惊，亦自发搐矣。闻声悸惕，神虚者有之。修炼家以精生气，气生神，神之倚气，如鱼依水。凡小儿禀受薄者，先天既不足于妊前，癸水复未成于现在，故元精未足，元气无根，所以元神最怯，每多闻声则惕，此实神虚胆怯，不足之证。而幼科不但不怜其元神不足，而偏指为心火有余；不但指心火有余，而并肝风、脾痰、肺热一总扯入，以证其惊风痰热，四证八候之妄言。复有闻非常之声，见异类之物，乍然惊怪动惕，此正神魂无主，荣卫俱乱，摇摇泛泛，欲定不能之际，而不为之防护保救，犹曰热生于心，必欲下之以除其痰。入井下石，雪上加霜，此等人不知是何肺肠，洵堪诧异！

有曰：小儿平常无事，忽然壮热，手足搐搦，眼目戴上，涎潮壅塞，牙关紧急，身热目赤，既曰平常无事，则无病可知，乍见以上种种恶候，必如俗人所言鬼病也。不然何以平常无事，而忽凶危若是耶？岂知小儿易感风寒，易伤乳食，在先半日，邪已入内，儿不能言，父母未觉。邪郁不伸，所以乍然而搐，观其忽发壮热之言可知矣。非风寒入里为壮热，即食饮停滞为壮热，此实因病而致，岂平常无事之谓哉！治此无难，但应察其受病之源，外因则达之发之，内因则导之夺之，病邪既去，神性自宁。若必曰无因而致，在俗人必疑为鬼祟，求之巫觋；庸工必目为惊风，妄为治疗。两相耽误，奈之何哉？此急惊属阳，病在腑。每云惊风为心肝所主，此处忽云属腑，不知心肝属腑乎，属脏乎？要问幼科之开天祖师，方能辨白，予则眼花撩乱，莫能识也。

有曰：急惊者，阳证也，俱腑受病耳。小儿客痰热于心膈，是少阳相火旺。每言心火，此曰相火，新奇！《经》云：热生风。因时火盛而作。不知此火何由而盛？盖东方之震木，得火气而发搐。此处不言肝风心火作搐，硬派为少阳相火作搐，但闻雷得火而丰，未闻震得火而搐，杜撰！

有曰：身热脉浮，精神恍惚，或吐泻不思乳食，发搐，即半阴半阳合病；身热脉浮，外感风寒也；吐泻兼作，内伤饮食也。但曰外感内伤足矣，何必曰半阴半阳？原其意，不过以身脉浮属太阳，吐泻属阳明太阴。凡幼科所言者，无非心肝脾之脏病，若曰外感内伤，则惊风痰热之证，何处安顿？岂不自呈败露乎？身热脉沉，精神倦怠，或吐不泻，又能乳食，发搐，亦半阴半阳合病。身热脉沉属太阴，但吐不泻属阳明，明是阳明伤食，太阴受寒，显然夹食伤寒，偏不明言，悲哉！

有曰：亦有急惊，凉泻而不愈，或与吐下药太过，变为慢惊者；此等之言，益见背谬。诸书以急惊为阳，为实热，既是急惊，则用凉泻无疑，何以不愈？盖因误以伤寒表证为急惊，所以不愈也。既凉泻不愈则认证不确，自应愧悔，何昧焉不察，而更用吐下之药乎，凉泻一误，吐下再误，而不变为坏证者，未之有也。非病之能变，由医变之也。又有慢惊，温补而不愈，变为急惊者。幼科疏忽，于此数语，尽见底里，既以脾虚阴寒为慢惊，则用温补，适为恰当。今不特不愈，反加变证，盖误以伤风自汗为慢惊，不知此证本有风邪在表，正宜解肌。今误用温补而致变，偏不言错认病源，误用反药，而曰病变急惊，即至于死，亦曰病变于死，与医何涉？可谓善为说辞者矣。

有曰：病有阴阳，急惊风属实热，病在心肝二脏，谓之阳痫；慢惊风属虚寒，病在脾肺二脏，谓之阴痫，此以寒热分阴阳也。以寒热分阴阳，虽曰牵强，犹可混赖；以心肝二脏主阳痫，不通。五脏属阴，六腑属阳。急惊发于六腑，为易治；慢惊发于五脏，为难治。此以脏腑分阴阳也。上节言急惊属实热，病在心肝二脏；慢惊属虚寒，病在脾肺二脏。此以急慢二惊，皆属五脏也明矣，与六腑无涉。下节即云急惊发于六腑，慢惊发于五脏，是又以脏腑均有惊风也。夫六腑者，膀胱、胃、胆、小肠、大肠、三焦，六经是也。其六经证治，轻重不等，理应指明急惊发于何腑。五脏者，心、肝、脾、肺、肾五经是也。其五经证治，贵贱不同，理应指明慢惊发于何脏，后人始有实据。今竟不指明，第泛言急惊发六腑，慢惊发五脏。岂急惊之来，六腑齐病，应用六经之药治之乎；慢惊之至，五脏均伤，应用五经之药治之乎？必无是理。若以上节心肝脾肺之言为是，则与下节六腑五脏不相侔矣；若以下节六腑五脏之言为是，则与上节心肝阳痫，脾肺阴痫相矛盾矣。盖腑脏关乎表里，岂容混称！如腑为表，脏为里，表病不可治里，里病不可治表，不易之规，以其阴阳不同，内外自别，不可误治者也。今详前说，既惊风之属脏属腑者，已无定论，而临证之治表治里者，安有成规？吾恐其李代桃僵，有所不免。如前诸家之论，非但脏腑混淆，表里不辨，而反多增名色，眩人心目，曰风、曰痰、曰惊、曰吓、曰火、曰热、曰血虚、曰木急、曰相火、曰阴火、曰外感、曰内伤、曰喜怒、曰乳哺，曰阳盛、曰阴虚、曰属腑，曰属脏，究于惊风二字，毫无着落。其论证如此支离，治疗何能不误？不为规正，其害岂胜言哉！

诸家之说，已见于前，种种不经，殊难尽述。夫古哲立言，自有定理。如仲景伤寒六经，表里汗下和温，井然不乱，孰敢妄赞一辞！独此惊风之说，纷纭鼎沸，莫可究诘。医事动关生命，岂容混乱经常，不特来学无归，练达者难言不惑。予因不辞狂悖，易去惊风字样，庶知病各有名，治无致误，在医者俾不致入海求蟾，病者亦可以鉴车易辙矣。

## 辨明致妄之由易去惊字

惊风二字，千古疑城。嘉言欲打破人鬼关，其实未易能也。盖从前有此名目，后人莫敢翻其成案，惟从惊风摹拟，究竟愈摹愈失，愈论愈晦，要实由于仲阳立名之不慎也。在伊当日，或适因婴儿伤寒病痉，乍有反张搐搦之态，故偶立惊风之名，亦犹方脉中之惊悸、惊惕、惊慌等类，初亦未尝即欲以此两字示法来兹，而门人继述不善，遂以惊字为惊吓之惊，风字即惊字之变文。观幼科书中，凡青为风者，皆曰青为惊可知矣。谬谓小儿之病，悉由惊而生风。误以伤寒无汗之表证为急惊；以伤风自汗之解肌证为慢惊；以脾败胃伤竭绝之证为慢脾。妄立诸惊名色，眩惑后人，何尝有一毫实际裨于治疗。而诸家旋祖其术，极力敷演，亦不过随波逐浪，猜度摹拟，初无理要可以服人，是仲阳偶以一字之乖讹，而后世受祸如此其烈也。至于见证立名，更为舛谬。如小儿伤寒病痉，外证有头项强，背反张，目上视，此《金匮》所谓能仰不能俯者，属太阳，则称天吊惊；眼目下窜，即《金匮》之颈项几几，音殊。海藏之低头下视，属二阳合病，则称看地惊；两脚掣跳，海藏所谓肘膝相搆属阳明，则称马蹄惊；两手牵引，海藏所谓左右搐搦，属少阳，则称弯弓惊；伤寒病痉，误用惊药，耗其津液，而筋脉受伤，遂致两手拘挛，已为不治之证，乃犹称鹰爪惊；虚证肆行攻伐，乃致脾败胃绝，四肢軃曳，奄奄待尽，犹复称撒手惊；至于阴寒腹痛，面青口撮，口吐白沫，曰鲫鱼惊；脾虚生热，舌络紧急，不时舔舌，曰蛇丝惊；蛔虫贯膈，大叫一声，即昏闷不省，曰乌鸦惊；儿病作热，本为常候，曰潮热惊；食饮停滞，胸腹饱闷，曰膨胀惊。更有诸多不通名项，莫能枚举。夫已上诸证，皆表里寒热分明，证候显然可据。而若辈不究病源，妄立名色，悉以惊字目之。设也人病阳明内实，逾垣上屋，则将名飞天惊；阴极发燥，欲卧泥水中，则将名擗地惊；少阴昏沉嗜寐，则将名瞌睡惊；中消多食无厌，则又名饕餮惊乎？荒唐鄙野，虽奚童爨婢有所不言，而医者公然笔之于书。后人见其证皆惊证，纹悉惊纹，相与依样葫芦，一倡百和，以为一遵古法，谁曰不然。不知论证可任其牵强，而治疗不容于假借。如伤寒病痓，由风寒湿三气合邪，病在太阳、阳明、少阳，与心惊、肝风、脾痰、肺热，风中牛马。若以为惊风治之，则无辜之心肝脾肺，枉受剥肤，而风寒湿外至之邪，翛然磐石。此岂有一可乎？

予欲为之更改之，以为非易去惊风二字，仍恐流祸无已，将欲以"痓"字，"痉"字易之，又虑其不入俗。因思幼科以搐掣名惊，今即以搐字易惊字，屏去祸害之惊，祛除笼统之风，总名之曰搐，庶不骇听，而又不失病痓之本来。复以急惊、慢惊、慢脾之八石堆易之为误搐、类搐、非搐之三宝筏。提携垫溺，稳步康衢，将于是乎在焉。

何为误搐？盖伤寒小儿最多，由医者治不如法，抑遏其表邪，莫能外解，故壮热不退，遂尔变而为痓，则有搐搦反张之候。要知此证由风寒湿所致，虽有身热，俱皆表邪，非火热之比，且与《内经》诸痓项强，诸风掉眩，诸寒收引之例，恰正相符。因剔出风、寒二痓，归于误搐条下，俾临证者，知为伤寒病痓，不致有开关镇治之害。何为类搐？盖伤暑疟痢，咳嗽丹毒，疮痘霍乱，客忤中恶，其证显然可见，辨认既明，一药可愈，何至作搐？由医者迁延时日，或抑遏邪气，无所发泄，间有变为搐者。搐非固有，所以谓之类搐。要知此证由火热居多，实非风寒，惟咳嗽疟疾，微兼表邪，治者宜审。今遵《内经》诸热瞀瘛，皆属于火之例，共一十条，总归于类搐条下，逐证注明，各从本门为治，以免截风定搐之患。何为非搐？盖小儿大吐大泻，久病病后，脾败胃绝，昏睡露睛，虚痰来往，此竭绝之证，而幼科以为慢脾风。更以大惊卒恐，神魂离散之证为急惊风。不知已上二证，死生呼吸，犹敢以惊风称之耶！因体东垣非风之意，竟以非搐名之，使后人知此等证候，全非风搐，而治风治搐之法，远屏三舍，庶可以保全竭绝，而不致于夭折无辜也。以上三门，逐证分晰，其所用药方，一遵经旨，罔敢立异。要使幼科之证，毫无遗漏，而惊风二字，不屏自却，人鬼关岂徒打破，行将化为琼楼玉宇矣。

周虚中曰：雄辞宏辩，驳得诸家之言惊者，无可置喙，快极快极！

# 新立误搐类搐非搐分门别证

## 误搐二条

论并方附　周虚中先生太阳血虚筋脉急治案二

一曰误搐，即伤寒病痉也。盖头项强，背反张，目上视，属太阳；低头下视，口噤不语，手足牵引，肘膝相构，属阳明；眼目或左或右而斜视，手足或左或右而搐搦，属少阳。此实三阳表证，岂得混称为惊风？痉由误致，今故易名误搐。然痉有刚柔，治非一类，以柔痉列之于首，刚痉次之，更详其致痉之由，与治痉之方，总归于误搐条下。证治井然有据，明府当不以予为妄也。

**柔痉**伤风有汗为柔，风性软弱也

《经》曰：太阳病，发热汗出，不恶寒者，名曰柔痉。其证初起，发热自汗，口中气热，呵欠顿闷，手足动摇，甚则反张，由风邪伤卫，荣卫不和。小儿体弱者，最多此证。亦因腠理不密，自汗无时，所以风邪易入。幼科见其多汗昏沉，辄以慢惊称之。

**按：**此条风邪伤卫，本属轻证，若能早为解肌，调和荣卫，药到病起。误作慢惊，妄投补剂，其祸不可胜言矣。此即前诸家所云，慢惊温补而不愈，变为急惊者，即此例也。

**刚痉**伤寒无汗为刚，寒性刚劲也

《经》曰：太阳中风，重感寒湿而变痉。盖伤风原有汗，愚人不知，重衣厚被，令其大汗。汗多衣裸必湿，湿久寒生，渗注关节，故谓重感寒湿。寒湿内闭，反令无汗，是名刚痉。其证初恶风寒，发热头痛，偎藏于母怀者是也。小儿口不能言，父母一时不觉，但见其发热，不知其恶寒；但见其昏沉，不知其头痛。医者见其发热，满口称为惊风，置伤寒表里于不问，惟事镇坠凉泻，抑遏其表邪，不能外出，必致延及于三阳，太阳传阳明，阳明传少阳。所以有身热足冷，颈项强急，头身俱热，面目红赤，独摇头，卒口噤，背反张，手足搐搦，眼目斜视。此则三阳经之全痉，幼科所称四证八候者，即此也。斯时正宜循经用药，解除三阳之邪，其病霍然而起。倘舍此不图，邪必自三阳而入于三阴，发热腹痛，四肢伛偻，能俯不能仰，已成阴痉凶危之候，犹以慢惊风称之，风药乱投，死将旋踵，哀哉！此即前诸家所云，急惊凉泻而不愈，或与吐下药太过，变为慢惊者，即此例也。

**按：**伤寒之来，岂初日便能变痉，由医者误治致之耳。盖邪自太阳而入，太阳之脉，上起于头，中行于背，下至于足，因其经脉受邪，荣卫涩滞，则头项背足，皆有痛楚牵强之象。幼科见此，便诧为惊风，妄行镇坠，以致邪无所伸，而后乃变为痉。此际尚不知为误治所致，而反谓小儿固有之证。此其所以为误中之误也。尝观夏初明治小儿作搐而死，以至三五日不醒者，悉用天保采微汤，投之而愈。其子禹铸广传其方，惜无一家发明之，致后人莫维其义。予不辞饶舌，聊为剖露：夫天保采微汤乃败毒散、不换金正气散、升麻葛根汤三方合凑者也。其中作用，以羌、独走太阳而祛寒发表，以苍、前、升、葛、陈、朴、甘、苓走阳明而除湿解肌，以芎、柴入少阳而和解表里，以桔、半、枳、藿、芍药入太阴而和荣逐饮。或问既为三阳表药，何以辄及于太阴？曰：小儿全藉脾肺为行药之主。此实扶中气以托邪，岂引邪入里之谓耶？然其中一十七味，并非五金八石、三黄四神，而能于死中求活者，岂疏解之药可以起死回生乎？由从前误以伤寒作惊治，未经发散，以致邪闭而死；今投疏解以生者，亦不过为从前补其阙失耳，岂有奇特深义哉！第此等之治，犹为末着。若早循经治疗，又何至如是凶危，始效猎人之罗网四张，希庶几乎一遇。苟如鄙刻所集，一见小儿发热昏沉，即为分别有汗无汗，有汗者解散肌邪，无汗者开通荣卫，领邪外出，神志自清，又何有闭塞昏迷之变耶？

**［附　血虚寒袭太阳病痉案］**



周虚中曰：张景岳有云，太阳血少者，多有戴眼反张之证，俗医称为惊风，误矣。盖太阳经脉，起于目内眦，上额交巅，由后颈下背脊，至足小指。凡有血虚不能荣养经络者，一着寒邪，则收引而急缩，理固然也。时俗不察，往往以豁痰截风之剂，耗其血液，岂不悖哉！此景岳之特见也。

予忆往者张某某乃嫒，年五六岁，体极瘦削，一日群坐，忽然颠倒，作反弓状，自言楼上有鬼，眼目翻腾，见白而不见黑。幼科群集，作惊风治不效，已经三日矣。观其人之骨露筋浮，明系太阳少血，况楼为枯木，鬼属阴邪，亦系寒气伤荣所致。乃遵景岳之言，与道翁先生相商榷，用厥阴门中当归四逆汤为主，甫投一剂，黑睛稍现，反弓之状亦减，于是连进三服而安。又姻翁高某某乃妾，冬月拥炉向火，忽然背筋抽引作痛，头足弯后，四肢厥逆，眼反吊起不能下。亦用前汤倍加当归，大剂煎服，一剂而痊。可见先生之力辟惊风，确乎不谬，而太阳之痉，又有血虚体弱之不同。

痉有刚柔，刚痉无汗，柔痉有汗。小儿刚痉少，柔痉多，而且肌肤薄，腠理疏，不胜发表，惟宜解肌治痉。当以《金匮》为主，奈《金匮》之方，未敢辄用，而世人亦不能用。今之所选，独海藏五方，《金匮》一方，杂选一方，附血虚寒袭一方，以为婴儿病痉之准则。其随机应变，又在后贤神而明之，予又何敢限量。

［入方］

**海藏桂枝葛根汤** 治伤风项背强，身热自汗柔痉。此盖邪在太阳，微兼阳明，用此方通其荣卫，则外受之邪，有出无入，其所全甚大。

嫩桂枝一钱 白芍药一钱五分 粉干葛一钱五分 老生姜一钱 大红枣三枚 炙甘草一钱

水煎，热服。仍欲微似有汗，庶风邪自出，而汗孔自闭，但不可令其大汗，致伤荣气。

**海藏桂枝加川芎防风汤** 治发热自汗柔痉，比前方药性微轻。

嫩桂枝一钱五分 白芍药二钱 北防风一钱 正川芎一钱 老生姜一钱 大红枣三枚 炙甘草一钱

水煎，热服。

**予按：**此方不特治痉，凡小儿外感初起发热，不论有汗无汗，皆宜用之。效捷桴鼓，人所未识。

**海藏柴胡加防风汤** 治汗后不解，乍静乍躁，目直视，口噤，往来寒热。此证太阳、阳明已罢，邪尚未解，传入少阳半表半里，故以小柴胡汤加防风和解之，不使之入里也。

官拣参七分 北柴胡一钱 片黄芩一钱 制半夏一钱 北防风一钱 炙甘草五分 老生姜三片 大红枣一枚

水煎，热服。

**海藏防风当归汤** 治发汗过多，发热，头面摇，卒口噤，背反张者。太阳兼阳明也，宜去风养血，速救阴荣，以静胜躁也。

北防风一钱五分　当归身二钱　正川芎一钱　大生地一钱五分

净水煎，热服。

**《金匮》瓜蒌根桂枝汤**　治太阳头痛，身热，身体、颈项俱强，无汗为刚痉。此即先因伤风自汗，汗多衣湿，湿久寒生，反而入内，故谓重感寒湿。寒湿内闭，反令无汗，故见以前诸证。此荣卫闭塞也。设不用此通其荣卫，则未痉者成痉，已痉者难愈矣。

瓜蒌根一钱五分　嫩桂枝一钱　白芍药一钱五分　炙甘草一钱　老生姜一钱　大红枣三枚

水煎，热服。荣卫既和，微汗而解。

**予按：**小儿发热，身体、颈项俱强，在幼科必以为惊风矣，孰肯认为太阳阳明之病痉，而用此开通荣卫之方？若早知为伤寒，能用此方，则未痉者不痉，已痉者可瘳。其如偏执惊风，舍太阳阳明之邪而不治，反攻其无过之心火肝风，致令外邪愈强，内气愈弱，不至于死地不止也。

凡小儿伤寒无汗者，不论已痉未痉，皆当以此方为主，出入加减，断无不效之理。予非亲履实践，必不敢妄言以误世也。

**羚羊角散**　治刚痉身热无汗，头项强直，四肢疼痛，烦躁心悸，睡卧不宁。

羚羊角屑　真犀角屑　北防风　白茯神　陈枳壳　大麦冬去心　官拣参　粉干葛　北柴胡　熟石膏　炙甘草以上各七钱五分　真龙齿煅。二钱五分

上研粗末，每用三钱，水一盏，煎至半盏，去渣温

服，不拘时。

**予按：**此证先由风寒湿闭其腠理，不能开通，内出之气，壅而为热，则风寒湿不能自强，皆化而为热矣。尚在肌肉之间，犹未入里，故以辛凉解散之，实治热也，非治风寒湿也。嘉言谓此方治伤寒阳痉，深得清解之法。

**海藏附子散**　治阴痉手足厥冷，筋脉拘急，汗出不止，头项强直，头摇口噤，此由多汗亡阳也。

青化桂七分　川附片七分　漂白术一钱五分　正川芎一钱　川独活八分　大红枣五枚

水煎，温冷服。

**当归四逆汤**　治小儿血虚体弱，寒邪伤荣，以致眼目翻上，身体反张，盖太阳主筋病故也。

当归身　嫩桂枝　杭白芍以上各三钱　川木通　炙甘草以上各二钱　北细辛一钱　大红枣五枚

水煎，热服。

已上所选之方，原为误搐病痉而设，其下类搐十条，证候不同，各随本门用方，不得与误搐混同论治。

## 类搐十条论并方附

一曰类搐，即幼科所云惊风余证者是也。原非小儿固有，由迁延而致。予故名为类搐，何以言之？盖暑证疟痢，咳嗽丹毒，疮痘霍乱，客忤中恶，其证显然可见，但能识证详确，则一药可愈。医者审视不的，药罔对证，迁延时日，其热愈甚。小儿阴血未充，不耐壮热，热盛则神志昏闷，阳亢必津液受伤，血不荣筋则手足搐掣。此正与《内经》之诸热瞀瘛瞀，音务，人事昏闷也。瘛，音翅，手足抽掣也。皆属于火之例相符。概将以下十证，皆列类搐条下，仍逐证注明，各依本门用方，庶与误搐非搐之寒热虚实，治不相淆矣。

## 暑　证

《经》曰：太阳中热，暍是也。其证初起，面垢身热自汗，烦躁不安，唇舌皆赤，气出如火，小便赤涩，口中大渴。此证常见夏秋。

**按：**此条在藜藿之儿多有之，以其坐卧烈日之中，澡浴寒涧之内，以致暑气入里，内热外寒，故见已前诸证。医者见其身热自汗，口渴烦躁，疑为惊风，妄用风药，反燥其血，以致心中噎闷，昏不知人，甚则反张搐搦，皆由血不荣筋，烦热过甚之故也。若膏粱之儿，不涉长途，不经酷日，暑证尚少，何有暑风？若谓高堂广厦，口餐生冷，身纳风凉而得之者，即伤寒之类，又何暑之可称？

古人谓暑伤心。其实心不可伤，伤之必死。盖心为君主之官，虚灵湛寂，神性居之，邪不易犯。止因六气之中，以暑配君火，故曰暑伤心，然所犯者，心包络耳。包络为心之宫阙，捍蔽外邪，不容轻侮，惟由暑热摇撼外郭，故神志为之昏惑。但泻其太阳丙火，则少阴君主神志自宁矣，宜却暑丹。

［入方］

**却暑丹**　治小儿伤暑，误用风药，致心神昏闷，烦躁不安，甚则搐搦。

漂白术五钱　白茯苓五钱　洁猪苓五钱　宣泽泻五钱　青化桂二钱　片黄芩五钱　正川连三钱　镜辰砂二钱　炙甘草五钱

上为细末，炼蜜为丸，如芡实大。每服二三丸，量儿大小加减，麦冬汤化服；或十中取一，煎服亦可。

## 疟　疾

《经》曰：夏伤于暑，秋必痎疟。其证初起，呵欠顿闷，发热口渴，面带黄白，头额有汗，一哭汗出，其热渐退二三分，不久复热如故，喉内痰鸣，一哭即呕，呕则痰出。每日如此者，即疟证也。

**按：**《内经》谓十二经皆有疟，究其所因，而大要不离乎少阳胆经。夫疟之不离乎少阳，犹咳嗽之不离乎肺也。盖凡寒热往来，总为少阳所主。早能和解表里，分理阴阳，则疟邪霍然而散。由其误认惊风，轻施镇坠，以致正邪激搏，荣卫迟留；阳欲入里，阴内阻之；阴欲出表，阳外遏之；少阳欲升不得升，太阴欲降不能降，乃致神情愦乱，临疟而搐。宜清脾饮解之，其搐自止。

［入方］

**清脾饮**　治小儿热疟作搐，不必治搐，惟治其疟。

杭青皮一钱　制半夏一钱　枯黄芩一钱　草果仁五分　白云苓一钱　北柴胡一钱　正陈皮一钱　漂白术一钱　川厚朴一钱　炙甘草五分

生姜三片、大枣三枚，水煎，热服。

## 痢　　疾

《经》曰：饮食不节，起居不时，阴受之则入五脏，下为飧泄，久为肠澼。其证初起，两眉皱而多啼，由腹痛也；烦躁不安，由里急后重也；数至圊而不能便，或赤白相兼，或单红单白，是其候也。

**按：**此证虽曰内伤饮食，莫不由于外感而发也。有至妙之治，人所不知，但以人参败毒散升散之，其病即减。设有食饮停滞，轻则消导之，重则疏通之，去其积垢，无不愈者。昧者不察，反投诃、蔻止涩之，乃致积毒内郁，腹痛里急，欲圊不能。此通因通用之证，而反通因塞用，遂尔神昏扰攘者有之矣。急用沆瀣丹、三仙丹二药同服，疏通之后，其病自去。

［入方］

**集成沆瀣丹**　方见二卷胎病论。

**集成三仙丹**　治小儿纵口饮啖，食物过多，有形之物，填塞肠胃之间，不能转运传送，脾气抑郁，所以发热不退，眼闭难开，人事昏沉，四肢瘫软，俨然虚极之象。古人谓大实有羸状，即此证也。昧者以为虚证而峻补之，或疑为惊风而镇坠之，百无一救。速以此丸同沆瀣丹同服，待其下后，人事即清。予救治既多，剖心相告：痢疾误用涩药，闭其湿热，比食物有形之塞，殆有甚焉，速宜下之，不下即死。

五灵脂一钱　南木香五钱　巴豆仁四十粒

上将灵脂、木香研为细末，听用。以巴豆剥去壳，取净肉四十粒，去其肉上嫩皮，纸包水湿，入慢火中煨熟，取起，另以绵纸包之，缓缓捶去其油，纸湿则另换，以成白粉为度，谓之巴霜。与前二味和匀，醋打面糊为丸，绿豆大，以朱砂为衣，晒干收贮。每服五丸，或七丸、九丸，量儿大小加减。合沆瀣丹二三丸同研烂，茶清调下。待其下后，其病立愈，此起回生之药，勿以常方视之。

## 咳　嗽

《经》曰：咳嗽上气，厥在胸中，过在手阳明太阴。其证初起，面赤唇红，气粗发热，咳来痰鸣，或眼胞微浮，额上汗出。此外感风寒，急宜疏解。

**按：**咳嗽致搐，其证尝少。盖外感以咳嗽为轻，内伤以咳嗽为重。大凡春温夏热，秋燥冬寒，四时正病与乎时行疫疠，即至重至危之候，但有咳嗽，便是生机。盖外感一传于六经，断不致死，故谓外感以咳嗽为轻。至于酒色狂且之辈，平素嗜欲不节，耗费过伤，但逢咳嗽，即为可虑。倘治不如法，则虚劳肺痿，跂足而待，故谓内伤以咳嗽为重。婴儿知识未开，内伤何有？所有咳嗽，无非寒热二者而已矣。寒固伤肺，热亦伤肺，医者能的辨其寒热，对证用方，效无不捷；其如不识阴阳，罔分寒热，应辛散者而反凉泻，应滋润者反用升浮，乃致寒者愈寒，燥者愈燥，欲不声音不转，眼翻手搐，其可得乎？治宜集成金粟丹。

［入方］

**集成金粟丹**　此丸专能疏风化痰，清火降气，并治咳嗽上气，喘急不定，嗽声不转，眼翻手搐。凡诸家截风定搐之方，皆不及此方之圣。倘前医用药不当，误而致搐，昏沉不醒，即以全身灯火醒之，用此丸一服即痊。

九制牛胆南星二两　明天麻一两。姜汁炒　节白附一两。姜汁炒　净全蝎拣去尾足，以滚汤泡净，去其盐泥，晒干。一两。炒　明乳香去油净。一两　代赭石火煅红，好醋淬之，煅七次，淬七次，研细末，水飞，晒干。一两　直僵蚕炒去丝。一两　赤金箔五十张　真麝香三分　梅花片三分

共为细末，炼蜜为丸，皂角子大，贴以金箔。每用一丸，姜汤化服。此方比抱龙、金液、保命、至宝、定命等方功倍十百，惟虚寒之痰，无根之气，绝脱之证，不可用之，以其降令重也。

**制南星法**　用生南星半斤，研极细末，盛于碗内，取牛胆一枚，倾出胆汁于碗内，将南星末和匀，仍复装入胆皮之内，悬有风无日之处，俟其阴干。有胆之时，将前胆剖破，取出南星研末，仍以胆汁和匀，装入悬之，能装过九胆，诚为至宝。任彼真正牛黄，莫能及此，且今之牛黄，切无真者。若市肆胆星，一胆而已，不可用。

## 丹　　毒

《千金》曰：丹毒一名天火，皆风热恶毒所为，入腹则杀人。其证由心火炽盛，热与血搏，或起于手足，或发于头面胸背，游移上下，其热如火，赤如丹砂，形如锦纹，其痛非常。凡自胸腹而散于四肢者，易治；自

四肢而入腹者，难治。

**按：**丹毒虽曰风热，而有胎毒之发者十之八九，小儿最多，方脉无此。世有丹毒伤生而不知者，盖此毒每发于隐密之处，倘父母不觉，遂致伤儿。大凡小儿头面、四肢、胸背、胁腋，忽有红晕一点，渐次散开，色如锦纹，外带黄色，即是火丹。速宜砭去恶血，内服沆瀣丹，庶不致内攻作搐。倘医者不知针砭，妄用搽敷，逼毒入内，必致作搐而死。每见丹毒之祸儿者，比比矣。

［**入方**］

**集成沆瀣丹**　方见二卷胎病论。

**磁锋砭法**　法见四卷丹毒证治。

## 疮　痫

《经》曰：诸痛痒疮疡，皆属心火。按疮疖疥癣，小儿独多。由胎毒淫火使然也。治之者，宜清热解毒，使之外出可也。倘医者视为泛常，不先内托解毒，误用砒、硫毒药搽之，逼毒内入，以致疮忽自平，其证腹胀便闭，身无血色，目闭不开，手足动摇，此毒气内攻也。

此条与方脉之发背痈疽，偶伤风湿，而手足搐搦，角弓反张者，大不相侔。盖彼因误伤风湿而病痉，此因误用搽敷而致搐。病因不同，治宜各别。速用雄黄解毒丸微下之，疮出则吉，疮不出，加喘者死。

［**入方**］

**雄黄解毒丸**　治疮疡毒气内攻，腹胀便闭，身无血色，目闭不开；并能解一切疮疥之毒，更可下痰追虫打积。

明雄黄一钱　川郁金二钱　巴豆霜一钱

上为细末，醋打米糊为丸，绿豆大。每服三五丸，白汤送下，以利为度。



## 痘　疮

痘禀先天胎元之毒，遇时行而即发。其证初起，两眼含泪，珠如水晶，鼻气出粗，睡中惊惕，两耳纹现，恶热不恶寒，痘证也。

**按：**初起发热三四日间，应与疏通腠理，微解表邪，使毒气易出；若不行疏散，以致腠理固闭，热盛神昏而搐矣。此常候也。先宜人参败毒散升散之，次用导赤散加朱砂，以制其猖獗。痘出则吉，屡搐者凶。收靥后作搐，此痘毒倒陷，雄黄解毒丸紫草汤下。痘复出者吉，搐不止者凶。五六卷痘疹门论证最详，宜考。

［入方］

**人参败毒散**　治四时感冒，并痘疮升散之用。

川羌活七分　川独活五分　北柴胡五分　信前胡四分　正川芎五分　白云苓五分　真枳壳五分　芽桔梗五分　上拣参三分　炙甘草四分

姜一片、枣一枚，水煎，热服。

**导赤散**　此清心经之热，从小便而出。

大生地三钱　川木通二钱　生甘草一钱

上作一剂，竹叶七片为引，水煎，临服加朱砂末一分调服。

**雄黄解毒丸** 方见先条疮痈。

［附案］

遂阳文庠立天张君，有子三岁，于今春布种神痘，一夕作搐十数次。痘师某者，坐守其家，莫能得定。次早微明，张君来寓叩门，因诉其作搐之由。予念故人之子，往视之，见其昏迷不醒，手足搐掣，各处艾火疤无数，问所服药，一派凉泻，予知其误治。乃以全灯火醒之，即能开声，因用人参败毒散，令其母子同服。一剂而搐止痘出，可见理之未明，毫厘千里。盖痘麻初起，全赖阳和升生之气，故发热本为正候，由其不与疏通腠理，毒郁不伸，乃致作搐。此时正宜升散，助其生机，顾乃反用艾火堵截之，用凉药镇坠之，欲其搐止，其可得乎？是幼科惊风之说，皆此辈酿成之祸，于患者何有焉？

## 霍　乱

《经》曰：足太阴厥气上逆则霍乱。其先伤于食，后感风寒，邪正相争，心腹绞痛，有上吐下泻者；有上不得吐，下不得泻者，所以烦躁闷乱，其证最急，速宜盐汤探吐之，俟其吐泻之后，乃用藿香正气散分理其阴阳可也。但见喘而搐者，不治。

**按：** 此乃干霍乱也，俗名绞肠痧，由其上不得吐，下不得泻，所以神情昏乱。若上既能吐，下既能泻，则宿食痰饮俱去，安有昏乱之理；若曰大吐大泻之后，而见昏愦，此即脱证之例，岂作搐之谓耶？看书若止随文解义，则执一不化，皓首无成，然此犹为中人言之也。

至有全不知书，道听途说，讹讹相指，以致于诬民惑世者，此类医中尽多。昔人谓巫者对本宣科，教风扫地，予谓巫者犹能对本宣科，而医中之不肖者，即欲宣科，更苦于无本可对。然则医风之扫地，不殆有甚乎！

［入方］

**盐汤探吐法**　法见二卷霍乱证治。

**藿香正气散**　治内伤脾胃，外感风寒，吐泻霍乱等证。

藿香梗　家苏叶　大腹皮　真广皮　芽桔梗　白云苓　法半夏　六神曲　香白芷以上各一钱　川厚朴　炙甘草各五分

上作一剂，生姜三片，大枣三枚，水煎，温服。

## 客　忤

小儿客忤，由儿真元不足，神气未充，故外邪客气得以乘之。《经》曰：邪之所凑，其正必虚。不治其虚，安问其余？忤者，谓外来人畜之气，忤触其儿之正气也。或因生人远来，或因六畜暴至，或抱儿戏骑牛马，或父母骑马远归，未及熏衣，即抱其儿，则马汗不正之气，从鼻而入。《经》曰：五气入鼻，藏于心肺。则正气受忤，此外因之客忤也。其证口吐青黄白沫，面色变异，喘急腹痛，反侧不安，手足瘛疭。第此证神不昏乱为异耳。治宜涂囟法、搐鼻法、内服摄生饮。

复有内因客忤，或儿平日所喜者，乃戏而夺之；平日所畏者，乃戏而恐之。凡亲爱之人，喜食之果，玩弄之物，心之所系，口不能言，一时不得，遂逆其心志。

其候昏昏喜睡，寤不惺惺，不思乳食，即其证也。宜先顺其心意，内服沉香安神丸并惺惺散。

［入方］

**涂囟法** 专治客忤等证。

灶心土一钱 明雄黄五分 真麝香半分

共为细末，枣肉和匀，捏作一饼子，照囟门宽窄为样，以饼贴囟上，取艾绒作豆大一粒，灸三炷即止。

**搐鼻法** 治伤风伤寒，头目不清，并治客忤。

正川芎 藿香叶 鲜藜芦各三钱 玄胡索 粉丹皮 镜辰砂飞，各二钱

共为极细末，以少许吹鼻中，得嚏则邪气出矣。

**摄生饮** 治一切卒中，大小科同。

制南星 南木香 法半夏各一钱半 北细辛 漂苍术 石菖蒲 炙甘草各一钱

上作一剂，生姜三片，水煎，热服。

**沉香安神丸** 治内因客忤。

官拣参一钱 漂白术 正广皮 陈枳壳 芽桔梗 青礞石煅。各五钱 炙甘草 上沉香各一钱 镜辰砂飞。一钱 正川连一钱五分

共为细末，蜜丸，芡实大，每一二丸，麦冬汤下。

**惺惺散** 方见二卷乳子伤寒证治。

## 中　恶

此证比之客忤为更甚。盖客忤无非外来人畜不正之气，中恶则中恶毒之气。如老柩腐尸，淫祠古树，冷庙枯井，败屋阴沟，皆有恶毒之气存焉。小儿触之，从鼻

而入，肺先受之，闭其清道，填塞胸中，忽然而倒，四肢厥逆，两手握拳，上气喘急者是也。

复有中恶毒之物者，亦谓之中恶。如菌蕈河豚，瘟牛疫马，自死六畜，并水鸡虾蚌之类，自口而入，则肠胃受之，故心腹刺痛，腹皮青黑，闷乱欲死。前后二证，俱宜霹雳散搐其鼻，令其喷嚏之后，毒气已出，然后用药。前证中毒气死者，用返魂汤；此中毒物死者，用雄黄解毒丸下去之。

［入方］

**霹雳散** 治中恶卒死，并一切卒暴之证。

猪牙皂三分 北细辛五分 大川芎五分 香白芷五分 踯躅花半分 明雄黄二分 真麝香半分

上为极细末，每用少许，以灯心三寸长，蘸药点鼻孔内，得喷嚏为验。

**返魂汤** 治中恶卒死，宜此主之，即仲景之麻黄汤也。因其毒气闭塞肺窍，以此开通之。

净麻黄去节，二钱 光杏仁去皮，七个 炙甘草一钱

葱白三寸，水一盏，煎半盏，分数次服。

**雄黄解毒丸** 方见二卷类搐疮痫。

## 非搐二条论并方附

一曰非搐，即幼科之慢惊风、慢脾风者是也。

**按：**幼科有言曰，急惊传慢惊，慢惊成慢脾。慢脾者，纯阴之证也。然慢惊亦有虚热，尝多便秘痰壅气塞，便误认为实热。妄用巴、黄，以下痰行便；或妄投脑、麝，以通窍凉脏。致使阴气愈张，阳气愈弱，幸不

死而成此证。又有一名虚风，因吐泻日久，风邪入肠，乃大便不禁，面色虚黄，脾气已脱，真元已亏，继此发热，即是慢脾。此不必皆由急惊传至，男子以泻得之为重，女子以吐得之为重。其候面青舌短，头低眼合，吐舌咬牙，声音沉小，睡中摇头，四肢微搐，冷而不收；身则有冷有热，痰涎凝滞，神志昏迷，沉沉喜睡。逐风则无风可逐，疗惊则无惊可疗，乃至重之候，十难救一二也。治法大要：生胃养脾，回阳益志，镇心定魄，化痰顺气。若眼半开半合，手足不冷，二便涩滞，此尚有阳证，须温和化痰理气，不可即用回阳，然亦不可因阳证而用清凉之药。此仅虚火往来，会成如阳证耳。在幼科所论者如此。

予见此等辨论娓娓，其辞自相矛盾，乖误多端，惟有拊膝长嘘而已。孰料幼科谫劣，一至此哉！既知慢脾为纯阴之证，又误以慢惊之虚热作实热，误下痰，误通窍，乃致变为慢脾。又有因吐泻日久，风入肠胃，大便不禁，面色虚黄，脾气已脱，真元已亏，继此发热，即是慢脾。如此之候，即应急救真元，维持竭绝，何得以眼之半开半合，手足不冷，二便涩滞，为尚有阳证，不可即用回阳？吁！此浅近之理，犹且未明，而尚欲立言传世乎！盖眼之半开半合，名为昏睡露睛。此脾胃两伤，败极之证，安得目为有余？手足为诸阳之本，四时皆宜温和。今手足不冷，犹幸有一线微阳，牵引接续，尚未至于厥逆，岂可谓之阳证？二便涩滞，由其气血伤败，大肠枯焦，无以滋荣传送，又岂里实便秘之比哉？此等之证，治之得法，尚可挽回，而乃称为阳证，为之顺气化痰。岂眼之半开半合，手足不冷，二便涩滞，果为阳热有余耶？抑由痰凝气滞耶？不然，化痰顺气，将焉用之？呜呼，幼科浅陋，莫可挽救！凡小儿有热，不辨表热里热，虚热实热，阳浮作热，阴极发躁，一概称为阳火。今慢脾之热，无非纯阴之证，真阳被逼，不能存贮，浮越肌表，散温无归。亡在顷刻，即急为收摄敛纳，犹虑不及，而反谓之阳证，必欲其口鼻无气，两眼不开，四肢冰雪，二便长流，始可谓之阴证乎？立言者见地如斯，继述者自可知矣。予故于此等之证，以非搐名之，使知一意挽救，不用猜度，且亦不须细辨。请以幼科夏禹铸之言，以明斯证之误，亦可见予言之不虚也。

夏禹铸曰：世人动曰慢惊，予独曰慢证。盖此证多成于大病之后，庸工一见病愈，遂不防守去路，或初误汗误下，吐泻久而脾胃虚极，故成慢证。慢字缓字，虽对急字而言，然所以成此证者，亦由于父母怠慢之故。或有汗多不止者听之，吐泻不止者听之，以致汗多亡阳，吐久亡胃，泻久绝脾，成难起之证，故曰慢证。慢证何惊之有，以慢证而云惊，皆属庸医见儿眼翻，手搐握拳，形状似惊，故以惊名之。一作惊治，或推或拿或火，是犹儿已下井，而复落之以石也。慢证者，脾虚也，眼皮属脾，脾败故眼皮不能紧合，而睡则露睛；虚则脾失元气，故两目无神而漂泛；脾败则枯涎无统，故凝滞咽喉而有牵锯之声；手足为脾胃所司，脾胃败，故四肢厥冷；虚必生寒，寒则大便泻青而小便清利，便知为慢脾之候。若疗惊则无惊可疗，祛风则无风可祛，除痰则无痰可除，解热则无热可解，惟脾间枯痰虚热往来耳。治此或以六君子汤加炮姜，或理中汤加附子。

此夏氏之见，超乎流俗，申明慢惊慢脾，一皆竭绝之证，而疗惊祛风、除痰解热之治，毫不可用，先得我心之所同然者。今以夏氏所云吐泻脾败之证，列之于前，复以景岳所云大惊卒恐次之，归于非搐条下，以见此等之证，总非风搐，庶不乞灵颇囟，枉害无辜也。以上治法，悉依夏氏、张氏原方，予毋容复赘。

## 吐　泻

《经》曰少阳所至为涌呕。又曰：春伤于风，夏生飧泄。其证先伤乳食，后感风邪，乃致脾胃受伤，吐泻不止，渐至遍身四肢口鼻俱冷，手足微掣，昏睡露睛。盖小儿全赖乳食以为命，吐多则乳食不入，泻多则乳食不藏，吐则伤气，泻则伤血，乳食既绝，气血复伤，速救真元，以免竭脱。

［入方］

**六君子汤**　治小儿吐泻之后，脾胃大伤；或大病之后，不思乳食；一切久病，中气虚寒，并皆治之。

官拣参一钱　漂白术二钱　白云苓一钱五分　法半夏五分　正广皮五分　炙甘草一钱

四肢厥冷，加炮姜，甚者加附子五分，手足搐掣，加青化桂七分、钩藤一钱。

上作一剂，煨姜三片，红枣三枚，早米一撮，水煎，温服。

**理中汤**　方见二卷乳子伤寒证治。

## **大惊卒恐**幼科以此为急惊，故详辨明之

张景岳曰：小儿忽被大惊，最伤心胆之气。《内经·口问篇》曰：大惊卒恐，则气血分离，阴阳破散，经络厥绝，脉道不通，阴阳相逆，经脉空虚，血气不次，乃失其常。此《内经》概言受惊之病有如此。矧小儿气血，尤非大人之比。若受大惊卒恐，则其神气失散，愦乱不堪，尚何实邪之有？斯时也，收复正气，犹恐不暇，顾可复为清散耶！即加朱砂、琥珀之类，不过取其镇坠之意，亦非救本之法。今幼科诸书，皆以大惊之证，例作急惊，误亦甚矣。不知急惊由于风热，慢惊由于脾肾之虚，皆不必由惊而得。余之千言万语，辟除惊风，只消景岳二十三字，便以道尽。后贤若肯于此数语体认，便不必予之琐琐于斯也。而此以大惊致困者，本乎心胆受伤，神气陡离之病，当以收复神气为主。宜秘旨安神丸、团参散、独参汤之类，加金银等物煎服之。

［**入方**］

**秘旨安神丸**　原治心血虚而睡中惊惕，并治大惊卒恐。

官拣参　净枣仁　白茯神　法半夏以上各一钱　大当归　杭白芍　小橘红各七分　北五味七粒　炙甘草五分

上为细末，炼蜜为丸，如芡实大，每服一丸，生姜汤化下。

**团参散**　治心虚血热，自汗盗汗，并治大惊卒恐。

官拣参　白当归等分

上为细末，用膹猪心一个，切作三片，每以药末一钱，猪心一片，煎汤调服。

**独参汤** 治气虚气脱，神散魂离，以此亟救元阳，草还丹之名，诚不愧也。

官拣参不拘多少。同炒米、煨姜、红枣浓煎汤，徐徐服之，实有起死回生之力。

或曰，伤寒病痉与非搐二条，不可用惊风之治，已闻命矣。而类搐十条，既为火热，何以不用惊风门中截风定搐，凉泻镇坠之法治之，此何意也？曰暑、疟、嗽、痢、痘、霍乱、丹疮，病虽不一，而搐由病致，第寻其源，治其病而搐自止。若不去病，而用截风定搐，凉泻镇坠之治，仍抑遏其病邪，非但搐不能止，必致变生他证。医者复不察其本病未去，疑为惊风证重，药不去病，而用毒劣劫夺之者，每见治惊风，愈治愈危，乃致不救者，皆此弊也。曰由谈惊风，而得治病求源之要，诚至论也。请笔之以为来学式。

已上误搐、类搐、非搐证，共一十四条，即幼科之急惊、慢惊、慢脾者，尽止于此，业已条分缕晰，逐款逐条注明矣。临治者，当知各证之病源有别，而治疗之攻补自殊，不得复以急惊、慢惊、慢脾混同立论，而以截风定搐之死法统治之。从前未经剖露，犹谓陷于不知，今已证治判然，惟祈后贤留心讨论，神而明之。医道称仁，于是乎不相远矣。

## 附小儿时疫证治

吴又可曰：凡小儿感冒风寒、疟痢等证，人所易知，一染时疫，人所难窥，所以耽误者良多。盖幼科详于痘疹、吐泻、惊疳，并诸杂证，在伤寒时疫，甚略之，一也。古人称幼稚为哑科，盖不能尽罄所苦以告师，师又安能悉夫问切之义，所以但知其身热，不知其头疼身痛；但知其不思乳食，心胸膨胀，疑其内伤乳食，安知其疫邪传胃也；但见呕吐恶心，口渴下利，以小儿吐泻为常事，又安知其协热下利也，又何暇致思为时疫，二也。小儿赋质娇怯，筋骨柔脆，一染时疫，延捱失治，即便两目上吊，不时惊搐，肢体发痉，十指勾曲，甚则角弓反张。必延幼科，正合渠平日学习见闻之证，因多误认为慢惊风，遂投抱龙丸、安神丸，竭尽惊风之剂，转治转剧。因见不啼不语，又将神门、眉心乱灸，艾火虽微，内攻甚急，两阳相搏，如火添油，死者不可胜计，深为痛悯！今凡遇地方疫毒流行，大人可染，小儿独不可染耶？但所受之邪虽一，因其气血未足，筋骨柔脆，故所现之证为异耳。务宜求邪以治，故用药与大人仿佛。凡五六岁以上者，药当减半；一二三四岁者，四分之一可也。又肠胃柔脆，少有差误。为祸更速，临证尤宜加慎。

[入方]

**太极丸** 凡疫疠流行之时，小儿作热，即是时疫。乍有眼目上窜，角弓反张，手足搐掣，不可误认惊风，但以时疫，治之自愈。

天竺黄五钱 胆南星五钱 酒大黄二钱 直僵蚕三钱 真麝香二分 梅花片二分

共为细末，端午日午时修合，炼蜜为丸，如芡实大，朱砂为衣，凡遇疫证，姜汤化服一丸，神效。

# 痫疾证治



钱仲阳曰：小儿发痫，因气血未充，神气未实，或为风邪所伤，或为惊怪所触，亦有因妊娠时七情惊怖所致。若眼直目牵，口噤流涎，肚膨发搐，项背反张，腰脊强劲，形如死状，终日不醒，则为痓矣。

**按：**仲阳之说，亦明知有痓病，而谓终日不醒者为痓，不知痓病为三阳表证。据幼科所称惊痫，为心肝脾肺之里证。今反以表病腑病为重，里病脏病为轻；经脉行于皮肤肌肉者为重，经脉行于内脏贯膈者为轻；邪伤传导之腑为重，邪伤神明之脏为轻，颠倒背谬，令人不解。仲阳尚为此言，又安保后人之不讹传也！

万密斋曰：痫者，卒然而倒，四肢强直，目闭，或眼珠翻上不转，口噤，或有咬其舌者，口中涎出，或无涎者，面色或青或白，面色或青或白，后贤仔细着眼。或作六畜声，其状不一，乃小儿之恶证也。昏晕一时，即醒如常矣。其发也，或以旬日计，或以月计，或以岁计。古人有三痫五痫之名，证治太多，似无一定之说，故后学不知其所从也。凡治痫之法，幼科所载，其方甚多，而无可取者，惟予家秘新方，名断痫丸，诚治痫之神方也。

**予按：**密斋之说，不为无见，乃私心窃喜，赖有斯人为之砥柱。及考其断痫之方，则皆寒凉攻伐，镇坠毒劣之药，予又以为不尽然焉。夫痫者痼疾也，非暴病之谓，亦由于初病时，误作惊治，轻施镇坠，以致蔽固其邪，不能外散，所以留连于膈膜之间，一遇风寒冷饮，引动其痰，倏然而起，堵塞脾之大络，绝其升降之隧，致阴阳不相顺接，故卒然而倒。病至于此，其真元之败，气血之伤，了然在望，挽之不能，犹认作此中之邪，无异铁石，非攻坚破垒，不足胜其冥顽。呜呼！以娇嫩亏歉之体，而犹入井下石，岂司命慈幼之心哉！因录原方以正其惑。

**断痫丸**此方重坠，寒凉毒劣，用之增困。

川黄连　青礞石　石菖蒲　辰朱砂　蚌珍珠　铁华粉　胆南星　白甘遂　上沉香　白茯苓

别以人参一钱、白术三钱，煎汤煮糊为丸，猪心汤下。

**通心丸**　本非心病，何用通心，伐及无辜，未可为训。

辰朱砂　马牙硝　明雄黄　真麝香　白附子　陈枳壳　正川芎　白茯苓　拣人参　川黄连　金银箔

蜜丸，麦冬汤下。

此即所谓断痫丸也，予谓此等之见，似未离乎幼科习气。夫病至于痫，非禀于先天不足，即由于攻伐过伤。每见痫儿，无不肌肥面白，神慢气怯，即万氏亦谓面色或青或白，岂有青白之儿，能任攻伐者乎？只因中气素弱，脾不运化，则乳食精微，不化荣卫而化为痰，偶值寒凝，即倏然而发。岂必心窍有痰而后发哉？若果心窍有痰，则已懵然一物，何以发过清明如故？可知非痰迷心窍之证，误作痰迷心窍之治，愈攻愈败，愈发愈勤，不至于废弃不止也。有识者，补救尚虞不暇，犹敢以礞石、朱砂、珍珠、铁粉之重坠，伤其心气，以甘遂大毒之物，损其心血，更加黄连之苦寒败胃，虽有一钱之参，如红炉点雪。后方朱砂、牙硝、雄黄、金箔之类，亦犹是也。原其意，不过谓重坠可以镇心，苦寒可以泻火，毒劣可以攻痰。此等治痫，无异赧王伐秦救赵，而周赵卒为秦并，虽理或有说，而势所不能也。故予之治痫，从不用治痫之方，而十全其十。此等之证，非用从治之法，莫能成功。其如幼科诸君，枋榆自足，高远厌闻，惟知见证治证，不知古哲有见痰休治痰，见血休治血，有汗勿止汗，逢热莫退热，喘生毋降气，精遗勿涩泄之训。此盖从治之法，而幼科视为泛言，寄司命之责者，固如是乎！有见者，毫不治痰，而痰自不生，毫不治痫，而痫自不作，此其所以为神也。

［入方］

**消风丸**　凡治小儿诸般痫证，先服此丸七服。此非治痫之药，用以疏散外感，开通经络，庶后药得以流通故耳。

南薄荷　川羌活　川独活　北防风　明天麻　荆芥穗　正川芎　北细辛以上俱一钱　胆南星二钱

上为细末，炼蜜为丸，重一钱一颗，每日一丸，薄荷、苏叶煎汤化服，服完七丸，方服后药。

**集成定痫丸**　治小儿痫证。从前攻伐太过，致中气虚衰，脾不运化，津液为痰，偶然有触，则昏晕卒倒，良久方苏。此不可见证治证。盖病源深固，但可徐图。

惟以健脾补中为主，久服痰自不生，痫自不作矣。倘系年深日久者，与河车八味丸间服，无不愈者。

官拣参一两。切片、焙干　漂白术一两五钱。切片，土炒　白云苓一两。切片，姜汁蒸过，晒干　正广皮一两。酒炒　法半夏一两　石菖蒲五钱。取九节者，切片　白当归一两。酒洗，晒、切　青化桂五钱。去皮，浔桂不用　杭白芍一两。酒炒　白蔻仁一两。酒炒　漂苍术一两。用黑芝麻拌炒　南木香五钱。忌火　真龙齿一两。火煅，醋淬，研末，水飞过，晒干，取五钱　赤金箔三十张　镜面砂三钱。研末，水飞，晒干听用

上药各依分两制过，合为一处，焙干，研细末筛过，炼蜜为丸，龙眼核大，以朱砂为衣，贴以金箔，晒干，磁瓶收贮。每日早、午、晚各服一丸，姜汤化服。痫证未久者，服此；倘年深日久者，早服河车八味丸，午晚服此，无力备参者，不用亦可。

**河车八味丸**　治小儿痫证，年深日远，肝肾已亏，脾肺不足，心血耗散，证候不时举发。此证总归于虚，不可以为有余而攻逐之，致成不救。但以此丸早服，以救肝肾，前定痫丸午、晚服，以宁心健脾生肺，则万举万全，真神治也。

紫河车一具。头生男者，用白矾煎汤揉洗极净，用姜汁同酒煮烂　大地黄三两。姜汁、砂仁同酒煮烂　净枣皮一两。炒干　粉丹皮五钱。酒炒　宣泽泻一钱。盐水炒干　嫩鹿茸二两。切片，炒干　白云苓一两五钱。乳汁蒸晒　怀山药一两五钱。酒炒　川熟附七钱五分。切，焙干燥　青化桂七钱五分。去粗皮，研　北五味一两。去梗，炒干　大麦冬

一两。去心，糯米拌炒

上药依法炮制，和为一处，焙极干，研为细末，炼蜜为丸，龙眼核大。每早一丸，用淡盐汤化服，以饮食压之，午及临卧各用前定痫丸一服。

[幼科预宜修制应用丸药七方]

**消风丸**　凡疏通腠理，清解表邪，启发皮毛，流利经络，病之初起者，用之。

方见二卷痫疾证治。

**集成金粟丹**　凡开关通窍，下气利痰，醒昏定痉，一切危急者用之。

方见二卷类搐咳嗽。

**集成沆瀣丹**音亢械　凡导滞清热，降火利膈，解胎毒，去积热，通利二便用之。

方见二卷胎病论。

**泻青丸**　凡退热平肝，清表里，定痉搐，解烦退热，表里两急者用之。

方见四卷啼哭证治。

**理中丸**　凡脾虚中寒，面青腹痛，寒呕寒泻，四肢厥冷，一切虚寒者用之。

方见二卷乳子伤寒之理中汤，加增分两，炒研蜜丸，即理中丸。

**三仙丹**　凡饮食过多，有形之物填塞中焦，及痢疾大便不通，一切宜攻下者用之。

方见二卷类搐痢疾。

**太极丸**　凡遇年岁疫疠流行，小儿发热昏沉，甚则作搐者，时疫也，宜用此。

方见二卷小儿时疫证治。

已上七方皆宜预为修制，以备急需。凡古方截风定搐之药，无所用之，不必留意。



## 乳子伤寒证治

幼科谓小儿八岁以前无伤寒，不知此语出于何经。夫寒风暑湿燥火，为六气政令，乃阴阳代谢之机，岂伤人之物？只因人之脏气不足者，各从其类而翕受之，因其偏受而致病，所以谓六淫之邪，其来自天，决无择人而入之理。今谓小儿八岁以前无伤寒，不知寒邪不伤八岁以前之儿乎？抑八岁以前之儿不受寒邪之伤乎？若谓八岁以前天癸未足，则八岁以后天癸仍未足，则应云十六岁以前无伤寒，又何独以八岁为言哉？夫癸肾内藏真阳，与壬膀为表里，今癸水真阳未足，则壬水清寒，故寒邪之来，各从其类，竟趋太阳寒水之经，以寒召寒，诚莫能御，所以小儿伤寒为最多。今谓其无伤寒，不几令小儿之病伤寒者，束手待毙，皆死非命乎？非小儿无伤寒，因其荣血未充，易于生热，治之不当，即变而为痉。幼科指为惊风者，即此是也。然小儿伤寒，贵于急治，但不宜发表，由其肌肤薄，腠理疏，恐致汗多亡阳。若能于初起之时，即为解肌，祛其表邪从外而出，则必无变痉之虞矣。

或曰，伤寒同一病耳，而乳子与小儿治各有异，何也？曰，乳子筋骨柔脆，不耐伤寒，初入太阳，即人事昏沉，浑身壮热，筋脉牵强。医不详辨，误认惊风，其祸立至，所以乳子伤寒，贵于急治，故辨证不繁，用方宜简。若迁延时日，则无力耐之矣。是以与小儿之传经论治者，缓急不同。

其证初起，男体重面黄而带惨色，女面赤而带惨色，喘急恶寒，口中气热，呵欠顿闷，项急者是也。

如恶风寒，必偎藏其身于母怀者，是藏头伏面，此谓表证。可与解肌，桂枝防风汤。

如恶热，出头露面，扬手掷足，烦渴便秘，掀衣气粗，是为里证。略疏通之，小柴胡汤加大黄，中病即止。

如头额冷，手足冷，口中气冷，面色暗淡，大便泻青，此为阴证里虚，当救其里，理中汤。

如大热大渴自汗，此表里实热，宜和解，柴胡白虎汤清之。

又有先伤风寒，后伤饮食；或先停饮食，后感风寒，名夹食伤寒。其证壮热头痛，嗳气腹胀，大便酸臭，留连不解，大柴胡汤下之；体素弱者，惺惺散。

［入方］

**桂枝防风汤**　治半周一岁以至三五岁幼儿，伤寒初起，恶寒发热，体重面黄，或面白喘急，口中气热，呵欠顿闷，速以此方解散肌肉之邪。此方有汗能止，无汗能发，不致过汗亡阳，为幼科解表之第一方。

嫩桂枝一钱半　杭白芍二钱　北防风一钱半　老生姜一钱　大红枣五枚　炙甘草一钱

上作一剂，水煎，热服。

有痰，加芥子一钱；有呕吐，加陈皮、半夏各一钱；热多，加柴胡一钱；胸紧气急，加枳壳、桔梗各一钱。

**小柴胡汤加大黄** 治小儿里热恶热，出头露面，扬手掷足，烦渴燥粪，掀衣气粗，微利之。

官拣参七分 北柴胡一钱半 片黄芩一钱 法半夏一钱 炙甘草五分 锦庄黄一钱

生姜三片，红枣三枚为引，水煎，热服。

**理中汤** 治阴证里虚，头额冷，手足冷，口中气冷，面色暗淡，大便泄青。

官拣参一钱 漂白术二钱 炮姜炭一钱五分 炙甘草一钱

大枣三枚为引，水煎浓，凉冷服。

**柴胡白虎汤** 治表里皆热，大热大渴自汗。

官拣参一钱 熟石膏二钱 净知母一钱 北柴胡一钱 炙甘草一钱

合一剂，用早粳米一撮为引，水煎，热服。

**大柴胡汤** 治夹食伤寒，其证壮热头痛，嗳气腹胀，大便酸臭，延绵不解。

北柴胡一钱五分 锦庄黄一钱 法半夏一钱 赤芍药一钱 小枳实一钱二分

生姜三片，大枣一枚为引，水煎，热服。

**惺惺散** 治小儿真元不足，气血怯弱，内伤外感，热不能受。

官拣参一钱 漂白术一钱五分 白云苓一钱 白芍药

一钱　芽桔梗一钱　天花粉一钱，酒炒　北细辛五分　正川芎一钱　北防风一钱

生姜三片，红枣三枚为引，水煎，热服。

## 小儿伤寒类治出程凤雏《慈幼筏》

帝曰：人伤于寒而传为热，何也？岐伯曰：夫寒盛则生热也。帝曰：今夫热病者，皆伤寒之类也。小儿八岁以后，气血充足，经脉完固，伤寒与大人同治，仍自表达里，先皮毛，次肌肉，次筋骨肠胃，丝毫不爽。其始也，先从太阳寒水一经，有恶风恶寒，头痛脊强等证。寒郁皮毛，是为在表，脉浮紧无汗为伤寒，麻黄汤发之，得汗而解；脉浮缓有汗为伤风，以桂枝汤散之，汗止而解。

**疏：**太阳经在最外一层，故邪入皮毛，即先伤之。皮毛不能传变，由太阳之络脉传入本经，而后内入诸经也。邪客皮毛，即玄府汗孔也。闭。人身脏腑之气，无刻不与外气通，通故和畅；玄府闭，则内气不能发泄而生热，非风寒能变热也。此时但发其皮毛。玄府开而邪随汗散矣。麻黄、桂枝汗皮毛之方，非解中之药也。若表不解，热积而日甚，从本经反而之内，及各经之井荥俞合交会之处，则热传于他经，而各经并见矣。经脉之所出为井，所溜为荥，所注为俞，所入为合，十二经脉，莫不皆然。

太阳既罢，无头痛恶寒，脉又不浮，为表证罢而在中，乃阳明少阳之间。脉不浮不沉，而在乎肌肉之间，皮毛之下。然有二焉：若微洪而长，阳明脉也，外证鼻

干不眠，用葛根解肌；脉弦而数，少阳脉也，外证胁痛耳聋，口苦，寒热往来，以小柴胡汤和之。盖阳明少阳，不从标本，从乎中治，若有一毫恶寒，邪尚在表，虽入中，还当兼散邪。

**疏：**肌肉不能传变，肌肉之中皆经络也。经络谓之中，里则脏腑，表则皮毛。脏腑之气血，惟经络传达；外邪之壅热，亦惟经络传变。故阳明少阳，皆从中治。中者，经病也，非胃与胆病也。阳明属胃，少阳属胆，皆外之经络受病，非内之胃与胆病也。经病用和解，和解亦必由汗散，然非开发皮毛之法矣。盖邪初客表，经中阴津受伤，但启其毛窍而汗自通，及热传中经，血液燔灼，窍虽启，而汗为热隔不能外达。庸工不知，尚用风热之药，以发其表，益助热而耗阴，汗源干涸，究竟不得汗而毙者多矣。仲景和解，只清解热邪，而津液自存，阴汗既充，涌出肌表，而外邪自然涣散。此养汗以开玄府，与开玄府而出汗者，迥乎不同也。

邪在阳明则解肌，邪在少阳则和解。然病犹未退，既为传里实热，脉不浮而沉，按之筋骨之间，所谓阳明胃府病也，与经病不同。阳明经病已罢，至此传入胸中之胃府矣。若脉沉实有力，外证不恶风寒而反恶热，谵语大渴，六七日不大便，皆肠胃燥实致之。轻则大柴胡汤，重则三承气，大便通而热愈矣。

**疏：**热邪入里，驱出为难，故就大便通泄，从其近也，得汗而经邪从汗解，非汗为害，而欲驱之也；便矢而府邪从矢出，非矢为难，而欲攻之也。矢与屎同。医不察此，但知消克泻下之法，始终禁绝饮食，求一便矢为能事，殊可笑矣！

寒邪直入三阴之经，名曰直中。乃三阳主气衰，无热拒寒也。故初起即手足厥冷，或战栗踡卧不渴，或腹痛呕吐泄泻，或口吐涎沫，面如刀刮，不发热而脉沉迟无力。此不从阳经传入同治之例，更当看外证何如。轻则理中汤，重则姜附汤、四逆汤治之。

**疏：**伤寒者，由皮毛经络而后入脏腑。初虽恶寒发热，而终为热证，其人必素有火者；直中脏腑，始恶寒而并无发热等证，其人必素无火者。一则发表攻里，一则温中散寒，两途判然明白。

证有反常者，如发热面赤烦躁，揭去衣被，饮冷脉大，非阳证乎？然投凉药而死者，何也？内有伏阴也。切其脉，不论浮沉大小，必指下无力，按之筋骨之间皆然，甚者服一切茶汤及药皆吐，此阴盛格阳，乃白通汤加人尿猪胆汁证。仲景将传经、直中并论，正谓有阴证似阳，阳证似阴耳。如太阳证头疼发热，当脉浮而反沉，又似少阴矣，故用麻黄附子细辛汤；少阴证脉沉，应无热而反发热，又似太阳矣，须用甘草干姜附子汤。阴证四肢厥逆，而阳证亦有厥逆，此四逆汤与四逆散不同也；阴证下利，阳证亦漏底，此理中汤与黄龙汤不同也。

## 伤寒总括五法

一曰发表。其证脉浮发热，身痛恶寒，脊项强，气喘咳嗽，头痛，四肢拘急，目舌和，脉不沉，口不渴，大小便如常。方主麻黄、桂枝、青龙之属。

一曰解肌。脉尺寸俱长，目痛鼻干，漱水不欲咽。方主葛根汤、升麻葛根之属。

一曰和解。脉不浮不沉，往来寒热，呕吐胁痛，胸前胀满，耳聋，头汗盗汗，目眩口苦。方主小柴胡、大柴胡之属。



一曰攻里。脉至沉而有力，潮热恶热，腹痛，下利转失气，手足心腋下有汗出，咽干齿燥，目不明，谵语发狂，小腹满，下利清黄水，不得眠，小便多，自汗；外证头痛发热俱罢。方主白虎、小承气、六一、顺气之属。

一曰救里。脉沉无力，下利清谷，小便清长，四肢厥冷，呕吐清水涎沫，背恶寒，踡卧多眠，囊缩，爪甲青，吐蛔，干呕舌卷，手足拘急，身体痛如被杖。方主理中、四逆、真武、白通之类。

［入方］

**麻黄汤** 治太阳经寒伤荣，发热无汗恶寒。

净麻黄 嫩桂枝 光杏仁 炙甘草等分

水煎，热服，得汗而解。

**桂枝汤** 治太阳经风伤卫，发热自汗恶风。

嫩桂枝一钱五分 杭白芍二钱 老生姜一钱五分 大红枣五枚 炙甘草一钱

水煎，热服，仍得微汗，不可大汗。

**大青龙汤** 治太阳证见风脉。

净麻黄 熟石膏各三钱 嫩桂枝一钱 光杏仁五枚 炙甘草四钱 老生姜一片 大红枣一枚

水煎，温服，惟恐汗多。

太阳证而见风脉，是有头痛身热，无汗恶寒，但脉不紧而缓，为伤寒兼中风之候，故合麻黄、桂枝用之。风寒外盛，则人身之阳郁为内热，石膏所以加也。曰大青龙，言其行云致雨之速。然苟不善用，则亡阳之祸，变为筋惕肉瞤矣，可不慎哉！

**小青龙汤**　治表不解，心下有水气，干呕，或咳、或噎、或喘。

净麻黄　嫩桂枝　白芍药　制半夏以上各一钱二分　炙甘草　白干姜　北细辛各五分　北五味十二粒

水煎，温凉得所，徐服。

表不解者，头痛身热尚在也。渴时饮水过多，故心下有水气，咳、噎、喘者，水寒射肺也。有声无物曰干呕。此方麻、桂、草发表，夏、辛、姜散水气；芍药和阴血；五味收肺气。所谓青龙者，东方木神，主发育万物之义。

**惺惺散**　方见前乳子伤寒证治。

**葛根汤**　治阳明胃经，目痛鼻干不眠。

粉干葛一钱五分　赤芍药　嫩桂枝　炙甘草各六分　净麻黄去节。一钱　鲜葱白三茎　老生姜三片　大枣一枚

净水煎，热服。

如恶寒，加麻黄；恶风，加桂枝；如正阳明腑病，不恶寒，有汗而渴，当用白虎汤。

**升麻葛根汤**　治邪在阳明经，无汗恶寒发热。

绿升麻　粉干葛　赤芍药　炙甘草

净水煎，热服。

此方疏表去寒，和血调气，故为痘家之用。

**小柴胡汤**　治少阳胆经，耳聋，胁痛，寒热往来，口苦。

北柴胡三钱　官拣参　片黄芩　法半夏　炙甘草各一钱

姜一片，枣一枚为引，水煎服。

**按：**此经无出入路，不可汗下，止此汤和解之。如兼阳明证，本方加葛根、芍药；如尚有恶寒等证，用大柴胡汤。

太阳经，表之表也，行身之背；阳明经，表之里也，行身之前；少阳经，半表半里也，行乎两胁之旁。过此则少阴、太阴、厥阴，俱入脏为里。

**大柴胡汤**　治表证未除，里证又急，汗下兼行。

北柴胡一钱五分　片黄芩一钱　白芍药一钱　法半夏八分　锦庄黄七分　小枳实四分　老生姜三片　大红枣一枚

水煎，空心热服。

**白虎汤**　治身热大渴而有汗，脉洪大者；无渴者不宜。

熟石膏三钱　净知母二钱　炙甘草一钱　晚粳米一撮

净水煎浓，滚热服。

邪入于里，内有实热，故恶热。热越故有汗，里燥故有渴，邪盛故脉大，邪在阳明，故脉长。白虎者，西方金神也，名此者，欲秋金之令行，而夏火之炎息耳。此暑月热病，发热正方。石膏寒中之药，淡而辛，能汗能利，必其人有大汗而渴，齿燥，脉洪长可用；若无汗，脉虚而不洪长，或重按全无，虽壮热口渴，象白虎证，此脾胃气虚，元阳不足，误服必死。

**调胃承气汤** 治太阳阳明，不恶寒，反恶热，大便秘结而呕，日晡潮热。

锦庄黄三钱 白芒硝二钱 炙甘草一钱

生姜五片，水煎，热服。

**大承气汤** 治阳明太阴，谵语，五六日不大便，腹痛烦渴，并少阴舌干口燥，日晡发热，脉沉实者。

锦庄黄五钱 川厚朴二钱 小枳实二钱 白芒硝三钱

老生姜五片，用水煎，滚热服。

**小承气汤** 治六七日不大便，腹胀满闷，病在太阴，无表证，汗后不恶寒，潮热，狂言而喘者。

锦庄黄三钱 川厚朴二钱 小枳实二钱

净水煎浓，滚热服。

**桃仁承气汤** 治外证已解，小便急，大便黑，小便利，为瘀血证。

锦庄黄二钱五分 白芒硝一钱五分 嫩桂枝一钱 光桃仁十粒 炙甘草一钱

水煎。滚热空心服。

凡用三承气者，须以手按病人，自胸至小腹，果有硬处，手不可近，又看其舌之燥滑何如，然后分别当急下者，宜大承气汤。可少与者，宜小承气汤。宜微和胃气者，调胃承气汤。此以仲景圣法用之也。

**小建中汤** 治伤寒腹中急痛，阴阳相乖。

嫩桂枝一钱 白芍药二钱 炙甘草一钱 新饴糖五匙 老生姜五片 大红枣三枚

净水浓煎，半饥服。

阴证腹痛，不大便，桂枝芍药汤；腹痛甚，桂枝大黄汤；腹痛自利，小便清白，宜四逆、理中。

**黄芪建中汤** 治伤寒汗后身痛，脉迟弱者。

炙黄芪一钱五分 炒白芍二钱 青化桂一钱 炙甘草一钱 老生姜五片 大红枣五枚

煎好，入饴糖三匙，再煎一沸服。若微溏泄者，或呕者，皆不用。

汗多耗损阴气，不能荣养筋骨，故痛，阳虚故脉迟，汗后故脉弱。此乃建立中气，使生长荣卫，通行津液，则表不虚，而身痛自愈。

**理中汤** 治太阴即病，自利不渴，寒多腹痛。

人参片二钱 漂白术三钱 炮干姜一钱 炙甘草一钱

净水浓煎，温凉徐服。

**真武汤** 治汗发过多，心下悸，头眩，身瞤，振振欲擗地者。

熟附片 白芍药 白云苓各二钱 漂白术一钱五分 老生姜二钱

净水浓煎，温凉得中服。

心亡津液，肾气欲上而凌心，故悸；汗多亡阳，虚邪内动，故眩瞤欲擗地。真武者，北方之神，能司水火，不使蛟龙起陆者也。

**白通汤** 治少阴下利无脉。

熟附子三钱 白干姜一钱五分 鲜葱白三茎

净水浓煎，冷服。

少阴主禁固二便，寒邪居之，则失其权矣，故下利。葱白所以通阳气，姜、附所以散阴寒也。能散能通，差足尽少阴之职。服此汤利不止，复厥逆无脉，干呕而烦，即加童便半杯，猪胆汁五匙服之。脉微续者生；脉暴出者死。

**麻黄附子细辛汤** 治少阴病始得，发热脉沉。

净麻黄三钱 熟附片三钱 北细辛一钱

净水煎浓，温冷服。

病发于阴，当无热，有热者，乃太阳经表里相传之证也。少阴虚，则太阳之邪由络直入，其不尽入者，留为表热，故用麻黄以发汗，辛、附以温中，中外互攻，而贼邪詟服矣。

**四逆散** 治阳气亢极，血脉不通，四肢厥逆，在臂胫之下。若阴证则上过乎肘，下过乎膝矣。

北柴胡 白芍药 小枳实 炙甘草等分

净水浓煎，滚热服。

阳邪传入于阴，里有结热，阳气不能伸于四末，故四逆而不温。用枳实所以破结气而除里热，用柴胡所以升发真阳而回四逆，甘草和不调之气，芍药收失位之阴。夫伤寒以阳为主，四逆则有阴进之象，若用苦寒下之，必致阳益亏矣，故用此方。

**甘草泻心汤** 治呃逆，脉洪大，心火上奔，肺不得纳。

炙甘草二钱 正川连五分 法半夏一钱 片黄芩一钱 官拣参一钱 白干姜一钱 老生姜一钱 大红枣五枚

净水浓煎，对人参汤服。

胃寒呃逆，脉微细，干姜、半夏、丁香、柿蒂治之；若因失下，大便实者，小承气汤治之。

**玄参升麻汤** 治发癍咽痛。

黑玄参一钱五分　绿升麻一钱　炙甘草一钱

净水浓煎，热服。

**阳毒升麻汤**　治赤瘢狂言，吐脓血。

绿升麻一钱五分　真犀角一钱　鲜射干一钱　片黄芩一钱　官拣参一钱　炙甘草八分

净水浓煎，对人参汤热服。

阳证误温，当汗失汗，当下失下，或下早邪热入胃，或下迟热留胃中，皆致发斑。赤者二方可治，紫黑必死。

世有内伤发斑者，胃气虚极，一身之火浮游于外，宜补以降之，此证人多不识。

**桃仁汤**　治狐惑声哑。

光桃仁二十粒　槐花子二钱　陈艾叶一钱　大红枣三枚

净水煎极浓，空心热服。

狐惑者，失汗所致，食少胃空，虫咬其脏，则上唇生疮为惑；虫食其肛，则下唇生疮为狐。其候齿燥，声哑恶食，面目乍赤乍白乍黑，舌上白胎，唇黑，四肢沉重，喜眠，服此须臾，以黄连犀角汤清之。

**黄连犀角汤**　服桃仁汤后服此。

真犀角三钱　正川连二钱　肥乌梅四个　南木香三分

净水浓煎，磨木香冲服。

**雄黄锐散**　治虫食肛狐惑证。

明雄黄　光桃仁　干苦参　正川连　青葙子

上等分，为末，艾汁和匀，如小指尖大，绵裹，纳入谷道中，日易之。

**牛蒡根汤**　治发汗不透，余毒在心包络，令瘥后昏沉，甚至手足搐搦，或寒或热。

牛蒡根　净麻黄　川牛膝　制南星各六钱

上为末，每服五分，好酒调下，日三服。

**牡蛎泽泻汤**　治前证腰以下浮肿者。

左牡蛎煅　宣泽泻　甜葶苈　天花粉等分

上为细末，每服一钱，米饮调下。

**黄龙汤**　治发热不退，或寒热往来。

北柴胡三钱　炒黄芩　赤芍药　炙甘草各二钱

生姜三片，红枣三枚为引，水煎，热服。

# 伤风证治

《经》曰：风为百病之长。清净则肉腠闭拒，虽有大风苛毒，勿之能害。否则天有八风，乘虚感袭。又曰：贼风虚邪，避之有时。贼风者，如立春日起，肝木王七十二日，西风为贼邪，金克木也；立夏日起，心火王七十二日，北风为贼邪，水克火也；立秋日起，肺金王七十二日，南风为贼邪，火克金也；立冬日起，肾水王七十二日，西南风为贼邪，土克水也；三、六、九、十二月，脾土每季王一十八日，东风为贼邪，木克土也。此对冲之风，最能伤人，然中气足，腠理密者，始能无害。其所以受邪致病者，皆怯弱之体，故风邪得以乘之；或有不慎而感受者，顿然头痛鼻塞，呵欠喘急，身热脉浮者是也。盖肺主皮毛，风入皮毛，多为咳嗽，其指纹红紫而长，外感候也。复有伤风自利，腹胀而手足冷者，脾怯也，当与和脾而兼发散。有潮热多睡，气粗呕吐，乳食不消，大便黄白而嗽者，脾肺受寒，不能受纳而吐也。若伤风多泪，胁痛目肿而咳者，兼肝证也；舌苦面赤，汗流而嗽者，兼心证也；面黄唇肿，少食恶心，兼脾证也；面白眶肿，上气喘急，为肺本病也；嗽而腰疼者，兼肾证也。

［入方］

**人参败毒散**人参无力措办者，不用亦可。 治小儿四时感冒，以及伤风咳嗽。凡咳嗽痰不应者，每日二服，不拘剂数，以痰豁为度。

官拣参五分　白桔梗　陈枳壳　正川芎　甘草　白云苓　川羌活　川独活　信前胡　北柴胡　北防风　荆芥穗各一钱

生姜一小片为引，水煎，热服，忌油。

脾怯者，倍云苓，加怀山、扁豆；脾肺寒者，倍云苓，加白术、怀山、藿梗；兼肝证，倍柴胡，加白芍，微加青皮；兼心证，倍独活，加连翘、木通；兼脾证，加六曲、山楂、麦芽；兼肺证，倍枳壳，加北芥子；兼肾证，倍独活。

## 伤暑证治

《经》曰：因于暑，汗，烦则喘满，静则多言，体若燔炭，汗出而散。又曰：气盛身寒，得之伤寒；气虚身热，得之伤暑。婴儿之患，夏秋为甚，盖火土旺于长夏，正当金水受伤。稚阳阴微，已失天和，加之暑热，阳气浮于外，生冷戕于中，夏失长养，则不能生金而病于暑。然有中暑而病者，有因暑而致病者，虽病有不同，而总由于暑。故其为病有阴阳二证：曰阴暑，曰阳暑。治由冰炭，不可不辨也。

——阴暑者，因暑而受寒也。凡膏粱之儿，畏暑贪凉，不避寒气，又或居深堂广厦，或乍热乍寒之时，不谨衣被，以致寒邪袭于肌表。其证头痛无汗恶寒，身体拘急，四肢酸疼。此以暑月受寒，虽名阴暑，即伤寒也。治宜温散，五积散、清暑益气汤。不恶寒而发热者，人参白虎汤，热退后，用调元生脉散补之。

又有不慎口腹，过食生冷瓜果，凉茶冷水，以致寒凉伤脏，而为呕吐泻利腹痛等证，此亦因暑受寒，寒邪在内，治以温中为主，加味五苓散；不应，理中汤。

阳暑者，藜藿之儿有之，常在烈日之中，坐于热地之上，澡浴寒润之内。其证发热头痛，烦躁，大渴大汗，脉洪滑，大便干结，小便赤痛者，白虎汤；脉虚，烦渴而少气者，人参白虎汤；若眩晕者，生脉散；兼吐泻者，薷苓汤。

凡治暑证，最当辨其阴阳虚实。若外中热邪，内亦烦躁而热者，此表里俱热，方是阳证，治宜清补如前。

若脉虚无力，或为恶寒背寒，或为呕恶，或为腹痛泄泻，或四肢鼻尖微冷，或不喜凉茶冷水，或息促气短，无力以动之类，皆阳中之阴证也。凡见此类，但当专顾元气，四君子为主治，或理中汤加芍药。若虚寒甚者，则舍时令而从证，附、桂在所必用，切不可因暑热之名，而执用寒凉解暑，则祸不可胜言矣。



［入方］

**五积散** 治阴暑受寒，头痛无汗恶寒，身体拘急，四肢酸疼，以此温散之。

香白芷 正广皮 川厚朴 芽桔梗 陈枳壳 正川芎 杭白芍 白云苓 漂苍术 大当归 制半夏 嫩桂枝 黑炮姜 炙甘草

生姜三片，红枣三枚，水煎服。

**清暑益气汤** 治伤暑烦热，自汗口渴，恶寒发热者。

官拣参六分 炙黄芪一钱 漂白术一钱 六神曲五分 宣泽泻五分 川黄柏五分 杭青皮五分 粉干葛一钱 北五味三分 炙甘草五分

生姜一片，大枣三枚为引，水煎，热服。

**人参白虎汤** 治中暑不恶寒而发热者。

官拣参一钱 熟石膏二钱 净知母一钱 炙甘草一钱 晚粳米五钱

水煎，热服。

口渴甚，加麦冬一钱、北五味五分。

**调元生脉散** 平肝木，益脾土，泻邪火，补元气，小儿要药。

官拣参一钱 炙黄芪二钱 大杭冬一钱 北五味三分

炙甘草一钱

生姜三片，大枣三枚，水煎，温服。

**加味五苓散** 治暑证之要药也。

漂白术二钱 白云苓二钱 结猪苓二钱 宣泽泻二钱 青化桂一钱 藿香梗一钱 宣木瓜一钱 西砂仁一钱

生姜一片，大枣一枚，灯心十茎引，水煎，热服。

**理中汤** 治阴暑呕吐，泻利腹痛。

官拣参三钱 漂白术三钱 黑炮姜一钱五分 炙甘草二钱

大枣三枚引，水煎，温服。

**白虎汤** 治阳暑发热，头痛烦躁，大渴大汗，脉洪实，大便秘结，小便赤痛。

熟石膏三钱 净知母二钱 炙甘草一钱 晚粳米一两

水一碗，先煮米熟，纳后三味，同煎，滚热服。

**生脉散** 固中气，清火热，保肺金。

官拣参一钱 大杭冬三钱 北五味七分

水煎极浓，温服。

**薷苓汤** 治阳暑脉虚，兼吐泻。

漂白术二钱 陈香薷一钱五分 白云苓二钱 结猪苓二钱 宣泽泻二钱 青化桂一钱 白扁豆一钱五分 川厚朴一钱 炙甘草五分

生姜一片，大枣一枚，灯心十茎引，水煎服。

**四君子汤** 方见三卷疟疾证治。

**理中汤加芍药** 治伤暑腹痛泄泻。

即本方加炒白芍药一钱五分。

# 伤湿证治

《经》曰：诸湿肿满，皆属于脾。又曰：风雨则伤上，清湿则伤下。是湿之为病，有出于天气者，雨露是也；有出地气者，泥水是也；有出饮食者，酒浆生冷是也；有出人事者，汗衣卧湿，如小儿澡浴、粪秽、衣裸不干，皆是也。然所因虽异，悉由乎脾气之虚，而辨治之法，其要惟二：一曰湿热，一曰寒湿，尽之矣。病而发热者，谓之湿热；病而多寒者，谓之寒湿。湿热之治，宜清宜利，热去湿亦去也；寒湿之治，宜燥宜温，非温不能燥也。

——湿热证，其证发热身痛，多烦渴，小便赤涩，大便秘结，脉见洪滑，方是热证，宜利宜清，柴苓汤、茵陈饮。如果湿热之甚，或元气壮而兼秘结不通者，方可推荡之，集成沆瀣丹。

——寒湿证，惟胀满泄泻呕吐，皆寒湿之病也。凡小儿喜弄冷水，坐卧湿地，其证头痛身重，寒热往来，宜胃苓汤。如兼呕吐，加藿香、砂仁；如因中湿，浮肿者，胃苓汤合五皮汤。如不效，必用温补，俟阳气渐复，则阴邪始退，如理中汤、八味丸，宜择用之。

凡脾虚多病湿，内因酒面停滞，嗜瓜果，喜生冷，烧炙甘肥，以致湿热壅溢而为病者，此内因也。复有坐卧湿地，雾露阴雨所客，澡浴为风所闭，涉水为湿所郁，郁于肌腠则发黄，此湿由外生。可见内外所感，皆由脾气虚弱，而湿邪乘而袭之。中湿发黄者，茵陈五苓散；不效，六君子汤，燥脾而黄自退。

［入方］

**柴苓汤** 治中湿，恶热如疟。

官拣参一钱 北柴胡一钱五分 枯黄芩一钱 法半夏一钱 漂白术一钱 结猪苓一钱 宣泽泻一钱 上青桂五分 白云苓一钱 炙甘草五分

生姜三片，大枣三枚，水煎，热服。

**茵陈饮** 治中湿发黄作热，大小便涩。

茵陈蒿二钱 黑栀仁一钱五分 赤茯苓一钱 甜葶苈一钱 小枳实五分 生甘草五分

灯心十茎，水煎，食前服。

**沆瀣丹** 方见二卷胎病论。

**胃苓汤** 治中湿头重体重，往来寒热，和水土，调脾胃。

漂苍术二钱 炒厚朴一钱 广陈皮一钱 炒白术一钱 白云苓一钱 结猪苓一钱 宣泽泻一钱 炙甘草五分 上青桂五分

生姜三片，水煎，食前服。

**五皮汤** 此方合胃苓汤，专治浮肿，神效。

生姜皮 大腹皮 茯苓皮 桑白皮 五加皮以上各一钱

灯心十茎，大枣三枚为引，水煎，空心服。

**理中汤** 方见二卷伤暑证治。

**八味地黄汤** 方见一卷小产论。

**茵陈五苓散** 治中湿发黄。

茵陈蒿二钱 漂白术一钱 白云苓一钱五分 结猪苓一钱 宣泽泻一钱 青化桂五分 炙甘草五分

生姜三片，大枣三枚为引，水煎服。

**六君子汤** 方见二卷非搐吐泻。



# 霍乱证治

《经》曰：足太阴厥气上逆则霍乱。又曰：不远热则热至，热至则身热，吐下霍乱。夫霍乱之病，起于仓卒，其证挥霍扰乱，无有宁止，故名霍乱。多因夹食伤寒，阴阳乖隔，上吐下泻，而烦躁闷乱者是也。盖人有三焦，上焦受纳水谷，主入而不主出；中焦腐化水谷，流行于五脏六腑；下焦分别水谷，主出而不主纳。故邪在上焦则吐；邪在下焦则泻；邪在中焦则上吐下泻。凡霍乱得吐泻，则邪气上下得出，斯无苦也，陈莝出尽，而吐泻自止。乃有上不得吐，下不得泻，为干霍乱，又名绞肠痧。其病因脾胃之邪无从而出，若加喘满作搐者，十不救一。其有上吐下泻者，当分寒热而治之，亦宜止其乳食，恐其增痰也。故霍乱饮米汤必死，以其助胃邪故也，宜藿香正气散。

有先泻后吐者，乃脾胃虚寒，故先泻白水而吐亦不多，口气缓而神色慢，额上有汗，六脉沉细，此为虚冷，宜温之，六君子汤；不愈，则理中汤加藿香、木瓜各一钱。

有先吐后泻者，乃脾胃有热，故喘促唇红，吐来面赤，渴饮水浆，脉洪而数，此为热也，宜和解之，五苓散加藿香。

其干霍乱上不得吐，下不得泻，最为危迫，速用盐汤探吐之，必待其吐出宿食积痰，然后用药。或以针刺十指甲边令血出；或刺膝弯，名委中穴。出血即解，后用藿香正气散。

［入方］

**藿香正气散** 治风邪伤胃，阴阳不和，上吐下泻。

紫苏叶一钱 大腹皮一钱 芽桔梗一钱 白云苓一钱 制半夏一钱五分 川厚朴一钱 正广皮一钱 香白芷一钱 炙甘草一钱

生姜三片，大枣三枚，水煎，热服。

**六君子汤** 方见二卷非搐吐泻。

**理中汤** 方见二卷乳子伤寒证治。此加藿香、木瓜。

**五苓散** 方见二卷伤暑证治。此加藿香。

**盐汤探吐法** 其法以温水调食盐略咸，一大碗，令儿服之，良久，以指探其喉间则吐，一吐即松。

［霍乱简便方］

凡霍乱吐泻腹痛者，切忌热汤及米汤，犯之必死。必待其吐泻后一二时久，服药过后，俟其胃气稍回，渴止知饥，方可以稀粥与之。

凡霍乱呕吐，不能受纳药食，危甚者，速以新汲水，和百沸汤各一盏和匀，名阴阳汤，饮数日即定。

凡痰疟及宿食恶毒之物，阻塞中焦，而令腹胀欲作霍乱者，即与盐汤，令其顿服，吐尽痰食即安。

霍乱吐泻，诸药不效，绿豆、胡椒各二十一粒，研细，水煎服，如口渴甚者，将二物研细，以新汲井水调服则安。

一方以六一散一二钱，浓姜汤调服，夏月更妙。盖六一散凉，姜汤热，亦寒因热用之意也。

干霍乱即绞肠痧。其症忽然心腹绞痛不可忍，上不得吐，下不得泻，痰壅腹胀，手足厥冷，六脉沉细或伏，死在须臾，真恶候也。急用食盐一两，生姜五钱，捣碎，同盐炒黑色，水一大碗，煎数沸，温服，良久以指探喉中探吐之，或不吐即泻。

绞肠痧亦有阴阳。阴痧腹痛手足冷，看其身上有红点，以灯火于红点上焠之。阳痧腹痛手足暖，以针刺其十指背近爪甲处一韭叶许，出血即安。仍先自两臂捩下其恶血，令聚指头，然后刺之。

凡发痧手足厥冷，腹痛，用温水一碗，令病人伏卧凳上，以手蘸水拍其两膝弯，名委中穴。看其有紫黑点现，以针刺出恶血即愈。脾脉、肝脉、肾脉，三阴之脉皆从此委中穴过。

又法，以香油拍两手曲池穴，即肘内弯处。以苎麻蘸油戛之，刮起紫疹，立刻即愈。肺脉、心脉、心包络脉，皆从此曲池而过，已上所为，亦疏散之意也。

# 幼幼集成卷之三

## 咳嗽证治

帝曰：肺之令人咳，何也？岐伯曰：五脏六腑皆令人咳，非独肺也。又曰：邪在肺，则病皮肤痛，寒热，上气喘，汗出，咳动肩背。夫肺为华盖，口鼻相通，息之出入，气之升降，必由之路，故专主气。《经》曰：形寒饮冷则伤肺。由儿衣太薄，及冷饮之类，伤于寒也。《经》曰：热伤肺。由儿衣太厚，爱养过温，伤于热也。又曰：皮毛者，肺之合。皮毛先受邪气，邪气得从其合，使气上而不下，逆而不收，充塞咽嗌，故令咳嗽也。

凡有声无痰谓之咳，肺气伤也；有痰无声谓之嗽，脾湿动也；有声有痰谓之咳嗽，初伤于肺，继动脾湿也。在小儿由风寒乳食不慎而致病者，尤多矣。《经》曰：五脏六腑，皆令人咳。然必脏腑各受其邪而与之，要终不离乎肺也。但因痰而嗽者，痰为重，主治在脾；因咳而动痰者，咳为重，主治在肺。以时而言之，清晨咳者，属痰火；午前嗽者，属胃火；午后嗽者，属阴虚；黄昏嗽者，火浮于肺；五更嗽者，食积滞于三焦。肺实者，顿嗽抱首，面赤反食；肺虚者，气逆虚鸣，面白飧泄；肺热者，痰腥而稠，身热喘满，鼻干面红，手捏眉目；肺寒者，嗽多痰清，面白而喘，恶风多涕。故治者各因其虚实寒热而调之，斯无误矣。

因于寒者，则气壅喘促，声浊而无汗，鼻塞声重，宜参苏饮微汗之。

咳而气逆，喘嗽，面白有痰，此肺本经病，宜清肺饮；咳甚，葶苈丸微利之。

咳而喉中介介有声，面赤发热，心烦，或咽喉痛声哑者，此肺病兼见心证，宜清宁散；咽喉痛，沆瀣丹。

咳而面黄体倦，痰涎壅盛，或吐痰，或吐乳食。此肺病兼见脾证。大抵咳嗽属脾肺者居多，以肺主气，脾主痰故也，宜橘皮汤。

咳而面青多怒，痰涎壅盛而发搐者，盖因咳嗽声不能转，所以瞪目直视，此肺病兼见肝证，宜集成金粟丹。

咳而面色暗黑，久咳而吐痰水，此肺病兼见肾证，宜六味地黄丸加麦冬、五味。

咳而声不出，口鼻出血者，此气逆血亦逆也。须顺气宁嗽为主，人参冬花膏。

咳而久不止，并无他证，乃肺虚也。只宜补脾为主，人参五味子汤。

咳而胸高骨起，其状如龟者，谓之龟胸，此肺热之极，阳火熏蒸而致也，清燥救肺汤。

咳而日久，胸前疼痛，口吐脓血腥臭者，此肺火壅盛，已成痈也，桔梗汤；治不如法，其证多死。

凡咳嗽痰涎壅塞，逆气冲并而作搐者，多难治，故头摇、目上视，及闭目呻吟，手足摆舞，肩息胸突，喉中痰鸣，口噤不乳，喘而手足冷，皆死证也。

［入方］

**人参败毒散** 此方辛平升散，为咳门第一神方，举世少有知者。凡有咳嗽，无论内伤饮食，外感风寒，夹湿夹毒；不拘男妇大小，胸紧气急，咽痛口苦，痰不相应，即用此方升散之。或感冒重者服此，其咳愈甚，不知者，以为药不相符，弃而勿服，不知正是升散之力，佳兆也，再服之，渐次轻减，不拘剂数，只以痰应为度，声响痰出是其效也。枯燥之人，数剂之后，略加沙参、玉竹、当归、白芍、生地、麦冬之类，以滋其阴，无不愈者。再有叮咛，凡咳嗽初起，切不可误用寒凉及滋阴之药，闭其肺窍，为害不小，俱以辛散为先着，俟痰应之后，渐加滋阴则得矣。

官拣参五七分，不用亦可　芽桔梗一钱二分　正川芎一钱　白云苓一钱　陈枳壳一钱　信前胡一钱　川羌活七分　川独活五钱　北柴胡一钱　南薄荷一钱　荆芥穗一钱　北防风一钱　净连翘一钱　炙甘草五分

生姜一片为引，水煎，半饥服，每日二剂。

**参苏饮** 治四时感冒，头痛发热，咳嗽痰盛。此方不如前方，用之多不效，姑存之。

官拣参五分　白云苓一钱　陈枳壳一钱　法半夏一钱　信前胡一钱　芽桔梗一钱　老苏叶一钱　粉干葛一钱　正广皮一钱　炙甘草五分

生姜三片，葱白三寸，水煎，温服，取微汗。

**清肺饮** 治气逆而咳，面白有痰。

信前胡一钱 北柴胡七分 桑白皮五分 陈枳壳一钱 净知母一钱 川贝母一钱 南薄荷七分 白云苓一钱 白桔梗一钱 金井胶一钱 大麦冬一钱 荆芥穗一钱 炙甘草五分

水煎，热服，切忌油腻。

**葶苈丸** 治乳食冲脾，伤风咳嗽，面赤身热，痰多喘嗽。

甜葶苈去土，隔纸略炒 黑牵牛炒 光杏仁去皮尖，炒黄色，另研 汉防己炒

上药等分，为细末，入杏仁泥，和蒸枣肉为丸，绿豆大，每五七丸，姜汤化下，量儿大小加减。

此丸因乳食伤脾痰甚者，及壮实小儿可用之。苟不因乳食所伤，并怯弱者，本方去牵牛，易家苏子等分，炒研为丸，效。

**清宁散** 治心肺有热而令咳嗽，宜从小便利出。

桑白皮蜜炒 甜葶苈微炒 赤茯苓酒炒 车前子炒 炙甘草减半

上为细末。每服五分，生姜、大枣煎汤调服。

**集成沆瀣丹** 方见二卷胎病论。

**橘皮汤** 治咳嗽痰甚呕吐。

法半夏一钱 白云苓一钱 正广皮一钱 旋覆花一钱 北细辛五分 官拣参五分 芽桔梗五分 陈枳壳一钱 炙甘草五分

生姜三片，大枣一枚，水煎，徐服。

**集成金粟丹** 方见二卷类搐咳嗽。

**六味地黄汤** 方见二卷胎病论。

**人参冬花膏** 治气逆咳血，痰中见血。

官拣参 天门冬 麦门冬 款冬花 川贝母 桑白皮 金井胶 片枯芩 白当归以上各一钱 北五味 炙甘草各五分

上为细末，炼蜜为丸，龙眼核大，每一丸灯心汤下。

**人参五味子汤** 治久嗽脾虚，中气怯弱，面白唇白，此神方也。

官拣参一钱 漂白术一钱五分 白云苓一钱 北五味五分 杭麦冬一钱 炙甘草八分

生姜三片，大枣三枚，水煎，温服。

**清燥救肺汤**喻嘉言制 治诸气膹郁，诸痿喘呕，皆属肺之燥也。

鲜桑叶经霜者，得金气而柔润不凋，取之为君，用二钱 炙甘草和胃生肺，一钱 熟石膏禀清肃之气，极清肺热，用一钱二分 官拣参生胃之津，养肺之气，七分 胡麻仁炒、研，一钱 真阿胶八分 杭麦冬去心，一钱二分 北杏仁泡，去皮尖，炒黄，七分 枇杷叶一片，刷去毛，蜜涂，炙黄用

水一碗，煎六分，频频分二三次服。痰多加川贝母、瓜蒌；血虚加生地黄；热甚加犀角、羚羊角。

**桔梗汤** 治肺痈出脓血。

芽桔梗二钱 白当归一钱 川贝母一钱 瓜蒌皮一钱 汉防己一钱 光杏仁五分 陈枳壳一钱 薏苡仁二钱 生

黄芪一钱　鲜桑叶一钱　润玄参一钱

用芦茅嫩根三钱为引，水煎，热服。

## 百晬嗽论附案

凡乳子百日内有痰嗽者，谓之百晬嗽。或出胎暴受风寒，或浴儿为风所袭，或解换褓裳，或出怀喂乳，而风寒得以乘之，此病由外来者；或乳汁过多，吞咽不及而呛者，或啼哭未定，以乳哺之，气逆而嗽者，此病由于内生者，皆能为嗽。第前汗下之剂，难于用之，以其胃气方生，不能胜药故也，故曰百晬嗽难医。然虽曰难医，正未尝曰不医。予之治此，未为不多，其用药之治，有案在后；复有不治之治，更为捷径，而又百治百愈，但须乳母听戒，治之无难。凡遇百晬嗽，先用荆防败毒散二小剂，母子同服，服完止药。惟令乳母忌口，凡荤酒油腻、盐醋酸咸、姜椒辛辣、青菜面食之类，一概屏绝，惟用香茶白饭，少佐橘饼、橙片，以清其乳。虽儿嗽至重者，不过十日八日，得哺清乳，嗽自愈矣。倘不听戒，复不择医，徒然服药，有名无实，竟何益哉！

［附案］

潍阳明经高君作梅翁，与令弟云轩翁，同于甲寅五月举子。然皆膏粱之禀，胎元怯弱，于七月间，两儿同患百晬嗽。予谓云翁曰：公郎面白唇淡，白眼带青，嗽声连续，痰不相应。此肝风有余，肺气不足，虽有喘嗽，未可以常法治之。设投疏风清肺，适足益燥伤阴，不特嗽不能愈，而证必加重。云翁深以为是，乃投人参五味子汤，其应如响，四剂全瘳。计用人参二钱八分。作翁者，其体更弱，外候面白眼青，自汗多嗽，满头青筋，囟门宽大。因谓之曰：令侄正同此证，已服补脾保肺之剂愈矣；公郎中气更虚，速宜用参，始不费手。适有老妪专挑马牙者，从内阻之；复有医者，从外阻之。力言不可用参，服参则不可治。且云未见百日之儿敢用参者。老妪更嘱其母曰，道翁丸药，切不可服，其中多有人参，服之为害不浅。其母闻之，以为诚然，于是视予药如砒毒矣。作翁因素艰嗣息，莫能张主，于予言似有阳是阴否之意。予见其迟疑不决，亦不敢强，姑听之。此医日一诊视，自七月下旬治起，直至十月初旬，作翁往府考贡，其病愈治愈危，竟至于奄奄一缕，而逆证丛生，无可救药。医束手乏策，老妪缄口无言，皆绝迹不至矣。夫人辈无所倚仗，复恳于予。予叹曰：早听予言，何有今日。乃入诊视，见其面目如蓝，形体惟皮束骨，声哑无音，咳嗽气促，雨汗淋漓，四肢搐掣，逆证全具，毫无生机。因不忍释手，详为审视，惟两目神光尚存。予曰：生机或在是乎，遂以大参一枝，天圆肉五粒，蒸汤与服。初服小半，予为抱之，环步室中，审其呼吸之息，气虽未减，而亦不见其增，即与服完。良久觉气稍顺。予喜曰：得之矣。遂用大参二钱，天圆肉七粒，蒸汤服之，竟获大效。是夜汗搐俱止，喘嗽略亦轻减。第苦于人小体弱，即二钱之参汤，亦须一夜方能服完。幸予此时行功习静，数载未曾设榻，终夕无眠，竟与抱之，昼夜不一释手，醒即予服，服后仍睡。数日之后，则鼾声如雷，睡眠极稳，呼吸极长。予知为气复神归之效。如此者十昼夜，诸证已愈八九，惟形色未复，音声未亮。予曰：功程虽半，未敢暂停，参须倍之。于是每日大参四钱，天圆十四粒，如前调理，计前后二十昼夜，其用官拣参六两有零，始奏全绩。于是声音清亮，面色红融，肌肉复生，精神胜旧；今已长成，俨然美丈夫矣，而且聪明特达，经史皆通，他日翱翔，奚能限量！如此之证，如此之治，不特世人未见，医家未闻，即诸书亦所未载。半岁乳子，而用六两之参，起沉疴于万难之日，苟无定识者，未必有成。故拜恳同道，但须认证真确，不必拘泥古方，神而明之，存乎人耳！

或问二证，皆百晬嗽，何以前证用药，而后证独用参者，何也？曰：各有理焉。前证在七月间，正肺金旺时，为风邪冲并，但伤其中气，他脏无涉，故以四君子补脾，生脉散保肺，收其耗散之金，得返清肃之令，中气一回，应手而愈。后证自七月起至于十月，金已退气，正当水旺木相之时，由肾水无源，所以肝木失养，诚母病子伤，故面目俱青，手足搐掣，此非肝强，实肝败也，《内经》有善则不见，恶则见之之言，显然可证。在常俗之辈，见其搐掣，又必为之镇惊化痰，截风定搐矣，谁复为之固真元，维持竭绝哉？不知此等之证，阴阳两败，脏腑俱伤，苟非大力之品，莫可挽回。所以屏去杂药，独用人参之甘温，天圆之甘润，味极纯正，饲之儿喜。况人参之力，在阴益阴，在阳益阳，荣卫气血，精神意智，无不补者，而且昼夜不彻，则真元阴受其长养之功，乌得不效！又曰：初服即效，而必待三七之日，始奏全绩者何也？曰：克削过伤，枯燥已极，如旱苗焦壤，暴雨无裨，必淙淙润泽，始可盈科，至于三七之久，天地来复之机，业已三至，人身荣卫，已周一千五十度，升降有恒，神气已足，不药之庆，夫复何疑？此等之治，非谓世之婴儿，一有咳嗽，便当用参，第禀受先亏，胎元怯弱者，有不得不用之势。独惜前医偏执己见，即数分之参，断不肯用，孰知用至六两之多，始收全效。可见辨证不真，误人非浅，故笔此以为择医者劝。

［咳嗽简便方］

小儿咳嗽声不出者，紫菀微炒研末，杏仁去皮尖，研如泥，等分，炼蜜为丸，芡实大，每服一丸，北五味七粒煎汤，化服。

肺实咳嗽痰喘，葶苈子隔纸炒为末，枣肉为丸，龙眼核大，每一丸，白汤化服。

咳嗽多痰，葶苈子隔纸炒，知母微炒各五钱，研末，沙糖为丸，芡实大，每服一丸，白汤化下。

小儿喘嗽发热，自汗吐红，脉虚无力，人参切片焙干，天花粉切片酒炒，等分为末，每服五分，蜜汤调服，以瘥为度。

秋天肺燥，咳嗽无痰，北沙参一味，每服五钱，净水浓煎，热服。

小儿百晬嗽，痰壅喘咳，用贝母五钱，淡姜汤润湿，饭上蒸过，甘草半生半炒二钱五分，研细末，沙糖为丸，龙眼核大，每一丸，米饮化服。

热痰咳嗽，痰出稠浓，或咽喉痛，制南星、制半夏各三钱半，枯黄芩七钱，焙燥为末，沙糖为丸芡实大，每用一丸，姜汤化服。

## 哮喘证治



《经》曰：犯贼风虚邪者，阳受之，阳受之，则入六腑，入六腑，则身热不得卧，上为喘呼。又曰：肺病者，喘咳逆气，肩背痛，汗出。夫喘者，恶候也。肺金清肃之令，不能下行，故上逆而为喘。《经》曰：诸气膹郁，皆属于肺。喘者，肺之膹郁也。

吼者，喉中如拽锯，若水鸡声者是也；喘者，气促而连属，不能以息者是也。故吼以声响言，喘以气息名。凡喉如水鸡声者为实，喉如鼾声者为虚，虽由于痰火内郁，风寒外束，而治之者，不可不分虚实也。

有因外感而得者，必恶寒发热，面赤唇红，鼻息不利，清便自调，邪在表也，宜发散之，五虎汤。

有因热而得者，必口燥咽干，大小便不利，宜葶苈丸微下之。

有因宿食而得者，必痰涎壅盛，喘息有声，先用山楂、神曲、麦芽各三钱，煎汤与服，消其食；次千缗汤。

素有哮喘之疾，遇天寒暄不时，犯则连绵不已，发过自愈，不须上方。于未发时，可预防之。有一发即能吐痰者，宜服补肾地黄丸加五味、故脂多服自愈；有发而不吐痰者，用痰喘方。

凡哮喘初发，宜服苏陈九宝汤。盖哮喘为顽痰闭塞，非麻黄不足以开其肺窍，放胆用之，百发百中。

或胸膈积热，心火凌肺，热痰壅盛，忽然大喘者，名马脾风。盖心为午火属马，言心脾有风热也。小儿此证最多，不急治，必死，用牛黄夺命散下之效。

凡大病久病之后，或久服寒凉克削之后，或久吐久泻之后，忽然气急，似喘非喘，气息短促，名为短气。短者断之基，气将脱也。速宜挽救，人参五味子汤效。

又有虚败之证，忽然张口大喘，入少出多，而气息往来无滞。此肾不纳气，浮散于外，大凶之兆，速投贞元饮；不效，理阴煎加人参、鹿茸，或可挽救。

如汗出如油，发润而喘者，肺绝也；汗出如油，张口大喘者，命绝也；直视谵语而喘者，肝绝也。凡大病正气欲绝，无根脱气上冲，必大喘而绝矣。

[入方]

**五虎汤**　治寒邪入肺，而作齁鮯。盖齁鮯为寒痰固结，非此方不能解散。

净麻黄七分　光杏仁一钱　陈细茶一钱　熟石膏一钱五分　炙甘草四分

净水煎，空心服。

**葶苈丸**　方见三卷咳嗽证治。

**千缗汤**　治痰闭肺窍，喘息有声。

法半夏二钱　大皂角五分　老生姜一钱　炙甘草一钱

水煎服。

已上皆素无哮喘，而暴发者用。

**补肾地黄丸**　治先天不足，肝肾虚者通用。

熟地黄　怀山药　山萸肉各一两　嫩鹿茸　淮牛膝各二两　粉丹皮　白云苓　宣泽泻各一两　北五味　补骨脂各一两

上为末，蜜丸，绿豆大，每服三钱，淡盐汤空心下。

**痰喘方**　治哮喘无痰者。盖痰入于肺窍，不能出故也。

官拣参　制南星　制半夏　瓜蒌霜　香附米　皂角灰　真广皮炒　萝卜子炒

俱等分，共为末，姜汁煮，神曲糊丸，麻子大，每服一钱，姜汤化下。

**苏陈九宝汤**　治风寒闭肺，而作哮喘。

净麻黄　红云皮　南薄荷各五分　青化桂取心　紫苏叶　桑白皮　大腹皮　光杏仁各四分　炙甘草六分

生姜三片，水煎，临服加童便少许，冲服。

**牛黄夺命散**　治胸膈有痰，肺胀大喘。

黑牵牛半生半炒，取头末，五钱　锦庄黄酒润，晒干　陈枳壳麸炒，各一两

上为细末，每服一钱五分，白汤调下，量儿大小加减，临服加蜜数匙，以气平为度。

**人参五味子汤**　方见三卷咳嗽证治。

**贞元饮**景岳新方　治气短似喘，呼吸急促，提不能升，咽不能降，势甚垂危。常人但知为气急，其病在上，而不知元海无根，肝肾已败。此子午不交，气脱证也。

大熟地五钱　白当归三钱　炙甘草一钱

水煎，热服。

如兼呕恶，或恶寒者，加煨姜五片；气虚脉微至极者，速加人参；如肝肾阴虚，手足厥冷，加肉桂一钱。

**理阴煎**景岳新方　治肾肝亏败，不能纳气，浮散作喘。

大熟地三钱　白当归二钱　炮姜炭一钱五分　炙甘草一钱

手足冷者，加熟附子一钱、青化桂一钱。

水二钟，煎七分，热服。

**[哮喘简便方]**

治痰气壅塞。雪梨汁一杯、生姜汁四分之一，蜂蜜半杯，薄荷细末一两，和匀器盛，重汤煮一时之久，任意与食，降痰如奔马。

**化痰丸**　丝瓜烧存性，为细末，枣肉为丸，如弹子大，每服一丸，姜汤化下。化痰最捷，兼能止嗽。

**坠痰丸**　治一切风痰湿痰，老痰痰火，胸痞满，气壅塞。黑牵牛四两炒，止取头末一两，大皂角去皮弦及子，酥炙黄四钱，生白矾三钱，共为细末，米糊丸，每服一钱，儿稍大者二钱，空心姜汤服，痰涎从大便出。久病之人，五日十日一服；病缓者半月一服。

治醋呛成吼。用甘草二两，去赤皮，每段切二寸长，两半劈开，用猪胆二枚，取汁浸甘草三日，取起，火上炙干为末，蜜丸绿豆大，每晚临卧服二钱，茶汤送，神效。

哮喘久不止，不拘老小，一服即止；并治小儿奶哮。石膏、半夏、瓜蒌仁、陈皮、麻黄各一钱五分，枳实、杏仁各一钱，甘草七分，生姜五片，水煎热服。

**清金丹** 治一切吼疾，或痰或食，遇厚味即发者，尤妙。萝卜子蒸熟，晒干为末，猪牙皂烧存性，等分，共为细末，姜汁打面糊丸，绿豆大，每服一二十丸，姜汤送下。

## 诸疳证治

夫疳之为病，亦小儿恶候。十六岁以前，其病为疳；十六岁以上，其病为痨。皆真元怯弱，气血虚衰之所致也。究其病源，莫不由于脾胃。盖胃者，水谷之海也。水谷之精气为荣，悍气为卫，荣卫丰盈，灌溉诸脏。凡人身充皮毛，肥腠理者，气也；润皮肤，美颜色者，血也。所以水谷素强者无病；水谷减少者病；水去谷亡则死矣。凡病疳而形不魁者，气衰也；色不华者，血弱也。气衰血弱，知其脾胃必伤。有因幼少乳食，肠胃未坚，食物太早，耗伤真气而成者；有因甘肥肆进，饮食过餐，积滞日久，面黄肌削而成者；有因乳母寒热不调，或喜怒房劳之后，乳哺而成者；有二三岁后，谷肉果菜，恣其饮啖，因而停滞中焦，食久成积，积久成疳；复有因取积太过，耗损胃气，或因大病之后，吐泻疟痢，乳食减少，以致脾胃失养。二者虽所因不同，然皆总归于虚也。其证头皮光急，毛发焦稀，腮缩鼻干，口馋唇白，两眼昏烂，揉眉擦鼻，脊耸体黄，斗牙咬甲，焦渴自汗，尿白泻酸，肚胀肠鸣，癖结潮热，酷嗜瓜果、咸炭、水泥者，皆其候也。然治寒以温，治热以凉，此用药之常法。殊不知疳之为病，皆虚所致，即热者，亦虚中之热，寒者，亦虚中之寒，积者，亦虚中之积。故治积不可骤攻，治寒不宜峻温，治热不可过凉。虽积为疳之母，而治疳必先于去积。然遇极虚者而迅攻之，则积未去而疳危矣。故壮者先去积，而后扶胃气，衰者先扶胃气，而后消之。书曰：壮人无积，虚则有之。可见虚为积之本，积反为虚之标也。

如恶食滑泻，乳食直下，牙龈黑烂，头项软倒，四肢厥冷，下痢肿胀，面色如银，肚硬如石，肌肉青黑，肛门如筒，口吐黑血，吐利蛔虫，并为不治。

初病者，以集圣丸为主；久病者，但以肥儿丸调之，以补为消可也。

凡疳之初起者，集圣丸为主方。其有五脏兼证，从权加减，不必多求方法。

［入方］

**集圣丸**　治冷热新久一切疳证，以此为主。

真芦荟酒蒸　五灵脂炒　夜明砂炒　真广皮酒炒　杭青皮醋炒　蓬莪术煨　使君肉炒　南木香屑　白当归炒　正川芎酒炒。以上俱各二钱　官拣参三钱。切片，焙干　正川连姜制　干蟾蜍酥炙。俱三钱　西砂仁酒炒。二钱

上为细末，用公猪胆一枚，取汁，将前末和匀，粟米糊丸，龙眼核大，每服二丸，米饮调下。

［各证加减法］

——病有咬牙舒舌，舌上生疮，爱饮冷水，唇红面白，喜伏地卧，此心疳也。本方去莪术、砂仁、青皮、陈皮、川芎、木香六味，加生地、茯苓、胆星各二钱，朱砂、甘草各一钱。

——面青，目生白膜，泄泻夹水或青色，此肝疳也。本方去莪术、砂仁、陈皮、木香四味，加胆草、栀仁、防风、天麻、蝉蜕各二钱、青黛一钱五分。

——爱食泥土冷物，饮食无度，身面俱黄，发稀作穗，头大项小，腹胀脚弱，间或泄泻，肌瘦，昼凉夜热，不思乳食，此脾疳也。专用本方。

——鼻下赤烂，手足枯细，口中腥臭，或作喘嗽，右腮晃白，此肺疳也。本方去莪术、砂仁、青皮、川芎、木香五味，加桑皮、桔梗、苏叶、阿胶、炙草各二钱；外用泽兰叶、铜绿、轻粉等分为末，贴烂处。

——两耳内外生疮，脚如鹤膝，头缝不合，或齿缝臭烂，变成走马疳，此肾疳也。本方去莪术、砂仁、青皮、陈皮、木香、灵脂六味，加熟地、茯苓、山药、萸肉各三钱，丹皮、泽泻各二钱。

——食积久而成疳，其证形瘦腹紧，时发潮热，羞见生人，见之则哭。本方去芦荟、灵脂二味，加人参、黄芪、白术、茯苓、半夏、枳实、厚朴、炙草、神曲、麦芽、鳖甲、三棱各二钱。

——久泄不止，胃虚成疳，此疳泻也。本方去芦荟、莪术、青皮、灵脂四味，加诃子肉三钱、建莲肉三钱。

——久痢不止，胃虚成疳，此疳泻也。本方去芦荟、莪术、灵脂四味，加白术、茯苓、肉蔻、诃子各二钱，加人参三钱。

——疟久未已，胃虚成疳。此必有癖，谓之疳疟。本方去芦荟、灵脂二味，加黄芪、鳖甲、柴胡、半夏、神曲、三棱各二钱，倍人参三钱。

——脑疳，皮毛光急，满头疮饼，脑热如火，发结如穗，遍身多汗，腮肿囟高，令儿眼痛，其病在肝。本方去莪术、砂仁、青皮、陈皮四味，加胆草、川芎、升麻、羌活、防风各二钱。

——脊疳，虫食脊膂，发热黄瘦，积中生热，烦渴下痢，拍背如鼓鸣，脊骨如锯齿，或十指皆疮，频啮指甲，宜安虫丸。盖五疳或有停食成积，积久生虫；或如丝发、如马尾，多出于头项背腹之间，虫色黄白赤者可治，青黑者难治也。安虫丸，即本方去莪术、砂仁、青皮、陈皮、当归、川芎六味，加苦楝根白皮、贯众、芜荑、槟榔各二钱，名安虫丸。

——蛔疳，皱眉多哭，呕吐清沫，腹中乍痛，痛时腹中结聚成块，摸之梗起，满肚青筋，唇口紫黑，肠头啮痒者是也。蛔从口鼻出者难治，宜安虫丸。即上方。

——丁奚疳，手足极细，项小骨高，尻削体瘦，腹大脐突，号叫胸陷者是也。集圣丸本方。

——哺露疳，虚热往来，头骨分开，翻食吐虫，烦躁呕哕者是也。集圣丸本方。

——无辜疳，因浣衣夜露，被无辜鸟落毛所污，小儿服之，身体发热，日渐黄瘦，脑后项边有核如弹丸，按之随动，软而不痛，其中有虫如米粉，宜刺破其核，以膏药贴之；内以本方去莪术、砂仁、灵脂三味，加黄芪、鳖甲、槟榔各二钱。

——疳热，由于胃脾虚弱，阳浮于外，气不归元，只以补脾为主。使阳气收敛，热自退矣。用参苓白术散，多服为妙；或兼脾阴虚者，间服六味地黄丸。

——疳渴，由胃气下陷，津液不生故也。宜补其胃，使清阳上升，津液渐生，渴自止矣，七味白术散。

——走马疳，虫病也。齿属肾，肾主虚，才受热邪，直奔上焦。初起口臭，名曰臭息；次则齿黑，名曰崩砂；甚则龈烂，名曰溃槽；有血迸出，名曰宣露；甚至齿皆脱落，名曰腐根；纵得全活，齿不复生。外证脑热肌瘦，手足如冰，寒热时有，滑泄肚痛，口臭干渴，齿龈破烂，爪甲黧黑，身多疮疥。痘疹之后，多有此证，不可救治，毒归于肾故也。初起者，清胃散；另有治法，在齿牙本门。

——魃病。儿将周岁，母复有娠，儿饮其乳，谓之魃音忮乳，以成此证。或有母患别病，儿饮其乳，以类母病者有之。盖母之血气若调，乳则长养精神，血气一病，乳则反为病根。母既妊娠，精华下荫，冲任之脉，不能上行，气则壅而为热，血则郁而为毒，小儿神气未全，易于感动。其候寒热时作，微微下利，毛发鬡鬡，意殊不悦，甚则面色痿黄，腹胀青筋，泻青多吐，日渐尪羸，竟成疳证。俗以孕在胎中，因儿饮乳，其魄识嫉而致儿病，故谓之胎妒，龙胆汤。

——骨蒸之病，多起于胃。其始也，邪火上冲而能啖，火消烁而善饥。盖胃为气血之海，气血不足，邪火杀谷，水谷之精气不足济之，渐成口秽烦躁，夜热朝凉，毛焦口渴，气促盗汗，形如骨立，谓之消瘅。若大便日十余行，肢瘦腹大，频食多饥，谓之食㑊。此皆邪火为害，耗伤津液而致者，大肥儿丸。

［入方］

**参苓白术散** 治脾胃虚弱，饮食不进，或呕吐泻痢；及大病之后，补救脾胃，此方为神。

官拣参切，焙 漂白术土炒 白云苓乳蒸 怀山药炒。各一两五钱 芽桔梗焙 薏苡仁炒 建莲肉去心 炙甘草各一两

共为细末，每服一二钱，姜、枣汤调服。

**六味地黄丸** 方见二卷胎病论。

**七味白术散** 方见三卷泄泻证治。

**清胃散** 治走马牙疳。

雅黄连 白当归 绿升麻 怀生地 粉丹皮 白芷梢等分 北细辛减半

净水煎，滚热服。

**龙胆汤** 治小儿魃病。

草龙胆 钩藤钩 北柴胡 芽桔梗 赤芍药 正川芎 官拣参 白云苓各一钱 炙甘草五分

井水煎服。外以夜明砂，不拘多少，以红纱作一小袋盛之，系儿胸前。

**大肥儿丸** 治小儿脾胃虚弱，泄泻骨蒸。

官拣参切、焙 山楂肉炒 漂白术土炒 真广皮炒 蓬莪术炒 川厚朴姜制 六神曲炒 雅川连姜制 胡黄连炒 杭青皮醋炒 白云苓乳蒸 杭白芍酒炒 地骨皮酒

炒　宣泽泻炒　肉豆蔻煨　尖槟榔　正川芎炒　北柴胡酒炒　使君肉炒　干蟾蜍煅　炙甘草各五钱　五谷虫一两

共为末，炼蜜为丸，弹子大，米饮化下。

**加减肥儿丸**　治一切久病成疳，总归虚处，不可以前法治之，只宜以此丸久服，以补为消，无不愈者。

官拣参切片，焙干　嫩黄芪蜜炙　漂白术土炒　白云苓乳蒸　广陈皮酒炒　杭青皮醋炒　当归身酒洗　大鳖甲醋炙　正川连姜制　南木香屑　使君肉炒　干蟾蜍醋炙　炙甘草各等分

上为细末，另以山药打糊丸，量儿大小加减。日日服之，以米汤调下，病愈药停。

［**疳证简便方**］

小儿疳积，肚大，黄瘦骨立，头上疮痂，发如麦穗。用干蟾蜍三五只，去四足，以香油涂之，炙焦为末；蒸黑枣去核，取肉捣膏，和蟾末为丸，龙眼核大。每日三服，积垢自下。多服之，形容自变，其病如失。

又方，买天浆虫四两，洗极净，晒干，微炒为末，加甘草细末五钱，米糊为丸，弹子大，每服一丸，米饮下。

小儿诸疳日久，身面生疮，烂成孔臼，如大人杨梅疮样。用蒸糯米饭时，甑盖四边滴下气水，以碗盛取，扫疮上，数日即效；百药不验者，此方如神。

疳蚀口鼻。用粪蛆洗漂极净，晒干，微炒为末，褐衣烧灰减半，共研匀，频吹口内效。

小儿口疳破烂。人中白煅过，厚黄柏蜜炙焦，二味等分，少加冰片，共研末，以盐茶洗口，后以药搽之。

走马牙疳，及齿龈腐烂黑臭者。用尿壶内多年积垢，名人中白，煅红一两，儿茶五钱，黄柏、薄荷、青黛各一钱，冰片三分，共研细末，先以温水漱口，然后吹药于疳上，每日六七次。吹药之时，涎从外流者为吉；涎收向内者，毒入里也，不治。

牙疳、鼻疳。人中白煅一钱五分，毛褐灰、枯白矾各一钱，为细末。湿者干搽，干者，先以香油润湿，然后搽药。

急疳蚀烂，口鼻欲死。海中紫贝子煅过，俗名南蛇牙齿，又名砑螺，岭南称狗支螺者是也。炭火煅过为末，腊猪油调涂。

牙疳溃烂，穿唇破舌，并治口疮。胡黄连五分，胆矾、儿茶各一钱五分，共为细末，搽之。

# 呕吐证治

《经》曰：诸逆冲上，皆属于火；诸呕吐酸，皆属于热。又曰：寒气客于肠胃，厥逆上出，故痛而呕。夫呕吐者，阳明胃气下行则顺；今逆而上行，故作呕吐。其证有声有物谓之呕，有物无声谓之吐，有声无物谓之哕，又曰干呕，久病见此者死。盖小儿呕吐，有寒有热有伤食，然寒吐热吐，未有不因于伤食者，其病总属于胃。复有溢乳、哯乳、呕哕，皆与呕吐相似，而不可以呕吐治之。更有寒热拒隔之证，又有虫痛而吐者，皆当详其证而治之。凡治小儿呕吐，先宜节其乳食，节者，减少之谓也。凡呕吐多渴，不可与之茶水，水入复吐，终不能止，必强忍一二时久，而后以米汤与之，吐自止矣。

寒吐者，乳片不消，多吐而少出，面白眼慢，气缓神昏，额上汗出，脉息沉微，宜温中消食。轻者藿香正气散；不止，理中汤加藿香；又不止，参香散；再若不止，此阴盛格阳，谓之拒格。急以理中汤一剂，用公猪胆汁和童便少许，将药润湿，炒熟，煎服即止。此《内经》热因寒用之法也。盖阴寒太过，阳热之药，拒而不纳，故以猪胆、童便为向导，其始则同，其终则异。下咽之后，阴体渐消，阳气乃发也。

热吐者，面赤唇红，吐次少而出物多，乳片已消，色黄，遍身发热而烦躁，夏月多此证。宜五苓散加藿香；不止，藿连汤；再不止，用理中汤煎熟，调六一散，冷服即止。此寒因热用也。

伤食吐者，眼胞浮肿，面色微黄，足冷，其热日轻夜重，或吐溲酸之气，或吐黄水，或吐青痰，其脉弦实而滑，此有宿食也。宜下去其积乃止，消积丸。

伤乳吐者，才乳即吐，或少停而吐。此因乳食无度，脾胃娇嫩，不能运化，此满则溢也，名溢乳。但宜节其乳，则吐自止。

哯乳者，时时吐乳而不多，似吐非吐，皆胃虚所致也。宜参香散。

有乳多而吐出者，非真吐也；苟不知禁，即成真吐也。百日内小儿多有之。盖身小身软，必待乳母拥抱之，苟有倾侧，乳即溢出。此人事也，不须用治。

嗽吐者，儿有咳嗽，必待其嗽定，方可与乳；若嗽未定，以乳哺之，其气必逆，乳不消化而为痰，痰气壅塞，嗽不得，转而吐乳。枳桔二陈汤。

小儿初生三日内吐乳者，用丁香三粒、陈皮五分、生姜三片，煎服自止；又不若煨姜汤更妙。此予用最多者，盖三四日内，总皆寒吐也。

初起哯乳，即当调治。如哯不已，即成吐，吐不已，即成呕，呕不已，即成哕，至此胃气太虚，精神渐脱矣。若呕吐不已，日渐沉困，囟陷、囟肿、青筋大露者，并频吐不食，昏沉语塞，喘急大热，常吐腥臭者，皆死。

哕者，有声无物，最恶之候。凡久病之后而见此者，皆为不治。

**予按：**为医者临诊治病，贵能体贴病情，能用心法。大凡呕吐不纳药食者，最难治疗。盖药入即吐，安能有功？又切不可强灌，胃口愈吐愈翻，万不能止。予之治此颇多，先将姜汤和黄土作二泥丸，塞其两鼻，使之不闻药气，然后用对证之药煎好，斟出澄清，冷热得中，止服一口，即停之半时之久；再服一口，又停之良久；服二口，停之少顷，则任服不吐矣。斯时胃口已安，焉能得吐？愚人不知，明见其吐药不纳，偏以整杯、整碗强灌之，则一吐倾囊而出，又何药力之可恃乎？此等之法，不但幼科可用，即方脉亦当识此。倘临证不体病情，全无心法，即如呕吐一证，虽能识病，虽能用药，其如不纳何哉？

［入方］

**藿香正气散**　方见二卷类搐霍乱。

**理中汤**　方见二卷乳子伤寒证治。

**参香散**　治小儿胃虚作吐，诸药不止。

官拣参切，焙　上沉香锉末　公丁香研　藿香梗焙　南木香剉屑

上俱等分，共为细末，每服五七分，木瓜煎汤，调服。

**五苓散**　方见二卷伤暑证治，此加藿香。

**藿连汤**　治小儿热吐不止。

真雅连七分，姜汁炒　紫厚朴一钱，姜汁炒　藿香叶一钱

生姜三片，大枣三枚，水煎，热服。

**六一散**　方见三卷痢疾证治简便方。

**消积丸**　治食停胃口而作吐。

西砂仁十二个。酒炒　公丁香九粒　乌梅肉三个。蒸，去核，取净肉　巴豆仁二粒。煨，捶去油

共研细末，米糊为丸，绿豆大，每服三丸，白汤送。

**枳桔二陈汤**　治小儿胸膈有痰，咳嗽作吐。

陈枳壳一钱　芽桔梗一钱　白云苓一钱五分　法半夏一钱　真广皮一钱　炙甘草五分

生姜三片，大枣三枚，水煎，热服。

**[呕吐简便方]**

小儿呕吐，外证不热不渴，面白唇淡，神慢气怯，寒吐也。用生姜一大块，直切薄片，勿令折断，层层掺盐，以苎麻紧扎，外用草纸七层包之，水湿，慢火煨令熟，取起，去麻、纸，将姜捣烂，和早米，煎汤服，立止。

小儿卒呕不止。生姜取自然汁一盏，煎滚听用，蜂蜜四两，炼熟听用。每服用姜汁一匙，蜜二匙，白汤调服，每日五六次效。

小儿胃热呕吐，外证面赤烦躁，身热作渴，手足心热者，热吐也。黄连一钱姜汁炒，熟石膏一钱，共为细末，每服一钱，白汤调下，吐止，止后服。

又方，用枇杷叶火上炙之，刷净毛，每用叶三片，煎汤热服，立止。

小儿干呕，极恶之证。用甘蔗取汁听用，生姜取汁听用，临服用蔗汁六匙，姜汁二匙，和匀，温热服，不用汤水调。

凡呕吐服药不纳者，内有蛔虫在膈间，蛔闻药气则动，动则药出而虫不出。但于呕吐药中，加入川椒十四粒，则不吐矣。盖蛔得椒则伏矣。

治小儿一切吐逆，不拘冷热，及久吐诸药不效者。用硫黄五钱、水银一钱，同研至不见星，姜汁打，米糊为丸，小豆大。三岁者三丸，大人则三四十丸，以阴阳水送下。此二味加增分两，入阳城罐内封固，以炭火升炼之，即是灵砂，为仙家所用之物；最能升降阴阳，交济水火，乃扶危济困之神丹也。

## 泄泻证治

《经》曰：水谷之寒热，感则害人六府。又曰：虚邪之中人也，留而不去，传舍于肠胃，多寒则肠鸣、飧泄，食不化；多热则溏出糜。夫泄泻之本，无不由于脾胃，盖胃为水谷之海，而脾主运化，使脾健胃和，则水谷腐化，而为气血，以行荣卫；若饮食失节，寒温不调，以致脾胃受伤，则水反为湿，谷反为滞，精华之气不能输化，乃致合污下降，而泄泻作矣。



凡泄泻肠鸣腹不痛者，是湿，宜燥渗之；饮食入胃不住，或完谷不化者，是气虚，宜温补之；腹痛肠鸣泻水，痛一阵、泻一阵者，是火，宜清利之；时泻时止，或多或少，是痰积，宜豁之；腹痛甚而泻，泻后痛减者，为食积，宜消之，体实者，下之；如脾泄已久，大肠不禁者，宜涩之，元气下陷者，升提之。

泄泻有五：寒、热、虚、实、食积也。但宜分别所泻之色。凡暴注下迫，属火；水液澄清，属寒。老黄色属心、脾、肺实热，宜清解，淡黄色属虚热，宜调补；青色属寒，宜温；白色属脾虚，宜补；酱色属湿气，宜燥湿；溲酸气属伤食，宜消。

脾土虚寒作泻，所下白色，或谷食不化，或水液澄清，其候神疲，唇口舌俱白色，口气温热，宜理中汤，或六君子汤。

热证作泻，泻时暴注下迫，谓其出物多而迅速也。便黄溺赤，口气蒸手，烦渴少食，宜五苓散加栀仁。

有伤食及滞泻者，其候口嗳酸气，吞酸腹胀，一痛即泻，一泻痛减，保和丸消之。

如食已消，痛已止，而犹泄泻不止者，乃脾失清升之气，气虚下陷，补中益气汤。

有风泻，泻而色青稠粘，乃肝木乘脾，宜六君子汤加防风、柴胡、白芍。

有湿泻，腹内肠鸣，肚不痛，身体重而泻水，或兼风者，水谷混杂，宜升阳除湿汤。

凡大泻作渴者，其病不论新久，皆用七味白术散生其津液；凡痢疾作渴亦然。盖白术散为渴泻之圣药。倘渴甚者，以之当茶水不时服之，不可再以汤水，兼之则不效矣。

久泻不止，多属虚寒，宜参苓白术散加肉豆蔻煨熟为丸，服之自止。

久泻未止，将成疳者，参苓白术散加肉豆蔻煨，倍加怀山药，共为末，每日服之，则泄泻自止，津液自生，不致成疳矣。

《经》曰：五虚者死：一脉细，二皮寒，三少气，四泄泻不止，五饮食不入。五虚悉具者死，能食者生。

凡泻不止，精神好者，脾败也；吐泻而唇深红者内热也。色若不退者死，面黑气喘者死。遗屎不禁者，肾气绝也。

［入方］

**理中汤**　方见二卷乳子伤寒证治。

**六君子汤**　方见二卷非搐吐泻。

**五苓散**　方见二卷伤暑证治，此加栀仁。

**补中益气汤**　方见一卷小产论。

**升阳除湿汤**　治风湿作泻。

绿升麻一钱　北柴胡一钱　六神曲一钱　北防风一钱二分　宣泽泻一钱　结猪苓一钱　漂苍术一钱五分　正广

皮五分　炙甘草五分

生姜三片，大枣三枚，水煎，热服。

若胃寒肠鸣，加益智仁、半夏各一钱。

**七味白术散**　治泄泻津液下降，烦躁大渴。

官拣参一钱　漂白术一钱　白云苓一钱　南木香三分　藿香叶一钱　粉干葛二钱　炙甘草五分

水煎，当茶饮。

此方治小儿阳明本虚，阴阳不和，吐泻而亡津液，烦渴口干。以参、术、甘草之甘温，补胃和中，木香、藿香辛温以助脾，茯苓甘淡，分阴阳，利水湿，葛根甘平，倍于众药，其气轻浮，鼓舞胃气，上行津液，又解肌热。治脾胃虚弱泄泻之圣药也；兼治久泻不止，口渴无度，并痢疾口渴。幼科之方，独推此为第一，后贤宜留意焉。

**参苓白术散**　方见三卷诸疳证治。

**［泄泻简便方］**

治水泻，或饮食过度，或饮冷水冒暑而发。用生姜捣烂三钱，陈细茶三钱，浓煎汤饮，立止。盖泄泻由脏腑阴阳不和，姜能和阴，茶能和阳，是以多效。体素薄者，加莲子去心二钱。

泄泻因伤湿而起，米谷不化，不思饮食，困弱无力。用白术土炒、白茯苓各三钱，水煎，食前服；腹痛者，加炒白芍一钱、炙甘草五分。

泄泻因于寒者，腹痛手足冷。用胡椒十四粒、生姜三钱、淡豆豉二钱，煎汤，热服。

泄泻腹痛奇方。用鸡蛋一枚，将小头打一小孔，入胡椒七粒在内，以纸封顶，纸包煨熟，酒送，更效，胡椒吞与不吞不拘。

脾虚久泻。用白术土炒、山药酒炒、莲肉去心蒸熟、砂仁酒炒各一两，共为细末，以白沙糖二两和匀，每服一二钱，米饮调下。

又方，用早米造饭锅巴，取四两研末，莲子去心蒸晒为末四两，白糖四两，共和匀，每服二三钱，白汤调下，每日三服。

**集成止泻散**　治久泻如神，此方经验最多。

用车前子，以青盐水炒七次，秤过二两，白茯苓炒二两、山药炒二两、炙甘草六钱，共为细末，每服二三钱，炒米汤调，乌梅汤更好。真神方也。

## 伤食证治

《经》曰：饮食自倍，肠胃乃伤。东垣云：饮者，无形之气也；食者，有形之血也。由此推之，乳为血液，饮之类也；谷有糟粕，食之类也。乳之与食，原非同类，岂可不辨乎哉？

凡小儿饮食伤脾之证，非可一例而论：有寒伤、有热伤；有暂病、有久病；有虚证、有实证。但热者、暂者、实者，人皆易知；而寒者、久者、虚者，人多不识。如今之小儿，以生冷瓜果致伤胃气，而为腹痛泻痢者，人犹以为火热，而治以寒凉，是不识寒证也。有偶因停滞而为胀痛，人皆知其实也，然脾胃之素强者，即滞亦易化，惟其不能化者，则恒有胀满之证。又或有不食亦知饥，少食即作胀，或有无饥无饱，全不思食，或因病有伤胃气，久不思食，本非有余之证，时医遇此，无论有余不足，鲜有不用开胃消导之剂者，是不知虚证也。盖脾胃原有运化之功用，今既不能化食，则运用之职，已失其权。而尚可专意克削，以益其困乎！故凡欲治病，必先藉胃气以为行药之主。若胃气强者，攻之则去，而疾常易愈，此以胃气强而药力易行也；胃气虚者，攻亦不失，此非药不去病，以胃气本弱，攻之则益弱，而药力愈不行，胃愈伤，病亦愈甚矣。若乃体质强弱，尤有不同。凡藜藿之儿，壮健之质，及新暴之病，自宜消伐，惟速去为善；如以弱质弱病，而不顾脾胃虚实，概施欲速攻治之法，则无有不危矣。

凡素喜冷食者，内必多热；喜热食者，内必多寒。故内寒者不喜寒；内热者不喜热。然热者嗜寒，多生中寒；寒者喜热，多生内热。《内经》所谓久而增气，物化之常；气增而久，夭之由也。凡治病者，又当于素禀中，察其嗜好偏胜之弊。

凡饮食致病，伤于热者，多为火证，而停滞者少；伤于寒者，多为停滞，而全非火证。大都饮食之伤，必因于寒物者居多，而温平者次之，热者又次之。盖热则易于腐化流通，所以停滞者少。

冯楚瞻曰：凡小儿伤食，皆由胃气怯弱。今时之医，以平胃散为脾胃之准绳。孰知平胃者，胃中有高阜，则使平之，一平即止，不可过剂，过则平地反成坎矣。又不若枳实丸为胜，方为洁古老人所制。用枳实一两、白术二两，补多于消，先补而后消也。但此丸原为伤食者设，今若专以为补脾药，又误矣。夫枳实有推墙倒壁之功，用之不当，能无克削？即如山楂、神曲、麦芽，举世所常用者，然山楂能化肉积，凡多年母猪肉煮之不烂，但入山楂一撮，登时皮肉即糜；又产妇儿枕痛，以山楂煎服，儿枕立化，可见其破滞之功，岂可轻用！曲、麦者，以米饭在磁缸中，必藉曲以酿酒，必藉蘖以成糖，脾胃在人身中非磁缸比，原有化食之功，今食不化，因其所司者病也，只补其运用之能，而食自化，何必用此消克药哉！

大凡小儿原气完固，脾素强者，多食不伤，过时不饥。若儿先因本气不足，脾胃素亏者，多食易伤，如攻伐一用，饮食虽消，而脾气复经此一番消伐，愈虚其虚；后日食复不化，犹谓前药已效，汤丸叠进，展转相害，羸瘦日增，良可悲矣！故医有贫贱之医，有富贵之医；膏粱子弟与藜藿不同，太平之民与疮痍自别。乡村里巷，顽夫壮士，暴有所伤，攻伐之剂一投可愈；倘膏粱幼稚，禀受怯弱，娇养柔脆，一例施之，贻害不小矣。

楚瞻曰：人之脾胃，虽能化食，实由于水火二气运用其间，非脾胃之所专能也。内火盛则脾胃燥，水盛则脾胃湿，皆不能健运，乃生诸病。如消渴证，火偏盛而水不能制；水肿证，水偏盛而火不能化，惟制其偏而使之平，则善矣。制者，非谓去水去火之意，人身水火本自均平，偏者病也。火偏多者，补水配火，不必去火；水偏多者，补火配水，不必去水。譬之天平，此重则彼轻，一边重者，只补足轻之一边，决不凿去马子，盖马子一定之数。今人见水利水，见火泻火，是凿马子者也。

小儿之病，伤食最多，故乳食停滞，中焦不化而成病者，必发热恶食，或噫气作酸，或恶闻食气，或欲吐不吐，或吐出酸水，或气短痞闷，或腹痛啼叫，此皆伤食之候也。便宜损之，损之者，谓姑止之，勿与食也，使其自运。《经》谓伤之轻者，损谷则愈矣。损之不减，则用胃苓丸以调之；调之不减，则用保和丸以导之；导之不去，则攻下之。轻则木香槟榔丸；重则消积丸。

伤食一证，最关利害，如迁延不治，则成积成癖；治之不当，则成疳成痨。故小儿之强壮者，脾胃素实，恃其能食，父母纵之，以致太过，停留不化，此食伤脾胃，真伤食也，可用前法治之。如小儿之怯弱者，脾胃素虚，所食原少，或因略加，即停滞而不化，此乃脾虚不能消谷，转运迟耳，作伤食治则误矣，惟宜六君子汤，助其健运，多服自愈。

凡小儿脾胃实者，倘纵其口腹，不知节制，则饮食自倍，肠胃乃伤，而实者必致为虚矣。其体之虚怯者，能节其饮食，则肠胃不伤，谷气渐长，而虚者终变为实矣。

凡伤食吐泻后，则其所伤之物俱去，只与和其胃气，或异功散，或六神丸。

［入方］

**洁古枳实丸** 治小儿伤食，脾不运化，以致面黄肚大。此方补多消少，诚为伤食运化之良方。

漂白术二两，黄土拌炒 小枳实一两，酒炒

胃虚不思饮食者，加藿香叶五钱焙、西砂仁五钱酒炒，名香砂枳实丸；小儿体质肥白有痰者，加真广皮五钱酒炒、法半夏五钱焙，名橘半枳实丸。

上依炒制，鲜荷叶包饭煨熟，去荷叶，将饭同前末捣匀，为丸极小，每一二钱，半饥白汤下。

**胃苓丸** 方见二卷伤湿证治。

**保和丸** 治饮食停滞，胸膈痞闷，腹胀等证。

六神曲炒 正广皮炒 法半夏 白云苓炒。各一两 京楂肉三两 净连翘炒 萝卜子炒。各五钱

共为细末，炼蜜为丸，每服一二钱，姜汤下。

**木香槟榔丸** 治伤食消之不去，以此下之。

黑牵牛炒，取头末，五钱 尖槟榔炒，五钱 锦庄黄五钱，酒蒸，晒干 南木香三钱 六神曲炒，一两

共为细末，姜汁打，米糊为丸，量儿大小加减用之。此方不峻厉，白汤送下。

**消积丸** 方见三卷呕吐证治。

**六君子汤** 方见二卷非搐吐泻。

**异功散** 专治脾胃虚弱，吐泻之后，大病之后，以此调理。

官拣参切 漂白术土炒 白云苓乳蒸 正广皮酒炒 炙甘草俱等分

生姜、大枣水煎服。共为末，姜枣汤调服亦可。

**六神丸**　与异功散主治同，实脾之功胜之。

官拣参切，焙　漂白术土炒　白云苓乳蒸　怀山药酒蒸　白扁豆炒　炙甘草等分

共为末，炼蜜为丸弹子大，每服一丸，姜汤化下。



## 食积证治

《经》曰：新积痛可移者，易已也；积不痛，难已也。夫饮食之积，必用消导，消者，散其积也；导者，行其气也。脾虚不运，则气不流行，气不流行，则停滞而为积。或作泻痢，或成癥痞，以致饮食减少，五脏无所资禀，血气日愈虚衰，因致危困者多矣。故必消而导之，轻则和解常剂，重必峻下汤丸。盖浊阴不降，则清阳不升；客垢不除，则真元不复。如戡定祸乱，然后可以致太平。若积因脾虚，不能健运药力者，或消补并行，或补多消少，或先补后消，洁古所谓养正而积自除，故前人破滞削坚之药，必假参、术赞助成功。《经》曰：无致邪，无失正，绝人长命。此之谓也。

夫食者，有形之物，伤之则宜损其谷，其次莫若消之，消之不去则攻之，此治初伤乳食之法也。倘治之不早，以致陈莝菀聚，乃成积也。其候面色黄白，或青黄，腹大或紧，食少腹痛，发则数日不止。而医者治积，不问平日所伤之物，是寒是热，并不察儿之形气，

或虚或实，可攻不可攻，竟用偏寒偏热峻下之药，而犯虚虚之戒，其害岂胜言哉！如先伤热乳热食者，则为热积；伤冷乳冷食者，则为冷积；五谷之类为食积；禽畜之类为肉积；菜果之类为冷积，故用药宜分寒热。冷积应用消积丸，热积木香槟榔丸，仍用原伤之物，作汤送之，谓之溯源汤。

凡用攻下取积之药，必先补其胃气，如六君之类，预服数剂，扶其元神，然后下之，免伤胃气也。

如小儿体质素怯者，虽有积，必不宜下，当以补为消，六君子汤加莪术、木香共为细末，姜汁打神曲糊丸，每一二钱，米汤下，久服自消。今儿禀受怯弱者众，有积皆当识此，攻积之药，慎勿轻用。

［入方］

**消积丸**　方见三卷呕吐证治。

**木香槟榔丸**　方见三卷伤食证治。

**六君子汤**　方见二卷非搐吐泻。此加莪术、木香。

**消积丸**　消食、消水、消气、消痞、消胀、消肿、消积，其功甚捷，惟久病虚羸者，不宜用。此比前消积丸药力轻缓，不甚峻厉。

香附米酒炒，一两　五灵脂淘净，一两　黑牵牛炒，取头末，二两

共为细末，醋打，面糊丸，绿豆大，每服一二十丸，食远姜汤送下。

［食积简便方］

治伤冷食及难化之物。用生姜、紫苏煎浓汤，置浴盆内，令患者乘热坐汤内，以手揉其腹胸，以热汤淋

之，气通即化矣。

又方，以生姜捣烂，紫苏捣烂，炒热布包，熨胸腹；如冷，再炒再熨，神效。

治伤食停积不消。用白酒曲即酿酒小曲，炒二两。老麦芽，取净末一两，共为细末，每服二钱，白汤调下。治粽伤及糯米所伤，更妙。

治饮食停滞，饱闷不消。以糯米一升炒热，以布包之，分作二包，于脐腹上轮换熨之，助其脾气转运也，立消。

因食肉停滞不消。用山楂子三十粒，捶碎，煎浓汤，饮之自化。

因食犬肉成积，不治则杀人。用山楂肉二十四粒，杏仁去皮尖二十四粒，煎浓汤，饮自化。

因食牛肉，腹胀不消。用干稻草一把，煎浓汤，滚热饮之，自消。

因面食腹胀。生姜捣汁，冲好酒，热服，即消。又方，以生萝卜取汁，温热服，神应。凡食面必用醋，断不作胀。

因食菱角，腹痛作胀。生姜捣取自然汁，以滚汤冲服，立消。

因食瓜果生冷太多，以致腹胀气急。用真青化桂去粗皮，取肉，研细末，以饭捣和为丸，绿豆大，小儿每服五丸，稍长者十丸，水送，病愈药停。

凡小儿病，医认证不确，错用反药，或烦躁不宁，或呕泻不止，欲与解去其药。用黑豆一杯，甘草三钱，煎浓汤服之，自解。倘无黑豆，绿豆亦好。

# 发热证治

《经》曰：阳胜则热，阴胜则寒。重寒则热，重热则寒。寒伤形，热伤气。又曰：气实者，热也。小儿之病，多有发热。然幼科论证太繁，来学眩目，莫得其要。予谓小儿之证，惟宜明显简切，有裨于治疗足矣。今以小儿发热，分为四大证：一曰表热，一曰里热，一曰虚热，一曰实热，表里虚实既明，则大纲在手，然后逐证辨认，又岂能逃其冰鉴乎？

——小儿无故发热，多由外感风寒。其证喜人怀抱，畏缩恶风寒，不欲露出头面，面带惨色，不渴，清便自调，吮乳口不热，或鼻塞流涕，或喷嚏，浑身拘急，此表热也。初起时，一汗可解，桂枝汤加柴胡、粉葛热服，取微汗效；若元气怯弱者，四君子汤加防风、柴胡、粉葛。

——发热时喜露头面，仰身卧，扬手掷足，揭去衣被，渴欲饮水，吮乳不休者，口渴也。吮乳口热，小便赤，大便闭，此里热也。宜解利之，导赤散煎送泻青丸。

——虚热者，多从大病之后，或温热或潮热，如潮汐有定期也，或渴，或不渴，大小便如常。宜补之，竹叶调元汤。

——实热者，面赤腮燥，鼻孔干焦，喜就冷，或合面卧，或仰面卧，露出手足，揭去衣被，大渴不休，大小便秘。宜微下，集成沆瀣丹。

以上四热为纲，其下杂证为目，有纲有目，而犹不能辨别者，未之有也。

伤风发热，其证自汗身热，呵欠，目赤多睡，恶风喘急。此因解换裀裳，受风所致。治宜解肌，柴葛桂枝汤；热退之后，略宜滋阴。

伤寒发热，其证无汗身热，呵欠顿闷，项急面赤，喘急恶寒，口中气热。此因脱换受寒所致。治宜惺惺散；热退后，微服沆瀣丹，以防内热。

既伤风寒，发热，又兼吐泻者，不可发散，此脾胃虚怯也。但以五苓散煎送理中丸。

伤热发热，多在夏月，其证身热自汗，作渴昏睡，手足俱热。此因天气过热，而包裹过厚，受其热也。人参白虎汤以解其热；次以调元生脉散补之。

伤暑发热，夏月有之，其证身热自汗，作渴昏睡，手足冷。此由高堂广厦，阴冷太过，中气受伤所致。先以调元生脉散补其气；次服四君子汤，以防吐泻。

心热者，浑身发热，面青目浮，心悸不宁，脉数烦躁，狂叫恍惚，此心热也。导赤散加黄连。

夜热者，夜间作热，旦则退去。此血虚也。六味地黄汤加龟板、当归、白芍，敛纳阴气。

伤寒无汗，服表药而汗出，其热不退，又复下之，热仍不退，乃表里俱虚，气不归元，阳浮于外。此为虚热，不可误用寒凉，即当和其胃气，裨阳气收敛，其热自退。四君子汤加炮姜。

疳热者，形色黄瘦，食不长肌，骨蒸盗汗，泄泻无恒，肚大脚小。多起于大病之后，失于将息；又或伤饥食饱，脾气受伤。六君子汤加当归、白芍。

壮热者，一向热而不已。由气血壅实，五脏生热，郁蒸于内，则睡卧不安，精神恍惚；蒸发于外，则表里俱热，燥急喘粗，甚则搐搦。以导赤散煎汤送泻青丸；大小便秘者，集成沆瀣丹。

烦热者，躁扰不安，五心烦躁，四肢温壮，小便赤涩。此心经有热。宜导赤散加麦冬、栀仁。

积热者，面赤口疮，大小便黄赤。此表里俱实，或因内伤酒面，煎炒炙煿；或误投峻补之药；或外因厚棉炉火，温暖过度，皆能生热，此人事所致，宜沆餐丹清解之。

虚热者，或汗下太过，津液枯焦，或大病之后，元气受伤，皆能生热。其证困倦少力，面色青白，虚汗自出，神慢气怯，四肢软弱，手足厥冷，此气虚发厥，血气发热，大虚证也。四君子汤加炮姜；甚则加附子。热退以平剂调之。

客热者，乍有乍无。热邪干心，则热形于额，故先起于头面，而后身热，恍惚多恐，闻声则惕。此正气虚而热邪胜，故邪正交争，发热无定，乍进乍退，如客之往来莫测也。导赤散先彻其邪；后以团参散护其正气。

血热者，每日巳午时发热，过夜则凉。此心经血热也。轻则导赤散；重则四顺散。

［入方］

**柴葛桂枝汤**　治小儿伤风，自汗发热。

嫩桂枝一钱　杭白芍一钱五分　北柴胡一钱　粉干葛一钱　炙甘草八分　老生姜一钱　大红枣五枚

净水浓煎，热服。

**惺惺散**　方见二卷乳子伤寒证治。

**集成沆瀣丹**　方见二卷胎病论。

**五苓散**　方见二卷伤暑证治。

**理中汤**　方见二卷乳子伤寒证治。

**人参白虎汤**　方见二卷伤暑证治。

**调元生脉散**　治夏月伤热发热，以此扶其元气。

官拣参六分　炙黄芪一钱五分　杭麦冬一钱　北五味五分　炙甘草五分

生姜三片，大枣三枚，水煎温服。

**四君子汤**　方见三卷疟疾证治。

**导赤散**　方见四卷啼哭证治。

**六味地黄汤**　方见二卷胎病论。

**六君子汤**　方见二卷非搐吐泻。

**泻青丸**　方见四卷啼哭证治。

**团参散**　方见二卷非搐大惊卒恐。

**四顺清凉散**　方见四卷腹痛证治。

## 神奇外治法九条

**疏表法**　小儿发热，不拘风寒食饮，时行痘疹，并宜用之。以葱一握，捣烂取汁，少加麻油在内和匀，指蘸葱油，摩运儿之五心、头面、项背诸处，每处摩擦十数下，运完，以厚衣裹之，蒙其头，略疏微汗，但不可令其大汗。此法最能疏通腠理，宣行经络，使邪气外出，不致久羁荣卫，而又不伤正气，诚良法也。

**清里法** 小儿发热至二三日，邪已入里，或乳食停滞，内成郁热。其候五心烦热，睡卧不宁，口渴多啼，胸满气急，面赤唇焦，大小便秘，此为内热。以鸡蛋一枚，去黄取清，以碗盛之，入麻油约与蛋清等，再加雄黄细末一钱，搅极匀，复以妇女乱发一团，蘸染蛋清，于小儿胃口拍之，寒天以火烘暖，不可冷用，自胸口拍至脐轮止，须拍半时之久，仍以头发敷于胃口，以布扎之，一炷香久，取下不用，一切诸热，皆能退去。盖蛋清能滋阴退热，麻油、雄黄拔毒凉肌故也。此身有热者用之，倘身无热，惟啼哭焦烦，神志不安者，不必蛋清，专以麻油、雄黄，乱发拍之，仍敷胃口，即时安卧。此法多救危险之症，功难殚述。

**解烦法** 凡小儿实热之证，及麻疹毒盛热极。其候面赤口渴，五心烦热，啼哭焦扰，身热如火，上气喘急，扬手掷足。一时药不能及，用水粉一两，以鸡蛋清调匀，略稀，涂儿胃口及两手掌心，复以酿酒小曲十数枚，研烂，热酒和作二饼，贴两足心，布扎之。少顷，其热散于四肢，心内清凉，不复啼扰。

**开闭法** 凡小儿风痰闭塞，昏沉不醒，药不能入，甚至用艾火灸之亦不知痛者。盖因痰塞其脾之大络，截其阴阳升降之隧道也。原非死证，用生菖蒲、生艾叶、生姜、生葱各一握，共入石臼内，捣如泥，以麻油、好醋同前四味炒热，布包之，从头项背胸四肢，乘热往下熨之。其痰一豁，倏然而醒。此方不特小儿，凡闭证皆效。

**引痰法** 凡小儿痰嗽，上气喘急，有升无降，喉中牵锯之声，须引而下行。用生白矾一两研末，少入面粉、米粉亦可，盖生矾见醋即化成水，入面粉取其胶粘故也，好醋和作二小饼，贴两足心，布包之。一宿，其痰自下。

**暖痰法** 凡小儿胸有寒痰，不时昏绝，醒则吐出，如绿豆粉，浓厚而带青色。此寒极之痰，前法皆不能化，惟以生附子一枚，生姜一两，同捣烂、炒热，布包，熨背心及胸前；熨完，将姜、附捻成一饼，贴于胃口，良久其痰自开。

**纳气法** 凡小儿虚脱大证，上气喘急，真气浮散，不得归元，诸药莫效。用吴茱萸五分、胡椒七粒、五倍子一钱，研极细末，酒和作饼，封肚脐，以带扎之，其气自顺。

**通脉法** 凡小儿忽尔手足厥冷，此盖表邪闭其经络，或风痰阻其荣卫，又或大病之后，阳不布散于四肢。速用生姜煨熟，捣汁半小杯，略入麻油调匀，以指蘸姜油摩儿手足，往下搓挪揉捩，以通其经络，俟其热回，以纸拭去之。凡小儿指纹滞涩，推之不动，急以此法推豁之，盖此法不论阴阳虚实，用之皆效。

**定痛法** 凡小儿胸中饱闷，脐腹疼痛，一时不能得药。用食盐一碗，锅内炒极热，布包之，向胸腹从上熨下。盖盐走血分，故能软坚，所以止痛，冷则又炒又熨，痛定乃止。男妇气痛，皆用此法。

已上九法，非古书所有，实予异授心传。经验既久，神应无方，笔之于书，以公世用。

## 治病端本澄源至要口诀

二段

凡临病家诊视小儿，无论病之轻重，证之顺逆，稍长者，令其本身忌口，乳子即令乳母忌口，严禁荤酒油腻，酸咸辛辣，但可香茶白饭，稍用蜜饯糖食而已。盖乳房为胃经所主，饮食入胃，腐化精微，而为荣血，贮于冲脉，冲脉载以上行，遂变赤为白，而为乳汁，小儿赖此以为命，与乳母气候相关，吉凶共际。是以母食热，子受热；母食寒，子受寒，母食毒，子中毒。又惟荤酒油腻，甘肥凝滞之物为尤甚。故凡小儿有病，但得乳母忌口，即不药亦能自愈。不观穷乡僻壤，藜藿单寒之家，所育之子，肥实壮健而且少病，病亦易愈。人但云他人之子，何以易育？不知他家无甘肥凝腻，口腹清淡，所以病少而易育；自家乳母纵口饮啖，荤酒不忌，医虽用药得法，其如乳汁不清，胃口油滞，不能宣布药力，所以多病难医也。此至紧至要关头，医者不为切戒，其咎在医。至于平凡家，每多自误。凡乳子有病，其母于房劳食饮，寒暑喜怒，一毫不慎，惟责效于医之草根树皮，讵知刀头圭角，能胜其无情之相火，能制其有质之油腻耶？徒令医者劳心，病儿受苦，深可悲悯。复有妇人姑息之爱，切要提防。昔予一堂弟，年八岁，因病伤寒几死，得遇明者保全，稍能步履。医嘱严忌荤腥，予伯母觌面承诺，私以烂蹄花一碗与之，病人见肉，登时食尽，时予目睹其事，夜即变证，四肢厥冷，口吐白沫，喉内痰鸣，两目直视而绝。予伯与医者惊惶无措，莫测其由，因询曾食何物？伯母坚辞无有，微风不露；予亦莫敢直言。医者无可下手，遂辞云。予取山楂肉，炒研细末，以浓姜汤调灌数次。盖山楂多服，最能通利，五更大泻数行，所下油腻胶滞之物，内有精肉犹存，人事倏清。伯见所下之物，始知食肉生变，痛詈其母，几至反目。幸予在侧开解之，令予调理，予为畅脾而安。此等暧昧，苟非予之目击，伯母必不直告，即至真死，彼亦不言，医者亦不知其何以变证而死。可见妇女误事，为祸如此其烈也。凡类此者，以天下之大，又岂特一人而已。故凡遇膏粱宦室，不可不谆切言之，以杜其姑息之害。

小儿在胎之时，冲脉运血以养之；及其产下，冲脉载血以乳之。乳为血化，所以儿之脾胃，独与此乳汁相吻合，其他则皆非所宜矣。凡小儿一周二岁，止可饮之以乳，切不可铺以谷食。盖谷食有形之物，坚硬难消，儿之脾气未强，不能运化，每多因食致病。倘乳少，必欲借谷食调养者，须以早米炒熟，磨粉，微入白糖，滚汤调服，不致停滞。至于肉食，尤为有害。凡小儿五岁之内，能忌肉食，终身无脾病。无奈愚妇愚夫，莫可理喻，见儿病稍愈，即以肉食饲之，谬云虚补不如实补；谓药补为虚，肉补为实。不知此语出于何经？妄诞无知，直堪唾骂！及其脾胃凝滞，儿病复作，始为仓惶懊悔，是谁之咎？故小儿病后，必不可妄用荤腥，只可素食调理，或一月半月，待其脾气已健，始可略与清汤，仍不得过用甘肥。盖甘肥之物，非但不能益儿，适足以致病。医者能知此意，治病必不掣肘；病家能依禁忌，断无反复之虞。此非摹拟之辞，实知之深，见之确，端本澄源，莫切乎此！予虽末学，临证有年，病家之弊，无不周知，故不得不剖心相告，庶后贤知所提备云。

# 痢疾证治

《经》曰：饮食不节，起居不时，阴受之则入五脏，填满闭塞，下为飧泄，久为肠澼。夫飧泄者，水谷不化也；肠澼者，下痢是也。小儿之病，伤食最多，内有宿食停积，更受外感，则成痢矣。古今方书，以其闭滞不利，或又谓之滞下。其证里急后重，或垢或血，或见五色，或多红紫，或痛或不痛，或呕或不呕，或为发热，或为恶寒。此证之阴阳虚实，最宜详审，庶不致误。仍当以脉证辨之，凡身热作渴，脉数有力而能食者，为热；身凉不渴，脉沉无力而不能食者，为寒。

初起腹中苦痛，里急后重者，为实，宜急下之，集成沆瀣丹、集成三仙丹二药同服。立应。

如兼外感者，必身有寒热，不可遽下。凡痢由外感而发者最多，急宜发散，若下之早，必致引邪入里，而为绵延之证。以仓廪汤疏解之。

因伤风而得之者，则纯下清血。盖风伤其阴络，致血不循经，所以血妄下，宜胃风汤。

赤白相兼者，心主血，因伤热得之，则心移热于小肠，故赤者从小肠来；肺主气，因伤热得之，则肺移热于大肠，故白者从大肠来，皆以芍药汤治之，调血则便脓愈，行气则后重除，此治痢之要法也。又法，以黄连阿胶丸加当归、木香治血痢，于血中行气；以胃苓丸加当归、白芍治白痢，于气中养血；有积者，治痢保和丸。

痢久不止，名休息痢。切不可止涩，和中丸最妙；后有集成至圣丹，专治久痢，百不失一。

有泄泻变痢者，有痢变泄泻者。先泻后变痢者，脾传肾也，为贼邪，难治；先痢后变泻者，肾传脾也，为微邪，易治。盖初泻变痢者，此气病传入血中，宜养血为主，加调气之药，不可误下，以伤胃气；初痢变泻者，血病传入气中，以调气为主，加养血之药，不可收涩，恐毒气留而不去，复成痢也。泻变痢者，加味四物汤；痢变泻者，加味四君子汤。

痢久不止，脾胃受伤，中气下陷，则为脱肛；热毒上逆，则食入便吐，不思乳食，谓之噤口；久痢阴伤，肾气虚败，则两膝红肿，谓之鹤膝。

脱肛者，胃气下陷，后重不除，努挣太过，故肠头脱出，宜养血调气，微加升提之品，则痢止肛自收矣，升麻汤；外用洗法、托法。

噤口者，乃胃虚逆气上冲而吐也，有不思饮食，皆虚损也，宜参苓白术散，米汤调服。凡痢疾能食者吉，不能食者凶。

鹤膝者，两膝红肿，如鹤之膝。小儿痢后多有此证，乃肾虚之极，宜补肾地黄丸，加牛膝、鹿茸。

痢疾腹胀，中气虚也，胃苓丸调之。倘因毒气未尽，庸流误服涩药而致腹胀者，为实也，不可作虚治，保和丸消导之。

痢疾不治证。痢见五色，五脏俱败；痢如烟尘水，如屋漏水；下痢久，肛门如竹筒；如鱼腥；久痢唇红舌胎，气促心烦，坐卧不安，大渴饮水，面容似朱者；皆死证也。

［入方］

**集成沆瀣丹** 方见二卷胎病论。

**集成三仙丹** 方见二卷类搐痢疾。

**仓廪汤**即人参败毒散加陈仓米 方见二卷伤风证治。

治伤风痢疾，及时行疫痢，大小相似者，宜先服此。即人参败毒散加陈仓米煎服，即名仓廪汤。喻嘉言以此方为治痢之圣药，无论新久，必用此药升散之，是得逆流挽舟之法也。予每用之，轻者，三四剂即愈矣，不必另方；重者，服药后外证悉去，惟腹痛、里急后重未除者，以沆瀣丹、三仙丹同服，推去积滞，无不愈者。盖仓廪汤治痢，与用四逆散治痢同意，后贤宜深究焉。

**胃风汤** 治风冷客于肠胃，泄下鲜血，及肠胃湿毒下如豆汁，或下瘀血。

官拣参一钱 漂白术一钱五分 白云苓一钱 白当归一钱 正川芎五分 杭白芍一钱 上桂心五分 陈粟米一撮

姜一片，枣一枚，水煎，温服。

**河间芍药汤**　调血便脓愈，行气后重除，此方是也。

杭白芍一钱五分　大当归一钱　雅川连五分　实黄芩八分　锦庄黄五分　尖槟榔一钱　南木香三分　上桂心三分

净水浓煎，热服。

**黄连阿胶丸**　治血痢，于血中行气。

正雅连一钱　东阿胶二钱　白云苓一钱　当归身一钱　南木香一钱

共为细末，水丸，每一二钱，米饮下。

**胃苓丸**　方见二卷伤湿证治。治白痢，于气中养血，本方加当归、白芍、白术。

**治痢保和丸**　治痢疾积滞未尽，或在先原未得下，今已脾虚不可下者，宜服此。

广陈皮　法半夏　白云苓　陈枳壳　川厚朴　正雅连　京楂肉　六神曲　老麦芽以上诸味各一钱　南木香　尖槟榔　炙甘草各五分

共为细末，另以神曲煮糊为丸，每一二钱，米饮下。

**和中丸**　治休息痢及疳痢。

官拣参　炙甘草　当归身　正川芎　车前子　结猪苓　宣泽泻　六神曲　老麦芽　建莲肉以上各二钱　漂白术　白云苓　正广皮　杭白芍　南木香　炮姜炭　肉豆蔻各一钱

共为细末，酒煮面糊丸，每一二钱，米饮下。

**加味四物汤**　治先水泻而变痢者。

当归身　正川芎　杭白芍　怀生地　白云苓　正雅连　南木香等分

水煎，空心热服。

**加味四君子汤**　治先痢而变泻者。

上官拣　漂白术　白云苓　当归身　杭白芍　炙甘草各一钱

生姜三片，大枣三枚，水煎，温服。

**升麻汤**　治虚痢脱肛，仍调气养血，微带升提。

绿升麻一钱五分　官拣参　漂白术　白云苓　荆芥穗　真广皮　当归身　杭白芍　北防风以上各一钱　炙甘草五分　肥乌梅一粒

水煎。食后服。

**脱肛洗药**

五倍子五钱　白芒硝一钱　荆芥穗一钱五分

煎汤熏洗，仍以五倍子研末敷之，方以软帛托入。

**参苓白术散**　方见三卷诸疳证治。

**补肾地黄丸**　方见三卷哮喘证治。此加虎胫、牛膝、鹿茸。

**胃苓丸**　方见三卷伤湿证治。

**保和丸**　方见三卷伤食证治。

［**痢疾简便方**］

治痢疾，用干马齿苋煮烂，红痢以蜂蜜拌，白痢以沙糖拌，红白相兼，蜂蜜、沙糖各半拌食，一日二次，连汤服之，更妙。按马齿苋名五方草，其叶青、梗赤、根白、花黄、子黑五行俱备，所以寒、热、赤、白皆治。

**六一散** 此方取“天一生水，地六成之”之义，为北方壬癸之精。以其清暑毒、去湿热、分阴阳、利小便、泻丙火，从小水而出，故为治痢妙方。

白滑石研细末，以清水调飞，其重浊滓质不用，待其水清，去水，晒干，每滑石末六两，加甘草细末一两，研匀听用。

白痢用六一散七钱，干姜末七分；红痢用六一散七钱，红曲末七分，各用姜汁打，面糊丸，梧桐子大，每服一二钱，白汤下。

久痢不止。用红糖、白糖、饧糖各三钱，甘草一钱，陈茶叶二钱，用煎熟，露一宿，次早温热服，神效。

噤口痢，不思饮食。以腊猪肉去肉取骨，锅内煎浓汤，徐徐服之，百发百中。

治赤白相兼。用山楂肉不拘多少，炒研为末，每服一二钱，红痢蜜拌，白痢红沙糖拌，红白相兼，蜜、沙糖各半拌匀，白汤调服，空心下，更妙。此药不分虚实，不分久近，皆效，甚稳甚验。

**集成至圣丹**新出 治冷痢久泻，百方无验者，一服即瘥。凡痢之初起，实热实积，易知而易治，惟虚人冷积致痢，医多不以为意。盖实热之证，外候有身热烦躁，唇焦口渴，肚疼窘迫，里急后重，舌上黄胎，六脉洪数，证候既急，治者亦急，轻则疏利之，重则寒下之，积去而和其阴阳，无不愈者。至于虚人冷积致痢，外无烦热躁扰，内无肚腹急痛，有赤白相兼，无里急后重，大便流利，小便清长。此由阴性迟缓，所以外证不急。遇此切不可姑息，俱以集成三仙丹下之，以去其痼积。倘不急下，必致养虎贻患。其积日久，渐次下坠，竟至大肠下口、直肠上口，交界之处有小曲折隐匿于此，为肠脏最深之处，药所不到之地。证则乍轻乍重，或愈或发，便则乍红乍白，或硬或溏，总无一定，任是神丹，分毫无济。盖此积不在腹内，而在大肠之下，诸药至此，性力已过，尽成糠秕，安能去此沉匿之积。所以冷痢有至三五年十数年不愈者，由此故也。古方用巴豆为丸下之者，第恐久病神虚，未敢轻用，今以至捷至稳，鸦胆子一味治之。此物出闽省、云、贵，虽诸家本草未收，而药肆皆有。其形似益智子而小，外壳苍褐色，内肉白而有油，其味至苦，用小铁锤轻敲其壳，壳破肉出，其大如米。敲碎者不用，专取全仁用之，三五岁儿，二十余粒，十余岁者，三十多粒，大人则四十九粒，取天圆肉包之，小儿一包三粒，大人一包七粒，紧包，空腹吞下，以饭食压之，使其下行，更藉此天圆包裹，可以直至大肠之下也。此药并不峻厉，复不肚痛，俟大便行时，有白冻如鱼脑者，即冷积也。如白冻未见，过一二日，再进一服，或微加数粒，此后不须再服。服药时忌荤、酒三日，戒鸭肉一月，从此除根，永不再发。倘次日肚中虚痛，用白芍一根、甘草一根，俱重三钱，纸包水湿，火内煨熟，取起捶烂，煎汤服之，立止。不忍隐秘，笔之于书，以公世用。

# 疟疾证治

《经》曰：痎疟皆生于风。又曰：夏伤于暑，秋必痎疟。夫风与暑，阳邪也，寒与水，阴邪也。然风为阳中之凉气，暑为热中之寒邪，合是四者而言，无非皆属乎寒，故俗号为脾寒，谓病邪客于肌肉之间，而脾应肉也。及疟之将发，必先手足厥冷，以脾主四肢也。《经》言暑者，言时气也；寒者，言病气也。虽邪气自浅而深，郁寒成热，然终不免寒为本，热为标耳。久而不解，纵实亦虚，非大补真气，大健脾胃，莫能瘳也。

疟必有寒有热，盖外邪伏于半表半里，正在少阳所主之界，出与阳争，阴胜则寒；入与阴争，阳胜则热。即纯热无寒为温疟，纯寒无热为牝疟。要皆自少阳而造其极偏，故补偏救弊，亦必还返少阳之界，使阴阳协和，而后愈也。谓少阳而兼他经则有之，谓他经而不涉少阳，则不成其为疟矣。疟之不离乎少阳，如咳嗽之不离于肺也。

凡小儿触冒风寒暑湿，客于皮肤，积于脏腑，邪正相攻，阴阳偏胜，发为寒热往来。阳不足则先寒后热，阴不足则先热后寒。寒多热少者，阴胜阳也；热多寒少者，阳胜阴也；阴阳互攻，则寒热相半。其初也，必内有痰食，致脏气不流，故发而为疟。

疟之止发有定期，其间有一日、间日、二三日者。

此脏气有盛衰，邪之轻重不等也。发于夏至后、处暑前者，三阳受病，伤之浅而暴也；发于处暑后、冬至前者，三阴受病，伤之远而深也。发在子后午前者，阳分受病，易愈；发在午后子前者，阴分受病，难愈。尤当以寒热多寡，禀受强弱而参之，则得矣。

疟疾之证，始而呵欠，继而足冷，而色青黄，身体拘急，战栗鼓颔，腰脊俱痛，寒去未已，内外皆热，头痛而渴，但欲饮水，呕恶烦满，而不嗜食者，皆其候也。由小儿脾胃素弱，邪气得以乘之，虽有寒热虚实之不同，然要不离乎脾胃。其证亦有五：乃风寒暑湿食也。治法之要，宜分初、中、末而治之。初则截之，谓邪气初中，正气未伤，略与疏解，则驱之使去，不可养以为患也；中则和之，谓邪气渐入，正气渐伤，或于补中加截药，或于截中加补药，务适其中，以平为期；末用补法，谓邪久不去，正气已衰，当补其脾胃为主，使正气复强，则邪不攻自退矣。

——风疟，因感风得之，恶风自汗，烦渴头疼。风，阳也，故先热后寒。初时宜发散，桂枝白术汤；不退，小柴胡汤加常山、槟榔、乌梅截之；久而不退，补中益气汤多服自愈。

——寒疟，因感寒得之，无汗恶寒，挛急面惨。寒，阴也，故先寒后热。宜发散寒邪，养胃汤加桂心；不止，平胃散加槟榔、草果截之；久不止，六君子汤加姜、桂。

——暑疟，因伤暑得之。阴气独微，阳气独发，但热不寒，烦渴少睡，呕恶时见，肌肉消烁。宜解暑毒，柴胡白虎汤；不止，去石膏，加贝母、常山、槟榔截之；久不止，补中益气汤。

——湿疟，因冒袭雨湿，汗出澡浴，坐卧湿地得之。身体重痛，肢节烦疼，呕逆胀满，胃苓汤；不退，平胃散，加茯苓、槟榔、常山截之；久不止，参苓白术散。

——食疟，一名痰疟，由饮食不节，饥饱有伤然也。凡食啖生冷、鱼肉、油腻之物，以致中脘停痰，皆为食疟。其候饥不欲食，食则中满，呕逆腹痛。宜去其食，四兽饮；不止，以二陈汤送红丸子；久不止，六君子汤加青皮、姜、桂。

有疟痢并作者，初用小柴胡加当归、白芍、槟榔以解表导滞；不已，六君子汤加桂枝。

疟后肿，此病极多，胃苓丸、五皮汤下；不消，六君子汤加姜、桂、砂仁；四肢冷者，加附子。

疟后食少黄瘦，不长肌肉者，将欲成疳，但以平疟养脾丸调之，多服自愈。

有夜疟，此邪在血分，宜麻黄桂枝汤加地黄、红花；不止，以四物合小柴胡加升麻，提出阳分；用四君子汤加常山、乌梅、槟榔截之。

［入方］

**桂枝白术汤**　治感风而发热疟。

嫩桂枝一钱　杭青皮一钱　正广皮一钱　正川芎五分　香白芷五分　法半夏一钱二分　白云苓一钱　漂白术六分　家苏叶七分　芽桔梗五分　尖槟榔五分

生姜三片，大枣三枚，水煎，于未发前二时服。

**小柴胡汤** 方见二卷乳子伤寒证治。

**补中益气汤** 方见一卷小产论。

**养胃汤** 治感寒发疟。

草果仁姜制。五分 藿香叶一钱五分 真广皮姜汁炒。一钱 上桂心一钱 炙甘草五分

生姜三片，乌梅一粒，水煎，热服。

**平胃散** 治寒疟不止，以此截之。

漂苍术一钱二分 紫川朴一钱五分 正广皮一钱二分 炙甘草一钱 尖槟榔一钱 草果仁姜汁炒极熟，一钱

生姜三片，大枣三枚，水煎，清早空心服。

**六君子汤** 方见二卷非搐吐泻。

**柴胡白虎汤** 治伤暑发疟，但热不寒。

官拣参一钱 北柴胡一钱二分 片黄芩一钱 法半夏一钱 熟石膏一钱五分 净知母一钱 炙甘草一钱 晚粳米一撮

生姜三片，大枣三枚，水煎，未发前服。

**胃苓汤** 方见二卷伤暑证治。

**参苓白术散** 方见三卷诸疳证治。

**四兽饮** 治食疟，和胃消痰。

官拣参一钱 法半夏一钱二分 白茯苓二钱 真广皮一钱 漂白术一钱二分 老生姜一钱 大红枣一枚 肥乌梅三粒 炙甘草五分

净水浓煎，半饥服。

**二陈汤** 方见三卷呕吐证治。

**红丸子** 治食疟食积，气滞腹胀。

京三棱 蓬莪术 杭青皮 真广皮 真胡椒 白干

姜以上各三钱

共为细末，早米粉煮，糊为丸绿豆大，黄丹为衣，每服一二十丸，二陈汤煎送。

**五皮汤** 方见二卷伤湿证治。

**平疟养脾丸** 不问远年近日，此药不发不截，诚治疟之王道，又擅去疟之良能也。

官拣参切，焙 漂白术土炒 白茯苓乳蒸 正广皮酒炒 杭青皮醋炒 法半夏焙 漂苍术焙 紫川朴姜制 北柴胡酒炒 嫩黄芪蜜炙 结猪苓炒 宣泽泻炒 嫩桂枝焙 小常山焙 大鳖甲醋炙 白当归酒炒 正川芎酒炒 粉甘草炙 草果仁姜制

上药一十九味，俱等分，共为细末，酒煮，面糊丸，米粒大，每服一二钱，米饮下。有痞块者，加三棱、莪术；久疟体虚者，非此莫愈。

**麻黄桂枝汤** 治夜疟血分有邪，宜用此发散其血中风寒。

净麻黄一钱 柳桂枝一钱二分 片黄芩一钱 光桃仁十五粒 炙甘草一钱 大生地一钱 鲜红花五分

葱白一茎，水煎，热服。

**四物汤合小柴胡汤** 治夜疟，以此提出阳分。

大熟地二钱 大当归一钱五分 杭白芍一钱 正川芎一钱 官拣参五分 北柴胡一钱 片黄芩一钱 法半夏一钱 炙甘草五分 绿升麻一钱

生姜三片，大枣三枚，水煎，热服。

**加味四君子汤** 治夜疟已出阳分，以此截之。

官拣参一钱 漂白术二钱 白云苓一钱五分 炙甘草

一钱　小恒山一钱　尖槟榔一钱　肥乌梅三粒

生姜三片，大枣三枚，水煎，发日微明服。

[疟疾简便方]

小儿凡有疟疾，多有病气。须常烧檀速之香，以辟其邪；更常熏其衣裸等物，氛秽去，而邪易除矣。

凡疟药必露者，疟乃暑邪之因，露为肃杀之气。《性理大全》谓雾属阳，露属阴；雾生物，露杀物。则知暑邪逢露即解矣。

凡疟疾口渴，切不可饮冷水、冷茶，并生冷之物，犯之其病益甚，惟以姜汤乘热饮之，此良法也。

凡疟疾热未全退，切不可令其饮食，必俟其热已退尽，方可食之；不然，终成癖积。

凡服止截之药，必须饿过发时；不发，方可吃粥；食早疟必再作，下次截药无灵矣。

**清邪止疟方**李士材制　升麻、柴胡各二钱，提阳气上升，使远于阴而寒可止；黄芩、知母各一钱五，引阴气下降，使远于阳而热自已；生姜三钱，却邪归正；甘草五分，和其阴阳，二三剂自止。

**四神酒**　治久疟不止，一服即住，永不再发。用常山一钱五分、槟榔一钱，丁香五分、乌梅一个，好酒大半碗，略煎，露一宿，发日空心冷服。

无痰不成疟，所以疟家多蓄痰涎溢饮。常山能破涎逐饮，故有截疟之功。然须用于发散表邪之后，及提出阳分之时，则发无不中矣。凡服常山，切勿热服，须露一宿为妙；热服则吐，生用亦吐，与甘草同服亦吐。凡大虚之体，切宜斟酌，未可遽投。

小儿邪疟，其发无时，日期不定，乍早乍晚，或有或无者，名为邪疟。以麝香五厘，同好京墨同研，书“去邪辟魔”四字于额上，效。

小儿热疟不寒者，用穿山甲一两，大红枣十个，同烧存性为末。每用一钱，发日五更，白汤调服。

小儿久疟不止，用大鳖甲小者不用。以醋炙枯研末。每一钱，或钱五，隔夜一服，清晨一服，将发时一服，无不断者。

疟来寒多热少，饮食不思，用良姜一两，麻油炒，炮姜一两，共为末。每二钱用猪胆汁调成膏，临发时，热酒调服；或以猪胆汁和丸，如芡实大，每服七丸，酒送亦佳。胆属甲木，取其引入少阳也。

## 消渴证治

《经》曰：心移热于肺，传为膈消。又曰：二阳结，谓之消。夫消渴者，枯燥之病也。凡渴而多饮为上消，肺热也；多食善饥为中消，胃热也；渴而小便数，膏浊不禁为下消，肾热也。虽为火盛水衰之证，然由虚热者多，实热者少。若作有余治之，误之甚矣。

始而心肺消渴，脾胃消中，或肾虚消浊，传染日久，则肠胃合消，五脏干燥，精神倦怠，以致消瘦四肢，将为不起之候。初起治之得法，必不至是。

——消渴，由心火动而消上，上消乎心，移热于肺，渴饮茶水，饮之又渴，名曰上消。小便最多，由其水不能停，所以饮水无厌。若饮一溲一者，可治；饮一溲二者，不可治。宜莲花饮为主，次以生津四物汤滋其阴，庶几有济。

——消肌，脾火动而消中，中消于脾，移热于胃，喜多食，食无足时，小便色黄，名曰中消。宜人参白虎清胃保中。

——消浊，乃上消之传变。肺胃之热久不清，乃致动而消肾，移热于膀胱，小便浑浊，色如膏脂，名曰下消。宜加味地黄汤，滋其真阴，久服可愈。

以上渴证，初起者，宜用前法，倘日久不愈，津液枯焦，其渴愈甚。若仍用黄连、花粉苦寒之类，未有不致危殆者，惟七味白术散对证之药，放胆用之，非此不愈。

［入方］

**莲花饮** 治上消口渴，饮水不休。

白莲须 粉干葛 白云苓 大生地以上各一钱 真雅连 天花粉 官拣参 北五味 净知母 炙甘草 淡竹叶以上各五分

灯心十茎，水煎，热服。

**生津四物汤** 治上消，已服莲花饮后，用此。

白归身 大生地 杭白芍 净知母 大麦冬 官拣参以上各一钱 正川芎 正雅连 天花粉 川黄柏 炙甘草以上各五分 肥乌梅一粒

灯心十茎，水煎，热服。

**人参白虎汤** 治中消，消谷易饥，食无厌足。

官拣参一钱　熟石膏二钱　净知母一钱五分　炙甘草一钱

加晚粳米一两为引，水煎，以米熟为度，澄清热服。

**加味地黄汤**　治下消，小便浑浊，色如膏脂。

大怀地二钱　正怀山一钱五分　山茱肉一钱二分　宣泽泻六分　粉丹皮一钱　白云苓一钱二分　建莲肉七分　净知母五分　芡实米一钱　大麦冬一钱　北五味十四粒

净水浓煎，清晨空心服。

**七味白术散**　治小儿久病消渴，口干不止，惟此最神，放胆用之。

方见三卷泄泻证治。

**［消渴简便方］**

**蚕茧汤**　通治三消之证。

用蚕茧壳，或取丝绵结块者，取来煎汤，时时当茶饮，饮至二七，无不愈者。盖此物，与马同气，皆属午火，在人为少阴君火，善伏膀胱民火，引阴液上潮于口，而渴自止。昧者以为膀胱之火作祟，不知膀胱之火，不能收摄，已随小便而去，惟其不能上潮，所以津液不生而口作渴。不观仙家运用三昧真火，以心为君火，命门相火，膀胱民火，起火必自膀胱始，而后相火、君火，三火齐发。煅炼阴魔，真火熏蒸，甘露自降，何渴之有？

消渴日夜饮水无度，用猪肚一个，洗极净，入淡豆豉五钱在内，以线缝之，煮极烂，取汁饮之，肚亦可食。

又方，煮猪血清汤，不入油盐，多饮极效。此物善能滋阴降火，专走血分。脾气虚者，间日饮之，恐防作泄故也。



## 诸血证治

《经》曰：营者，水谷之精也，调和于五脏，洒陈于六腑，乃能入于脉也。生化于脾，总统于心，藏受于肝，宣布于肺，施泄于肾，濡润宣通，靡不由此。凡吐血者，荣卫之气逆也。盖心者，血之主；肺者，气之主。气主煦之，血主濡之，荣养百骸，溉灌筋脉，升降有常，自然顺适。或外干六淫，内伤饮食，气留不行，血壅不濡，是以热极涌泄，不无妄动之患；且气有余，便是火，火乘于血，得热妄行，上奔而为吐血也。故小儿吐血，因伤食者最多。盖阳明多气多血，若郁热内逼，必致荣血妄行，所以小儿吐血，属胃者十之七八。更有尚在襁褓而吐血者，多由重帷暖阁，火气熏逼，或过啖辛辣，流于乳房，儿饮之后，积温成热，热极上崩，或吐血，或衄血，或尿血，或便血者有之矣。若久嗽血者，是又肺虚所致，宜保肺滋阴。

肺朝百脉之气，肝统诸经之血。脾胃有伤，荣卫虚损，故血失常道而妄行。倘气虚神倦，唇无红色者，切勿寒凉，宜四君子汤先救其脾，脾实血止矣。

血虚者，精神如旧，唇舌如常。以四物汤加参、术补气，即所以生血也。

吐血者，胃中积热，火逼其血而妄行，故从口吐出。宜清其胃火，使血归经。盖血属阴，阴主降。凡血证从下出者，顺；从上出者，皆逆也。清胃散。



鼻血者，脾热传肺，虚火上炎，血行清道，故血从鼻出。宜加味四君子汤。

有咳嗽而吐血者，此心肾水火不升降，火炎无制，肺胃枯燥，宜滋阴降火汤，切不可作童子痨治。

有大便下血者，粪前见血者，为近血，盖血自大肠来也，黄连解毒汤；粪后见血者，为远血，从胃脘、小肠来也，清胃汤止之。久不止者，补中益气汤加胡连。

［入方］

**四君子汤**　方见三卷疟疾证治。

**四物汤**　方见三卷疟疾证治。此加人参、白术各一钱。

**清胃汤**　治吐血，并粪后血。

黑栀仁　怀生地　粉丹皮　大当归以上四味各一钱　雅川连五分

净水浓煎，滚热服。

**加味四君汤**　治脾传肺，血从鼻出。

官拣参一钱　漂白术一钱　白云苓一钱　粉甘草八分　芽桔梗一钱　大麦冬二钱　黑栀仁一钱　片黄芩一钱五分

灯心十茎，竹叶七片，水煎，热服。

**滋阴降火汤**　治小儿咳嗽见血，升水降火。

大生地　当归身　杭白芍　净知母　建莲肉　润玄参　大杭冬以上七味各一钱　真雅连　天花粉　炙甘草以

上三味各五分

净水浓煎，清晨空心服。

**黄连解毒汤** 治吐血，并便前下血。

真雅连五分 川黄柏一钱 小条芩一钱 黑栀仁一钱

灯心十茎，水煎，滚热服。

**补中益气汤** 方见一卷保产论小产论。

**［诸血简便方］**

凡吐血、鼻血，低头掬损肺脏而吐血，以及上下一切血证，用百草霜扫下，研为细末，以糯米煎汤。大人每服三钱，小儿每服一钱，米饮调服，三服立愈。百草霜须乡间烧茅草锅底取之，烧柴炭者不用。

凡鼻血如注，顷刻流至数升，无药可解。急将患者头发解开，将发梢浸新水盆内，良久血即止；止后仍服凉血清火之药。至浸发亦不可太久，只问病者，心内觉有凉气即止，久则凉冷入心，恐生别证。至神至奇，此可治稍大之儿，乳子无发可浸。

又：治鼻血不止，用大蒜一枚，去皮，研如泥，作饼子如钱大。左鼻出，贴左足心；右鼻出，贴右足心；两鼻俱出，贴两足心。立时即止，即以温水洗去之。

又方，以乱发烧灰吹鼻；

又：以线扎中手指根，左鼻出扎左，右鼻出扎右；

又：以栀子烧灰，研末吹鼻内。

又方，治鼻血，以韭菜捣汁一杯，童子小便一杯，和匀，温暖服之，血散火降，立时即止。盖韭菜散血，童便降火故也。

大便泻血，用乱油发、鸡冠花、侧柏叶俱烧灰，三味等分，研极细末，每服一钱，水酒调服。

又方，用霜后干丝瓜，烧灰存性，研为细末，每服一钱，酒调空心服。

下血，危笃不可救者，用干丝瓜一条，烧灰存性，研末听用；槐花烧灰存性，研末听用。每以丝瓜末一钱，槐花末五分，共研匀，米饮调，空心服。

小儿小便血淋，用鸡屎尖白如粉者，炒极焦，研末，每五分，酒调空心服。

小儿尿血，乌梅烧灰存性，研为细末，每次一钱，米饮调下。

# 幼幼集成卷之四

## 肿满证治

《经》曰：肤胀者，寒气客于皮肤之间，腹大，身尽肿，皮厚按之窅而不起，腹色不变，此其候也。又曰：诸湿肿满，皆属于脾。又曰：水病，下为胕肿大腹，上为喘呼，不得卧者，标本俱病。

夫肿满之证，悉由脾胃之虚也。脾土喜燥而恶湿，因中气素弱，脾虚无火，故水湿得以乘之，而脾愈不运，则乳食凝而不化，停积于中而肿满作焉。治肿者，当以脾胃为本，而以浮肿为标，斯庶几矣。若以消伐克削为能事，未有不致危殆者。

治肿当分上下。《经》曰：面肿者风，足肿者湿。凡肿自上而起者，皆因于风，其治在肺，宜发散之，参苏饮合五皮汤。

肿自下而起者，因于肾虚水泛，或因于脾气受湿，宜渗利之。故仲景云：治湿不利小便，非其治也。宜五苓散加防己、槟榔。

一身尽肿者，或胎禀不足，卒冒风寒，或因疟痢脾虚，皆能作肿。轻者胃苓丸；重者加味胃苓丸，当与末条参考。

凡小儿之肿在表者，头痛身热，此风寒在表，宜微汗之，五苓散少加麻黄、葛根、苏叶、杏仁以发之；若身无热，五苓散加肉桂。膀胱气化，小便利而肿消矣。

阳水肿，身热，大便秘，小便赤涩，烦躁口渴，以五皮汤作煎，送沉瀣丹微下之。

阴水肿，身不热，口不渴，身冷怯寒，二便自调，平胃散加白苓、草果、木香、藿香。

凡肿证先起于腹，而散于四肢者，可治；先起四肢，而后归于腹者，不可治。

若小儿元气本虚，复遇大病之后，而浑身浮肿，四肢冷，不渴，小便清长，大便滑泄，不思饮食，此阴寒之极，脾胃将绝。治肿之方俱不可用，惟以四君子汤加青化桂、炮姜、砂仁、白蔻，以救其脾胃，斯可矣。昧者但见其肿，不知元气之竭绝，而犹消导利水，复以舟车、禹功暨大戟、芫花、甘遂劫夺之者，此杀人之事，慎之戒之。

［入方］

**参苏饮** 方见三卷咳嗽证治。

**五皮汤** 方见二卷伤湿证治。

**五苓散** 方见二卷伤暑证治。

**胃苓丸** 方见二卷伤湿证治。

**加味胃苓丸** 即胃苓丸本方加后药。

头面肿初起，略加麻黄；作喘，加桑白皮、杏仁；小便黄赤，加木通；身肿，加五加皮；腹胀，加砂仁、白蔻、丁香、枳壳；脚冷不温，加附子、上青桂、防己。

**平胃散** 方见三卷疟疾证治。

**加味四君子汤** 治脾败胃伤，阴寒作肿，多服自消。

官拣参一钱 漂白术一钱 白云苓一钱五分 上青桂八分 黑炮姜一钱 西砂仁一钱 白豆蔻一钱 公丁香三分 炙甘草五分

大枣三枚，水煎，半饥温服，以愈为度。

**［水肿简便方］**

凡小儿患肿，切须忌盐，盐助水邪，服之愈甚。必待肿消之后，以盐煅过，少少用之。

治水肿从脚起，入腹则难治。用红饭豆五升，水煮极熟，取汤四五升，温浸两膝之下，冷则重暖；若已入腹，以红豆煮汤，日日服之，亦消。盖红豆之功，专于行湿利小便故也。

治脚肿，掘杉木根切断，而内色红者，为油杉，方可用；若切开白色者，不堪。以红根切碎，煎浓汤，将肿脚先熏后洗，一二次自消。

又方，以红糟一大碗，加入生姜、生葱三味同煎汤，先熏后洗。

又治头面手足俱肿，用苦葶苈一两，隔纸炒熟，研细末，以大红枣蒸过，去核取肉，和前末，杵匀为丸，如小豆大，每服七粒，白汤下，日三服，五七日则小便多，肿自消也。忌咸酸生冷。

伤寒伤湿肿，以羌活切片，莱菔子二味等分，同炒香取起，拣去莱菔不用，只以羌活为末，每服一钱，初日一服，二日二服，三日三服效。

肿证气喘，男妇大小，肿因积得，既取积而肿再作，小便不利。若再用利药，性寒而小便愈不通矣，医者至此束手。盖中下二焦不升降，为阴寒否隔，水遂凝而不通。用熟附子三钱、生姜二钱、沉香三分同煎浓汤，冷服。大人附子一两，生姜六钱，沉香磨浓汁，以附姜汤对服，不拘服数，以愈为度。

身面浮肿，坐卧不得，取向东桑枝烧灰淋汁，煮红豆数升，每饥即食之，不得别饮汤水。

水肿本于脾虚不能制水，水积妄行而为肿。当以参、术补脾为主，使脾气实则能健运，而水自行，切不可下。



## 胀满证治

《经》曰：足太阴虚则鼓胀。又曰：胃中寒则胀满。又曰：浊气在上，则生䐜胀。夫胀满者，腹胀气满也。由于脾肺气虚，不能健运，所以作胀也。有虚胀、实胀、热胀、寒胀。大抵虚胀、冷胀，十之七八；实胀、热胀，十之二三。盖实热之证，人所易见，或因伤食，或因伤寒入里，所以易知而易治；虚冷之证，由中气虚衰，脾气不化而胀，所以难见而难医。若以虚冷之胀，而误以为实热之胀治之，其变不可胜言矣。

虚胀者，或因吐泻之后，或因服药攻下太过，致成腹胀者。宜温中调气，厚朴温中汤；若虚而兼寒者，加附、桂。

实胀者，腹中原有食积，或饮食过饱，固结于中。外证则胃口、胸前高胀，身热口渴，倦卧不语，腹痛微喘，目闭不开，俨然虚极之象。小儿此证最多而难识，昧者不为详审，见其四肢不举，口闭不开，误以为慢惊，而用宁神导痰之药，千中千死，无一活者。不知大实有羸状，即此是也。急宜下之，集成沆瀣丹、集成三仙丹同服。

热胀者，或伤寒热邪入里，大便闭结，小便短赤，浑身壮热，面赤烦躁，集成沆瀣丹。

寒胀者，由中气素寒，冷滞郁结，无身热口渴，面唇青，手足厥冷，气喘腹胀。先以塌气丸消之，后以异功散调其脾胃。

凡遍身疮疥，因淋洗涂搽，逼毒归内而腹胀者。轻则荆防败毒散升散之；重则集成沆瀣丹微利之。疮出胀消者吉；疮不出者凶。

《经》谓脏寒生胀满。盖脾为阴中之至阴，因脾湿有余，无阳不能施化，如土之久于雨水，则为泥矣，岂能生育万物？必待和风暖日，湿去阳生，自然生长也。凡此宜以辛热之药运用之可也。

《经》谓下之则胀已。此以湿热饮食有余，脾胃素实，形体气质壮实者言之也。若脾虚内寒，而气不能运精微以成胀满者，只宜以甘温补脾为主，少佐辛热以行壅滞之气。庶使脾土健旺，胀满运行，斯可愈矣。此《经》之所谓塞因塞用，从治之法耳。医者不察乎此，惟执下之胀已，急于获效，病者喜行利药，以求通快，不知暂快一时，则真气愈伤，胀满愈甚，去死不远矣！

诸家治胀治肿，但知行气利水，克削并行，辄用猛剂下之。此速死之道。不知脾气虚极，而肿而胀。愈下愈虚，惟劫目前之快，而阴损真元，祸不旋踵，后贤幸加意焉。



［入方］

**厚朴温中汤**　治胃寒心腹胀。

紫厚朴一钱五分　真广皮一钱　黑姜炭一钱　白云苓一钱　草蔻仁五分　南木香五分　炙甘草五分

虚兼寒者，加熟附子五分，青化桂五分。

生姜三片，大枣三枚，水煎，半饥服。

**塌气丸**　治寒气郁结，肚腹虚胀。

胡椒仁一两　全蝎尾五钱。拣去钩子，洗净，炒干

上以胡椒略去皮，取净一两，炒过，和蝎尾研末，面糊丸极小。每服一二钱，陈皮汤送下。

**集成沆瀣丹**　方见二卷胎病论。

**集成三仙丹**　方见二卷类搐痢疾。

**异功散**　方见三卷伤食证治。

**荆防败毒散**　治疮疥毒气内陷，肚腹作肿。

荆芥穗　北防风　净连翘　陈枳壳　绿升麻　南薄荷　川羌活　川独活　粉干葛　川木通　金银花　片黄芩　正川芎　黑栀仁　炙甘草每味各一钱

上身肿，加葱三茎；下身肿，加灯心十茎。

水煎服。

［腹胀简便方］

治气胀、水胀，用羯鸡粪干者一升，炒焦黄色，出火毒，研细末，以百沸汤三升淋汁，每服一盏，调木香、槟榔末各五分，此中满蛊毒胀，有一无二之方也。

治食胀、气胀，用萝卜子一两，研细末，水调滤汁，用砂仁一两，以萝卜子汁浸一宿，炒干，又浸又炒，共七次，为末。每服一钱，米饮调下。



# 黄疸证治

《经》曰：身痛而色微黄，齿垢黄，爪甲上黄，黄疸也。又曰：溺黄赤安卧者，黄疸。已食如饥者，胃疸。夫黄疸之证，古人多言为湿热，及有五疸之分，皆未足以尽之。予谓黄之大要，亦惟有二：曰阳黄，曰阴黄。而寒热虚实，总括二者之中，无余义矣。

——阳黄证，因湿多成热，热则生黄，此则所谓湿热证也。其证必身热烦渴，或躁扰不宁，或消谷善饥，或小便热痛，或大便秘结，其脉实而有力。此证不拘外感风湿，内伤食饮，皆能致之。但察儿之元气尚强，脾胃无损，而湿热果盛者，直宜清火邪，利小便，茵陈五苓散最稳，胃苓汤加茵陈亦佳；若大便秘结，热甚者，集成沆瀣丹。

——阴黄证，全非湿热，而总由气血之败。盖气不生血，所以血败；血不华色，所以色败。凡病黄而绝无阳证、阳脉者，便是阴黄。或因大病之后，或脾胃久亏，故脾土之色自现于外。其证喜静恶动，喜暗畏明，神思困倦，言语轻微，畏寒少食，四肢无力，或大便不实，小水如膏。此皆阳虚之候，与湿热发黄者，反如冰炭，使非速救元气，大补脾胃，终无复元之理；且此证最多，而昧者不察，遂云黄疸同是湿热，而用茵陈、栀子清火利水，则无有不随药而毙者。即四君子、五君煎、温胃饮，是其宜也。

凡小儿脾胃素弱，常有积滞，面色多带黄白，不可消积。惟以集成肥儿丸多服，使脾胃健，食自消，灌溉脏腑，流行荣卫，自然五色修明，何黄之有？

小儿黄病，昧者一概呼为湿热，无非除湿利水，清热退黄，除此之外，无别法矣。岂知湿热发黄者少，脾虚发黄者多。盖脾土强者，足以捍御湿热，必不生黄。惟其脾虚不运，所以湿热乘之。治此者，无非暂去湿热，茵陈五苓散亦佳；黄稍退，即速健脾，不得屡用消耗，而谓有是病用是药也。

若面目俱黄而带虚浮，唇白舌淡，口不渴，身不热，夜无烦热，小便不涩，不可认为湿热而分利之，速救脾胃。四君子、六君子是其宜也。

凡服分利之药，黄久不退，以致口淡心慌，四肢软弱，憎寒发热，小便带浊，皆为虚甚。宜四君子煎送八味地黄丸。不可再行分利，以致脾败肾绝而死矣。

［入方］

**茵陈五苓散**　方见二卷伤湿证治。

**胃苓汤加茵陈**　方见二卷伤湿证治。此加茵陈一钱。

**集成沆瀣丹**　方见二卷胎病论。

**四君子汤**　方见三卷疟疾证治。

**五君煎**　治脾胃虚寒，呕吐泄泻而兼湿者。

官拣参一钱　漂白术二钱　白云苓二钱　炮姜炭一钱　炙甘草一钱

水一钟半，煎服。

**温胃饮**　治中寒呕吐，吞酸泄泻，不思饮食。

官拣参一钱　漂白术二钱　白扁豆一钱　广陈皮五分　炮姜炭一钱　大当归一钱　炙甘草六分

水一钟，煎七分服。

**集成肥儿丸**　治小儿脾胃虚弱，饮食不消，肌肤瘦削，多服能令儿肥。此丸久经效验，比诸家肥儿丸功独胜。

建莲肉二两四钱。去心皮，炒　西砂仁六钱。酒炒　漂白术一两。土炒　官拣参一钱。切、焙　京楂肉四钱。炒　杭白芍四钱。酒炒　广陈皮四钱。酒炒　法半夏四钱。炒　白云苓一两。乳汁蒸晒　真雅连二钱。姜制　苡仁米六钱。炒　六神曲六钱。炒　炙甘草二钱

共为细末，炼蜜为丸，弹子大，每日早午晚各服一丸，米饮化下。

**六君子汤**　方见二卷非搐证治。

**八味地黄丸**　方见二卷胎病论。

**［黄疸简便方］**

小儿急黄，以丝瓜连皮带子，火烧存性，研末，每服一钱，米汤下，连进数服愈。

小儿黄如金色，因积滞凝于脾家。以糯稻草煎浓汤

饮之，数次效。

治小儿黄疸如金，取山间薏苡仁根，洗极净，煎汤，服之自愈。

治湿热发黄，用生姜半斤，茵陈半斤，同捣烂，以布包之，时时周身擦之，其黄自退。



## 腹痛证治

帝曰：愿闻人之五脏卒痛，何气使然？岐伯对曰：经脉流行不止，环周不休，寒气入经而稽迟，泣而不行，客于脉外则血少，客于脉中则气不通，故卒然而痛。凡病心腹痛者，有上中下三焦之别。上焦者痛在膈上，此即胃脘痛也；中焦者痛在中脘，脾胃间病也；下焦者痛在脐下，肝肾病也。然有虚实之分，不可不辨。辨之之法，但察其可按者为虚，拒按者为实；久病者多虚，暴病者多实；得食稍减者为虚，胀满畏食者为实；痛徐而缓，莫得其处者为虚，痛剧而坚，一定不移者为实。虚实既确，则治有准则。

夫腹痛之证，因邪正交攻，与脏气相击而作也。有冷有热，有虫痛，有食积。辨证无讹，而施治必效。

挟冷痛者，面色或青或白，冷甚者，面色暗淡，唇口爪甲皆青。此脾气虚寒之极，轻者当归散；重者烧脾散；有吐泻者，保童丸。

挟热痛者，面赤壮热，四肢烦，手足心热。宜四顺清凉散，加青皮、枳壳；大便秘者，木香槟榔丸；大便调者，芍药甘草汤。

食积痛者，口中气温，面黄唇白，目无精光，或白睛多，多眠恶食，大便酸臭，宜三棱丸。甚者，消积丸。下后，六君汤调之。

虫痛者，面白唇红，六脉洪大，心腹疼痛，口中涎沫及清水出，腹内结聚成团，摸之梗起一条。小儿脾胃虚者，最多此证。宜乌梅丸。

凡腹痛喜手按及热熨者，为虚为寒，速宜温补；如手不可按者，为实，速宜下之。

［入方］

**当归散** 治腹痛有寒无热。

大当归一钱五分 南木香五分 青化桂一钱 大拣参一钱 炙甘草五分

生姜三片，大枣三枚，水煎，温服。

**烧脾散** 治伤生冷果菜，停积中焦，心脾冷痛。

黑炮姜一钱 紫厚朴一钱 草蔻仁五分 西砂仁一钱 六神曲一钱 老麦芽一钱 真广皮一钱 高良姜五分 炙甘草一钱

或丸、或散、或水煎，俱可。

**保童丸** 因伤风冷，食积肚疼，泄泻呕恶。

官拣参切、焙 漂白术土炒 紫厚朴姜炒 正广皮酒炒 白云苓炒 结猪苓焙 宣泽泻炒 藿香叶焙 公丁香捣 法半夏焙 白干姜炒 青化桂去粗皮 白蔻仁炒 杭青皮醋炒 肉豆蔻煨 南木香屑 炙甘草俱等分

共焙燥，为细末，神曲糊丸，弹子大。每服一丸，

米饮化下。

**四顺清凉散** 治挟热腹痛，面赤壮热，四肢烦，手足心热。

杭白芍二钱 白当归一钱 锦庄黄一钱 炙甘草五分

净水煎，滚热服。

**芍药甘草汤** 此方无论寒热虚实，一切腹痛，服之神效。

白芍药一根，重三钱 粉甘草一根，重二钱

上二味俱要整的，用纸七重包之，水湿慢火煨熟，取起，杵烂，煎汤服。寒月，略加肉桂数分更妙。

**三棱丸** 治食积胃脘痛、心腹痛、小腹痛、癖痛、虫痛。

京三棱煨 蓬莪术煨 半夏曲焙 小枳实麸炒 正川连姜炒 吴茱萸泡 正广皮酒炒 杭青皮醋炒 南木香屑 尖槟榔炒 川厚朴姜制 川楝肉炒 小茴香酒炒

共为末，神曲糊丸，量儿大小加减，米饮调服。

**木香槟榔丸** 方见三卷伤食证治。

**乌梅丸** 治胃冷，虫痛攻心，呕吐，四肢冷。

官拣参 川黄柏 北细辛 青化桂 川熟附以上各六钱 川黄连五钱 正藜椒 大当归 黑姜炭以上各四钱 肥乌梅三十个。蒸，去核，取净肉，捣烂

共为细末，酒蒸乌梅肉，捣膏和药，少加炼蜜为丸，如芡实大。每服一丸，水送，每日二三服；以十分之一水煎服，亦可。

**［腹痛简便方］**

治一切胃痛、胸痛、腹痛、腰痛，疼如锥刺，不可

忍者。花椒不拘多少，研为细末，和少面粉，醋和成饼，贴于痛处，上铺艾绒，用火灸之，疼立止。

一切腹痛，不问虚实寒热皆效。用小麦秆烧灰，地上出火毒，将布包之，滚水淋汁，一服立止。

一切疼痛，或寒或热，或积食，或积血，证莫能辨，药不能施，有起死回生之妙。用生姜一斤，捣烂，略挤去汁，入锅内炒热，用布分作二包，先以一包熨痛处，冷即换热者；勿令间断，如姜已干，略加前汁拌之，又炒又熨，痛止乃已。

凡小儿腹痛，摸其肚有一块梗起者，虫痛也。不须服药，惟令大人以手擦揉其块处，久久搓之，半日许，其虫将死，皆从大便而出，痛立止。

小儿腹痛，啼哭不止，用南木香、明乳香、黑没药俱去油，各五分，水煎，温服。

小儿胎寒腹痛，啼哭吐乳，大便青色，身出冷汗。用姜黄一钱、南木香、乳香、没药俱去油各三钱，共为细末，蜜丸芡实大，每服一丸，姜汤调下。

小儿盘肠气痛，月内之儿多有之。其证腹内如蛙声，啼哭不止者是也。盖寒热不和，脏气不行。用栀仁五钱、附子三钱，同炒极枯，取起，拣去附子不用，单取栀仁，加入白芷一钱为末。每服五分，小茴香汤下。

小儿腹痛，啼哭不止。用乳香一钱去油，灯花七枚，同为末，每二分，乳汁调服。

小儿虫痛，口流涎沫。使君子取肉微炒为末，五更时，米饮调下。

小儿腹痛，一痛即死者，名为虫痛似痫。用干漆烧灰，白芜荑二味，等分为末，每五分，米饮调下；证重者，每服一钱。

小儿盘肠腹痛，浓煎葱汤，浇洗儿腹；仍以葱捣烂，炒热作饼，贴脐上，良久屎出痛止。



## 癖积证治

《经》曰：新积痛可移者易已，积不痛难已也。又曰：胃之大络，名曰虚里，贯膈络肺，出于左乳下，其动应衣，脉宗气也。结而横，有积也。

凡饮食之积，其渐积者，不过以饮食偶伤，必在肠胃之内，故可行可逐，治无难也。惟饱食无节，以渐留滞者，多成癖积，于左胁膈膜之外，此阳明宗气所出之道也。若饥饱无论，饮食叠进，以致阳明胃气一有所逆，则阴寒之气得以乘之，而脾不及化，故余滞未消，并肠外汁沫，搏聚不散，渐成癥积矣。然其初起甚微，人多不觉，及其既久，则根深蒂固，而药饵难及。今西北小儿多有此疾，而尤于食面之乡为最。正以面性多滞，而留积于皮里膜外，所以不易治也。惟当以渐消磨，求法治之。幸毋孟浪欲速，妄行攻击，徒致胃气受伤，而积仍未及，以速其危也。

癖者，血膜裹水，侧癖胁旁，时时作痛，时发潮热，或寒热往来似疟，故疟家多有此证。凡疟疾发过之后，必令其热退极尽，方可饮食。若热未尽而饮食之，则中脘多蓄黄水，日久而成癖积。

小儿脏腑和平，脾胃壮实，则荣卫宣畅，津液流通，纵使多饮水浆，不能为病。惟脾胃不胜，乳哺失调，三焦不运，水饮停滞，冷气抟之，结聚而成癖也。体素弱者，消癖丸；气壮实者，赭石挨癖丸。大约有癖之儿，虚者居多，攻下之药，非可常用，即不得已而用之，待其略减，用消癖丸缓缓消之，至为良法。

［入方］

**消癖丸** 治癖在胁下，面黄肌瘦，午后发热似疟。

官拣参切，焙 漂白术土炒 正广皮酒炒 白云苓乳蒸 杭青皮醋炒 川厚朴姜制 小枳实麸炒 法半夏焙 西砂仁酒炒 六神曲炒 陈麦芽炒。以上俱各二钱 九肋鳖炙。三钱 京三棱煨 蓬莪术煨 南木香以上各一钱 青化桂 炮黑姜各一钱二分 正雅连姜汁炒。二钱

共为细末，早米粉糊为丸，每服一二钱，量儿大小加减，米饮下，以癖消药止。

**赭石挨癖丸** 治腹中癖块，或生寒热，或时作痛。小儿壮实，饮食素强者，方宜用之；脾胃素虚者，切不可服。惟以前消癖丸攻补兼施，久之自愈。

代赭石火煅，醋淬至酥，研末，水飞过用 杭青皮醋炒 蓬莪术煨 南木香锉屑 青化桂各三钱 巴豆霜去油极净，取霜。一钱 川大黄二钱

上为细末，醋煮面糊丸萝卜子大，每服五丸，淡姜汤送下。

［癖积简便方］

治癖积心腹内结如拳，及脐腹痛不可忍。用庄黄一

两酒蒸、炮姜五钱、熟附子三钱、九肋鳖甲八钱，用好醋将鳖甲煮一时久，取起，酥炙黄色为度，共为细末，用三年老米醋一升，熬至半升，和前末为丸，绿豆大，每服十丸，空心米汤下，取下积如鱼脑、败血、烂肉、青泥即愈。后用补脾调理。按此方药廉功大，比挨癖丸力胜十倍，允称神妙。

小儿好食茶叶成癖。用鲜榧子一斤，空心，晌午、黄昏每服十四粒，吃完即愈。榧子，京果铺有卖。

小儿食积结痞块。用大红枣一斤，皮硝一两，同煮，以水干为度，晒干，每日食此枣，徐徐服之，自消。

小儿积久而成“鳖”，腹内有形，摇头掉尾，大者如杯，小者如钱，上侵入喉，下蚀入肛，或附胁脊，或隐肠腹。用生硫黄研极细末，每日老酒调服一钱，空心下，久服自化。硫黄须色如初出鹅雏者，方可用；带青、带赤、带黑色者，皆不堪，此物最平稳，任多服无碍。

## 虫痛证治

《经》曰：肠中有虫瘕、蛟蛔，皆不可取以小针。又曰：饮食者，皆入于胃，胃中有热则虫动，虫动则胃缓，胃缓则涎出。

夫虫痛者，蛔虫也。盖由小儿脾胃虚弱，多食甘肥生冷，留而为积，积化为虫，动则腹痛，发则肿聚一块，痛有来去，乍作乍止，呕恶吐涎，口出清水。久而不治，其虫长至一尺，则贯胃伤心杀人矣。外证面白唇红，六脉洪大，是其候也。凡腹内有虫，必口馋好甜，或喜食泥土、茶叶、火炭之类，宜攻去之，槟榔丸。

小儿虫痛，凡脾胃怯弱者，多有此证。其攻虫取积之法，却又未可常用，及取虫之后，速宜调补脾胃，或集成肥儿丸，或乌梅丸，或六君子汤，多服之，以杜虫之复生。

［入方］

**槟榔丸** 治小儿一切虫积，能杀诸虫。

小槟榔一两 南木香五钱 鹤虱子五钱 光贯仲五钱 广锡灰五钱 陈漆渣烧灰 正轻粉二钱 白雷丸二钱 巴豆霜一钱

以漆渣灰五钱，同众药研为细末，醋煮面糊丸，麻子大，每服二十丸，五更时，苦楝根皮煎汤下。

**集成肥儿丸** 方见四卷黄疸证治。

**乌梅丸** 方见四卷腹痛证治。

**六君子汤** 方见二卷非搐吐泻。

［下虫简便方］

凡小儿甘肥过度，或糖食甜物太多，乃致湿热久停而成积，积久生虫，时发腹痛，以手摸之，腹内有块，或一条梗起；外证面白唇红，六脉浮洪，其痛时作时止，痛止即能饮食者，虫痛无疑。又有腹痛，一痛即死者，亦是虫证。欲去此虫，无如苦楝根皮，诚天下打虫第一神方。其法于月初旬，虫头向上之时行之。先夜掘苦楝根，须取每年结子者，方是母树。其根浮于土面者有毒，不可用。专取土中者，净洗泥土，以刀刮其红皮，只取白皮四五钱，儿大者六七钱，切碎听用。次早以油煎鸡蛋，令儿嗅之，以引其虫头向上而求食；另于别室，以水一盏，浓煎苦楝皮汤一小杯，不可使儿闻其药气，一闻其气，虫即潜伏矣。俟药熟，以鸡蛋与儿食，即服药，半日不可饮食，俟虫下后方饮食之。服药后，儿似困顿，万万放心，虫下后，精神如旧。仍当急为健脾，庶虫不复生，永无患矣。

## 诸汗证治

《经》曰：阳之汗，以天地之雨名之。又曰：阳加于阴，谓之汗。又曰：心为汗。夫心之所藏，在内者为血，在外者为汗。盖汗乃心之液，而自汗之证，未有不由心肾两虚而得之者。然阴虚阳必凑之，故发热而自汗；阳虚阴必凑之，故发厥而自汗，是皆阴阳偏胜所致也。

小儿脏腑娇嫩，肤腠未密，或重衣厚被，致内脏生热，热抟于心，故心液不能自藏而额汗出也。额为心之位，宜收敛心气，团参汤。

大病后气血两虚，津液自汗，或潮热，或寒热，发过之后，身凉自汗，日久令人黄瘦，失治则变蒸疳。宜黄芪固真汤。

睡中汗出，醒来则止，此心虚盗汗，宜敛心气，养心血。用团参汤。

睡中遍身有汗，觉来久不干者，此食积盗汗，脾冷所致。益黄散。

脾虚泄泻，自汗后而遍身冷，有时遇泻则无汗，不泻则有汗，此为大虚之候，急当补脾，理中汤；待泻止，黄芪固真汤。

凡自汗上至胸，下至脐，此胃虚也，当补胃。四君子汤加黄芪。

肺虚自汗，面白唇白，六脉无力，盖因久嗽脾虚，故令自汗。四君子汤加麦冬、五味。

伤风自汗，宜实表，桂枝汤；伤寒汗出，自头至颈而止者，欲发黄也，茵陈汤。

如有实热在内，烦躁不止者，胃实也，宜集成沆瀣丹，微下之。

诸汗服药久不止者，用五倍子一个，研细末，醋和作一小饼，贴肚脐，以带扎之效。

［入方］

**团参汤**　收敛心气，固心血，能止自汗。

官拣参切，焙　当归身切，焙。各二钱

上二味，分作二服，用豮猪心一个，切作二片，用前药二钱，猪心一片，水一钟，煎汤，空心服。

**黄芪固真汤**　治气虚自汗。

嫩黄芪一钱　官拣参五分　漂白术五分　当归身一钱　炙甘草各五分

天圆肉三枚，水煎服。

**益黄散**　治食积盗汗。

正广皮五钱　杭青皮四钱　诃子肉四钱　粉甘草四钱　公丁香二钱

共为末，大儿二钱，小者一钱。如感冒吐泻，加姜、枣同煎服。

**理中汤**　方见二卷乳子伤寒证治。

**四君子汤**　方见三卷疟疾证治。

**桂枝汤**　方见二卷伤寒总括五法。

**茵陈蒿汤**　治头汗至颈而还，将欲发黄。

茵陈蒿一钱五分　川黄柏一钱　黑栀仁一钱

灯心十茎，水煎，滚热服。

**［汗证简便方］**

凡男妇小儿及产母一切虚证，偶然大汗，诸药莫能止者，盖由玄府大开，一时难闭，所以服药不能止。先将五倍子末，醋调作小饼子，纳入脐中，以布扎之，然后以旧布蒲扇烧灰，多加糯米粉和匀，以夏布袋装之，自头至足，遍身轻扑之，使其粉入毛窍，玄府自闭，虚汗即止，神治也。

## 疝气证治

《经》曰：邪客于足厥阴之络，令人卒疝暴痛。又曰：病在小腹痛，不得大小便，病名曰疝，得之寒。故疝气者，寒邪结聚而成也。内则脐腹绞痛，外则卵丸肿大，专属肝经，与肾无涉。盖肝主怒，小儿性急，多叫哭而得之者，此气动于内，谓之气疝。应行气开郁，初宜柴苓汤升散之，次宜加减二陈汤，或木香内消丸。

如因久坐湿地得之者，此冷气入腹，谓之寒疝。宜温中散寒，加减当归散、茱萸内消丸。

有肿而不痛，由中湿所致，卵肿而无热，腹不痛。宜行湿消肿，加减守病丸。

小儿素有疝气，或一年半年发者，发则有形，外连睾丸，内贯小腹，肿硬一条如小杵，约长五六寸，大小便不通。宜当归木香汤。

小儿木肾，肿大不痛，连年不消者，不早治，便为终身痼疾。宜茱萸内消丸，加牵牛子半生半炒，取头末用，更灸脐旁章门穴，大效。取穴法，以本儿手掌第五指本节横纹，对脐中心，其中指头尽处是穴。

小儿湿地上坐，或有蚯蚓吹其卵，肿大而垂者，以盐汤浸洗之，盖盐能杀蚯蚓毒也。或以苍术煎汤，加盐少许洗之效。

小儿阴囊生疮溃烂者，谓之脱囊。用紫苏叶研末敷之，以荷叶包之；或用生荷叶火烘令软，包之。虽囊丸露出，亦可治也。

小儿外肾臊臭，时复湿痒，柴胡龙胆汤；痒甚不可止者，胡椒煎汤洗之。

［入方］

**柴苓汤** 治少阳胆经有邪而病疝。

官拣参一钱 北柴胡一钱五分 枯黄芩一钱 法半夏一钱 漂白术一钱 白云苓一钱 结猪苓一钱 宣泽泻一钱 青化桂五分 炙甘草五分

生姜一片，大枣一枚，水煎，热服。

**加味二陈汤** 治性急多哭，卵肿，痛连小腹，谓之气疝。

正广皮 法半夏 白云苓 小茴香 正川芎以上各一钱 青化桂 炙甘草各五分

生姜三片，水煎，温服。

**木香内消丸** 治证如前。

南木香屑 京三棱煨 结猪苓焙 宣泽泻炒 川楝肉炒 正广皮酒炒 香附米酒炒。以上各七钱 杭青皮醋炒。二钱

共为末，酒煮，米糊为丸，每服一二钱，空心盐汤下。

**加味当归散** 治受寒湿之气，小腹绞痛，外肾红肿，并腹痛啼哭等证。

当归身一钱五分 吴茱萸三分 青化桂五分 正川芎五分 黑姜炭一钱 南木香五分 小茴香一钱 炙甘草五分

水煎，临服加盐七分，空心温服。

**茱萸内消丸** 治寒湿所袭，留伏作痛，癞疝偏坠。

吴茱萸醋浸一宿，焙干，炒过 青化桂去皮 净枣皮蒸，去核，捣 元胡索醋炒 大茴香盐炒 化橘红炒 杭青皮醋炒。以上各一两 光桃仁炒 白蒺藜炒 南木香屑。以上各五钱

共为细末，酒煮，面糊丸，龙眼核大，每服一丸，淡盐汤送下。

**加减守病丸** 治卵肿不痛，此湿气也，又名木肾。

漂苍术盐炒　制南星炒　香白芷焙。以上各一两　京楂肉炒　正川芎炒　广橘核炒　法半夏焙　六神曲炒　吴茱萸炒。以上各二钱五分

共为细末，酒煮面糊丸，龙眼核大，每服一丸，小茴香煎汤化下。

**当归木香汤**　治小儿久疝不愈。

京楂核　全当归　正川芎　川木通　小茴香　川楝肉　杭青皮　结猪苓　宣泽泻以上各一钱　南木香　黑栀仁各五分

上用净水浓煎，空心热服。

**龙胆汤**　治小儿外肾臊臭，时复湿痒。

北柴胡一钱二分　宣泽泻一钱　车前子八分　川木通一钱　怀生地一钱　当归尾六分　龙胆草五分

水煎，空心服，以饮食压之。

[**疝气简便方**]

治小儿疝气肿痛。用荔枝核炒焦五钱，大茴香酒炒二钱五分，共为细末，每服一钱，温酒调下。

又方，不论小儿及男妇一切疝气，以及诸般气痛。用荔枝核四十九个炒焦，留白陈皮九钱，生硫黄四钱，共为末，盐水打面糊为丸，绿豆大；遇痛时，空心酒研送九丸，良久，再进一服，不过三服，全安。

小儿肾肿硬痛。橄榄核、荔枝核、山楂核三件等分，俱烧过存性，研末，每服一钱，空心小茴香汤送下。

小儿疝气痛。全蝎不拘多少，炒焦为末，每三分，小茴香煎酒送下。

小儿冷疝作痛，阴囊浮肿。川楝子去核五钱，吴茱萸二钱五分，炒研为末，酒打面糊为丸，小豆大，每服十丸，盐汤化下。

小儿疝久，阴囊坚硬如石，名为木肾。用瓜蒌连皮带子二钱，荜拨二钱，生姜二钱，葱白二钱，酒煎，热服，被覆暖卧，取汗效。

## 啼哭证治

小儿初生，百日一周之内，神安意静，不妄笑多哭者易养。如日夜啼哭不止，为母者心诚求之，渴则饮之，饥则哺之，痛则摩之，痒则抓之，其哭止者，中其意也；如哭不止，当以意度之。盖小儿初生，性多执拗，凡有亲狎之人，玩弄之物，一时不见，其心不悦而哭，谓之拗哭，急与之，勿使怒伤肝气致病也。假如又不止，请医视之。如大哭昼夜不止者，肝热也，泻青丸；如日夜啼哭，身热烦躁者，心热也，导赤散，俱用灯心汤服。

［入方］

**泻青丸**　此肝经之主药。凡幼科中截风定搐之方，多用金石脑麝，无益有损。惟此方清心平肝，疏风凉血。凡小儿作热不退，将成风搐，或已成风搐，但服此丸，其应如响。方虽古方，人不知用。予昔游潭州，遇师指授，始能用之。凡幼科中抱龙、保命、至宝、新安金药、苏合香丸，一概不取，惟此丸为幼科截风定搐之第一神方也。

川羌活　正川芎　黑栀仁　龙胆草　全当归　北防风以上俱各一两　锦庄黄五钱

上药合为一处，以火烘燥，研为细末，炼蜜为丸，青黛为衣，如大豆大。每服一二丸，茶清化下。

**导赤散**　治心经有热，一切烦啼不安，皆效。

怀生地二钱　川木通一钱五分　枯黄芩一钱　生粉草五分　淡竹叶十四片

灯心十根，水煎热服。

## 夜啼证治

小儿夜啼有数证：有脏寒，有心热，有神不安，有拗哭。此中寒热不同，切宜详辨。

脏寒者，阴盛于夜，至夜则阴极发躁，寒甚腹痛，以手按其腹，则啼止，起手又啼；外证面青手冷，口不吮乳，夜啼不歇。加味当归散。

心热烦啼者，面红舌赤，或舌胎白涩，无灯则啼稍息，见灯则啼愈甚。宜导赤散加麦冬、灯心；甚则加川连、胆草。

神不安而啼者，睡中惊悸，抱母大哭，面色紫黑，盖神虚惊悸。宜安神丸定其心志。有吐泻后及大病后夜啼，亦由心血不足，治同上。

凡夜啼见灯即止者，此为点灯习惯，乃为拗哭，实非病也。夜间切勿燃灯，任彼啼哭，二三夜自定。

［入方］

**加味当归散** 方见四卷疝气证治。

**导赤散** 方见四卷啼哭证治。

**十味安神丸** 治神虚惊惕，至夜则啼。

官拣参 白茯神 大杭冬 怀山药 正龙齿煅。以上各二钱 镜面砂水飞 寒水石水飞 粉甘草以上各五分 梅花片一分 赤金箔十片

共为细末，炼蜜为丸，芡实大，每服一丸，灯心汤下。

［夜啼简便方］

小儿心热面赤，夜多啼泣。朱砂五分，牛黄一分，共为末，每一二分，犀角磨汤调下。

又治同前证夜啼。青黛研筛过，每服二分，灯心十茎，煎汤调服。

小儿一百二十日内夜啼。用蝉蜕四十九个，剪去前半截，用后半截，焙干燥研末，每服四分，钩藤汤下。

又方，用蝉蜕十四个，去翅足，焙干，入朱砂一分，共研末，蜜调涂母乳头上，令儿吮之，纳儿口中亦可。

小儿夜啼，不论有余不足皆有效。用五倍子研末，口中津唾和作饼子，纳肚脐，以带扎之，效。

又方，以灶心土研末二钱，朱砂飞过一钱，麝香少许，共为末，蜜丸绿豆大，每服五丸，水调下。

# 二便证治

《经》曰：北方黑气，入通于肾，开窍于二阴。夫二阴者，前阴窍出小便，后阴窍出大便。又云：前阴主气，后阴主血。盖膀胱之津液，血所化也，由气而后能出；太阴之传送，气之运也，由血而后能润。此便溺之流通，见气血之依附，而人之所以为生者，以其有此出入关窍耳。清阳出上窍，谓呼吸也；浊阴出下窍，谓大小二便也。倘一息不运，则机缄穷而死矣。故二便不通，加以腹胀气喘，呕哕烦躁者，不可治也。凡二便秘，宜八正散，外用掩脐法，蜜导法，则前后俱通矣。

［入方］

**八正散**　治热聚下焦，二便不通。

淮木通　白滑石　黑栀仁　车前子　瞿麦穗　扁蓄　锦庄黄　白芒硝俱等分，看儿大小加减之

除大黄、芒硝在外，将六味水煎极熟，加入大黄，再煎十数沸，取起，斟出澄清，以芒硝冲服。

**掩脐法**　治中下二焦积热，大小便秘。

连须葱七茎不洗，生姜一大块，淡豆豉三钱，食盐三钱，同捣烂作一饼，铫子烘热，掩肚脐，以帛扎定，良久气通，二便自利。

**蜜导法**　治二便不通，以此通其大便，则下焦气行而小便自通矣。

用冬蜜八两，炼至滴水成珠不散，入皂角细末二钱，和匀，稍冷，捻如小指大一条，外以葱涎涂上，轻轻插入谷道中，气通则便利矣。

［二便不通简便方］

大小便不通，经二三日危急者。以皂角烧灰研末，米汤调下一钱，立通。

又方，以蜂蜜一盏，皮硝一钱，白汤一盏，空心调下；另以皂角于桶内烧烟，令儿坐桶上熏之，即通。

又方，用草乌一个，削去皮，略以麝香搽上，抹以香油，轻插谷道内，名霹雳箭，至捷。

二便不通，百方不效，肚腹胀痛，咽喉窒塞，或痰壅气喘，水米不下，死在须臾，宜急救之。用甘遂五分，面包煨熟，取出为末，入麝香三厘，捣饭为丸，小儿服二分，大人五分，姜汤送下。

又方，以小竹筒抹以葱涎，插入谷道，以芒硝五钱研细，香油半盏，皂角末少许，令人口含，灌入谷道中，少时即通。

## 小便不利证治

《经》曰：膀胱者，州都之官，津液藏焉，气化则能出矣。又曰：膀胱不利为癃，不约为遗溺。又曰：肝有热则小便先赤。凡小便赤涩为热，小便自遗为寒。热者，火有余，水不足，治宜泻心火，滋肾水，加味导赤散；寒者，火不足，水有余，治宜温肾水，益心火，益智散。

小便不通，乃由脏气虚，受热壅滞，宣化不行，非塞非痛，但闭而不通，腹胀紧满。宜五苓散加车前、灯心。

大病之后，气虚津液不足，而小便闭者，不可利之，利则中气日虚，津液愈涸。宜人参散。

小儿患淋，小便淋沥作痛，不必分五种，然皆属于火热。宜清利之，海金沙散。

小儿久病气虚而淋病者，不可利小便。宜六味地黄丸，滋其化源。

小便自出而不禁者，谓之遗尿；睡中自出者，谓之尿床，此皆肾与膀胱虚寒也。益智散，加附、桂、龙骨。

小儿初便黄赤，落地良久，凝如白膏者，谓之尿白。伤脾所致，久而成疳。胃苓丸，盐汤下。

小儿小便出时，色白浑浊，随尿而来，谓之白浊。此心经虚热。宜清心莲子饮。

［入方］

**加味导赤散** 治心热肝热，小便赤涩。

淮木通 怀生地 炙甘草 枯黄芩 黑栀仁 宣泽泻 净前子 北柴胡以上各一钱

淡竹叶七片、灯心十茎，水煎，空心热服。

**益智散** 治水有余，火不足而遗溺。

益智仁五钱。盐水炒 补骨脂三钱。盐水炒 白云苓五钱。酒炒

共为细末，每服一钱，盐汤调下。

**五苓散** 方见二卷伤暑证治。

**人参散** 治气虚津液不足，小便不通。

官拣参一钱　大麦冬二钱　川黄柏五分　炙甘草一钱

生姜三片，水煎服。

**海金沙散**　治小儿诸淋，皆属于热。

香附米酒炒　正川芎酒炒　赤茯苓酒炒。以上各五钱　海金沙　白滑石水飞。各一两　陈枳壳炒　宣泽泻焙　陈石苇焙　尖槟榔炒。以上各二钱五分

共为细末，每服一钱，淡盐汤调下。

**六味地黄丸**　方见二卷胎病论。

**胃苓丸**　方见二卷伤湿证治。

**清心莲子饮**　专治白浊。

建莲子二钱　白云苓一钱五分　益智仁一钱　远志肉五分　大麦冬一钱　官拣参五分　石菖蒲五分　车前子五分　漂白术六分　宣泽泻四分　生甘草三分

灯心十茎，水煎，空心服。

**［小便简便方］**

凡小便不通，服药无效。用商陆五钱研末，入麝香少许，先以旧夏布盖于脐上，将药放布上，待药气入腹，一时即通。

小便数日不通，遍身手足肿满，诸药不应者。用苏叶一斤，煎浓汤，入脚盆内，令患者坐盆上熏之，冷则又添热汤；外用炒盐熨脐上，及遍身肿处，良久便通，肿消而愈。

又方，用连须、葱白一斤，捣烂炒热，分作二处，各以布包，轮流热熨脐下，即通。

小便闭结不通，药不能效。用食盐一两，调温水服之，良久，以指入喉中探吐，一吐即通。盖上窍不通，

下窍闭也。

又方，以皂角研末，吹些微入鼻中，令其喷嚏，亦是上升之意。如水注闭其上窍，则下窍不通，稍升提之，即时通矣。

## 大便不通证治

《经》曰：太阴司天，阴痹大便难，阴气不用，病在于肾。又曰：太阳之胜，隐曲不利，互引阴股。夫饮食之物，有入必有出也。苟大便不通，出入之机几乎息矣。急宜通之，使旧谷去而新谷得入。然有实闭、有虚闭，最宜详审。如形实气实脉实，又能食者，的有可下之证，则下之，如八正散、承气汤、木香槟榔丸之类，择而用之，中病即止，不可过也；而形虚气虚脉虚而兼食少者，虽有可下之证，宜缓不宜急，但用保和丸加枳实，微利之；如平素便难者，血不足也，宜润肠丸、蜜导法。

［入方］

**八正散** 方见四卷二便证治。

**承气汤** 方见二卷伤寒总括五法。

**木香槟榔丸** 方见三卷伤食证治。

**保和丸** 方见三卷伤食证治。

**润肠丸** 治老人、虚人、小儿、产妇大便闭结。

火麻仁去壳　光杏仁去皮　光桃仁去皮　当归尾酒润　陈枳壳以上各七钱五分　金井胶炒　萝卜子炒　家苏叶以上各三钱

共为细末，炼蜜为丸，每服一二钱，量人加减，白汤送下。

**蜜导法** 方见四卷二便证治。

## 头项囟证治

《经》曰：头痛耳鸣，九窍不利，肠胃之所生也。小儿头囟之证，多有由脾胃而得。又头为六阳所会，七窍居焉，故小儿之头，四时宜凉，但见头热，即有病生，宜预防之。

解颅者，谓头缝开解而颅不合也。是由禀气不足，先天肾元大亏。肾主脑髓，肾亏则脑髓不足，故颅为之开解。然人无脑髓，犹树无根，不过千日，则成废人。其候多愁少喜，目白睛多，面皖白色。若成于病后者，尤凶。宜久服地黄丸，外用封囟法。

囟肿者，囟门肿起也。脾主肌肉，若乳哺不常，饱饥无度，或寒或热，乘于脾家，致使脏腑不调，其气上冲，为之䐜胀，囟突而高，如物堆垛，毛发短黄，骨蒸自汗。然亦有寒气冲上而肿者，则牢鞕坚硬；热气冲上而肿者，则柔软红色。然寒肿者十之一，热肿者十之九。更有因包裹严密，盖覆过厚，阳气不得外出，亦令赤肿，皆用封囟法。热肿者，泻青丸；寒肿者，参苏饮。

囟陷者，有因泄泻久而气血虚弱，不能上充髓脑，故下陷如坑。此乃胃虚脾弱之极，宜急扶元气；

若与枕骨同陷者，百无一救。此中有禀受父精不足，母血虚羸而陷者；有因久病而陷者。然枕陷尤甚于囟陷，二者皆肾元败绝之证也，俱参苓白术散，或八味地黄丸。

天柱骨倒。小儿有体肥容壮，不为瘦悴。孰知形体过肥，中气愈弱，是盛于外，而歉于内也。忽然项软倾倒者，此肝经风热也。小柴胡加粉葛、当归、白芍。

有因久病之后，及泄泻日久，忽然颈项倾侧，名天柱骨倒。最为危候，速救真元。十全大补汤加鹿茸。

有小儿生下颈便软者，胎气不足也。由禀父之肾元虚败，峻补先天，其庶几矣。补肾地黄丸，与六君子汤间服。

天柱骨倒之证，虽则三条，总系真阳大败之候，为小儿之恶证，保救真元，是其大要；外以生筋等药贴之，可也。

[入方]

**六味地黄丸**　方见二卷胎病论。

**封囟法**　治头缝不合，名曰解颅。

天南星不拘多少，以姜汁炒枯，研细末，醋调涂于绢帛上，烘热贴囟门上，以合为度。

**泻青丸**　方见四卷啼哭证治。

**参苏饮**　方见三卷咳嗽证治。

**参苓白术散**　方见三卷诸疳证治。

**八味地黄丸**　方见二卷胎病论。

**小柴胡汤**　方见二卷伤寒总括五法。此加粉葛、当归、白芍。

**十全大补汤**　方见一卷保产论小产论。

**补肾地黄丸**　方见三卷哮喘证治。

**六君子汤**　方见二卷非搐吐泻。

**生筋散**　治筋软无力，天柱骨倒。

木鳖子六个　蓖麻子六十个。并去壳

以药研如泥，先抱头起，以手摩其颈，令热，津唾调药，涂颈项。

又方，贴项软，生附子去皮二钱，生南星去皮脐二钱，共研末，姜汁调，摊贴患处。

**［头项囟简便方］**

小儿解颅，或因病后忽然囟门宽大，头缝四破。此脑髓不充，大虚之候。用鹿茸、防风、白及、柏子仁四味各五钱，共为末，乳汁调作饼，贴囟门上，一日一换，以合为度。

治小儿囟陷如坑，由久病真元不足，气血两虚，大凶之候。速宜十全大补加鹿茸、姜、枣煎服；外用狗头骨炙黄为末，鸡蛋清调敷之，效。

## 目病证治

《经》曰：诸脉者，皆属于目。又曰：东方青气，入通于肝，开窍于目。夫目虽为肝窍，而五脏俱备，神之所托。故白珠属肺，黑珠属肝，瞳仁属肾，两角属心，上下眼胞属脾，五脏五色，各有所司。心主赤，赤甚者，心实热也；赤微者，心虚热也。肝主青，青甚者，肝热也；淡青者，肝虚也。脾主黄，黄甚者，脾热也；淡黄者，脾虚也。目无精光，及白睛多而黑睛少者，肝肾俱不足也。

目内赤色，心经积热上攻。宜泻丙火从小便而出，导赤散加黄连、防风。

目内黄者，脾热也。宜泻黄散；上下眼胞肿者，脾经风热，亦同上治。

目连劄者，肝有风也。凡病或新或久，肝风入目，上下左右如风吹，儿不能任，故连劄也。泻青丸。

目直视者，肝有热也。热气入目，障其筋脉，目之两角俱紧，不能转运，故直视也。泻青丸。

小儿初生目闭，此胎热也。内服生地黄汤；外用胆草煎汤洗目上，一日七次，恐延缠则损目。

小儿生下眼胞赤烂者，由产时拭洗不净，以致秽恶侵渍两目角，故两胞赤烂，至长不瘥。真金散。

小儿久嗽，其目两眶肿黑，如物伤损，白珠红赤如血，谓之血眼。内服泻白散，外用贴法。

小儿生下数月之内，目不见物，谓之雀目，由肝虚也。六味地黄丸，常以猪肝煮熟压药。

小儿热病，其目羞明喜暗者，风热也。宜疏散风热，清阳散火汤。

［入方］

**导赤散** 方见四卷啼哭证治。

**泻黄散** 治脾经积热，白珠生黄。

藿香梗一钱二分　黑栀仁一钱　熟石膏一钱　北防风

一钱　炙甘草五分

净水煎，半饥服。

**生地黄汤**　治小儿胎热，初生眼闭不开。

怀生地一钱五分　赤芍药一钱　正川芎五分　大当归一钱　天花粉酒炒　炙甘草各五分

灯心十茎，长流水煎，热服。

**真金散**　治小儿眼胞赤烂。

雅川连　川黄柏　大当归　赤芍药以上各二钱　光杏仁去皮，尖。五分

上锉碎，以乳汁浸一宿，饭上蒸过，取浓汁点眼内。

**泻白散**　治小儿久嗽，两眼黑肿，白珠如血。

芽桔梗　炙甘草　广陈皮　桑白皮　地骨皮

五味等分，水煎热服。

**贴药**

大生地一两　大黑豆一两

二味用水同浸一夜，取起捣为膏，贴眼皮上，其血自散。血泪既出，肿黑即消。

**六味地黄丸**　方见二卷胎病论。

**清阳散火汤**　治小儿风热眼疾，羞明喜暗。

小条芩　荆芥穗　正川芎　北防风　净连翘　黑栀仁　当归尾　熟石膏以上各用一钱　川羌活　炙甘草各五分

灯心十茎，水煎，食后服。

**［目病简便方］**

治目生胬肉，赤脉贯瞳，白膜遮睛，诸般云翳。用

白丁香，即麻雀屎也。倒者为雌雀屎，不用；取竖立者，雄雀屎也，不拘多少，取来研末，水飞过，如飞朱砂样，渣滓不用，俟药澄底，倾去清水，晒干。每以些微同乳汁研化，点翳上，其翳自去，神方也。取麻雀屎，寺院中暨城楼上有。

赤眼肿痛，用朴硝一撮，以碗张豆腐一块，将硝放豆腐上，饭上蒸之，俟硝已化，去豆腐不用，取汁点眼自愈。

敷火眼及风热眼。生南星五钱、红饭豆五钱，共为末，取生姜自然汁，调作二饼，贴两太阳穴。

又敷火眼痛极，用大红枣取肉五六枚，葱三四根，共捣如泥，作二小饼，闭目贴之，令其发散。盖眼无风寒，必不疼痛。以此疏散，立时见效。昧者以为火眼必用凉药敷点，而用黄连、黄柏之类，不知抑遏其火邪，不能外出，必变眼珠疼痛，久不能愈，慎之。

治烂弦风眼，百药不治，此方最神。用鲜色铜绿三钱，研细末，以生蜂蜜浓调涂粗碗内，要调略干，稀则少时流出矣；用艾烧烟，将碗覆艾烟上，熏之，须熏至铜绿焦黑为度，取起冷定，以乳汁调匀，饭上蒸过，搽眼皮上及烂弦处，百不失一。

治眼毛倒睫不起。用五倍子为细末，蜜调敷眼皮上，其睫自起。

又方，以无名异为末，纸卷作拈，点灯吹灭，闭目熏之，睫自起。

赤眼肿痛不消，以精猪肉切一片，如指甲大，以水洗净其血，贴于眼皮上，良久易一片，即消。

# 耳病证治



《经》曰：北方生寒，在脏为肾，在窍为耳。又曰：肾气通于耳，肾和则耳能闻五音矣。故耳本属肾，耳珠前属少阳胆经。小儿有因肾经气实，其热上冲于耳，遂使津液壅而为脓，或为清汁，亦有因沐浴，水入耳中，灌为聋者。内服蔓荆子散，外用龙骨散搽之。

耳珠前后生疮，浸淫不愈者，名月蚀疮。俗谓以手指月，则令耳之前后生疮。皆用外治之法，黄柏散搽之。

若耳中忽作大痛，如有虫在内奔走，或出血水，或干痛不可忍者，用蛇蜕散。

有忽然气塞耳聋，此由风入于脑，停滞于手太阳经。宜疏风清火，导赤散加防风，或通窍丸。

耳旁赤肿者，热毒也。若不急治，必成大痈，外用敷毒散，内服消毒饮。

［入方］

**蔓荆子散**　治小儿肾气上冲，灌为聤耳。

蔓荆子　粉干葛　赤芍药　信前胡　桑白皮　淮木通　怀生地　杭麦冬　赤茯苓以上俱各一钱　绿升麻　小甘草各五分

灯心十茎，水煎服。

**龙骨散**　治小儿聤耳，流脓出汁，以此吹之。

石龙骨煅　明白矾煅　真铅丹炒。以上各三钱　胭脂胚一钱　当门子五厘

共为末，以绵展干耳内脓水，用小竹筒吹药入耳。

**黄柏散**　治小儿耳珠前后生疮，浸淫不愈。

川黄柏　白枯矾　海螵蛸　白滑石　石龙骨

以上五味皆等分，共为末，疮湿用干搽，疮干用猪油调搽。

**蛇蜕散**　治耳中痛不可忍，或出血水，或干痛。

蛇蜕，烧存性，为细末，鹅毛管吹入耳中，取蛇之善蜕，以解散郁火也。

**导赤散**　方见四卷啼哭证治。

**通窍丸**　治小儿耳忽暴聋。

雄磁石煅。一钱　真麝香五厘

共为细末，以枣研烂，和为一丸，如枣核大，绵裹塞耳中；又以生铁一小块，热酒泡过，含口内，须臾气即通矣。

**敷毒散**　治小儿耳旁赤肿热毒也。恐防作痈。

用绿豆粉不拘多少，以老醋调成膏，敷肿处，干则易之。

**消毒饮**　治小儿耳旁赤肿，内服之药。

川羌活　北防风　片黄芩　净连翘　芽桔梗　官拣参　正川芎　当归尾　北柴胡以上俱七分　小甘草四分

生姜一片，灯心十茎，水煎服。

**［耳病简便方］**

治小儿无故耳聋。取龟尿滴入耳中，效。或以生麻油日滴三五次，数日即愈。

耳内肿痛，流脓出水。用虎耳草，又名倒垂莲，捣取汁，多灌入耳中，常常用之。此治耳聋之妙药，略加枯矾更妙。

耳内脓水不干。用千层石榴花，焙干为末，以小竹筒吹入耳内。

耳外生疮。用黄丹一钱，松香八分，轻粉一分，共为细末，香油调搽。

小儿耳后生疮，为肾疳。以地骨皮研末，筛出嫩末，香油调搽，粗末煎水洗。

诸虫入耳。取猫尿滴入耳中，其虫自出；若用麻油滴之，则虫死难出。取猫尿法：以生姜擦其鼻，则尿自出。

一切恶虫入耳，用稻草烧灰淋汁，沥入耳中。其虫即死而出也。



## 鼻病证治

《经》曰：西方白气，入通于肺，开窍于鼻。又曰：五气入鼻，藏于心肺，有病而鼻为之不利也。盖鼻为肺之窍，鼻塞者，肺气不通于窍。然肺主皮毛，风寒外感，则肺气壅闭而鼻塞。川芎膏。

鼻涕者，肺为寒风所袭，而津液不收，则为鼻涕。细辛散疏之。

鼻齆者，肺受风寒，久而不散，脓涕结聚不开，使不闻香臭，则鼽矣。万金膏。已上三证，皆宜疏利，俱用通气散。

鼻干者，心脾有热，上蒸于肺，故津液枯竭而干，当清热生津。导赤散加麦冬。

如病已极，鼻干而黑，窍张，长出冷气者，肺绝也。不治之证。

鼻渊者，流涕腥臭。此胆移热于脑，又名脑崩。宜用辛夷散。

凡小儿初生，三朝一七，忽然鼻塞，不能吮乳，不得呼吸者，因乳母夜卧之时，不知回避，鼻中出气吹儿囟门，或因洗水未避风寒，所以致儿鼻塞。通关散。

鼻衄者，五脏积热所致。盖血随气行，得热而妄动，溢出于鼻。宜凉血降火，加减地黄汤；外用吹鼻散。

［入方］

**川芎膏**　治小儿外感风寒，肺气壅闭而鼻塞。

正川芎　北细辛　小藁本　香白芷　炙甘草以上各三钱　梅花片一分　当门子一分　光杏仁去皮、尖。一钱

共为末，炼蜜为丸，龙眼核大，每服一丸，灯心汤化服。

**细辛散**　治小儿风寒所袭，鼻流清涕。

官拣参　信前胡　北细辛　北防风　正川芎　炙甘草俱等分

共为末，每服一钱，姜、葱汤调服。

**万金膏**　治小儿风热侵肺，鼻鼽不闻香臭。

川羌活　正川芎　北细辛　淮木通　净麻黄　石菖

蒲各一钱

共为末，每服一钱，以蜜和匀，姜汤化服。

**丽泽通气散** 治小儿鼻塞、鼻涕、鼻齆。

川羌活 川独活 漂苍术 北防风 绿升麻 荆芥穗 粉干葛 香白芷 正川芎 淮木通以上各一钱 净麻黄 北细辛 炙甘草以上各五分

生姜三片，大枣三枚，水煎，食后服。

**辛夷散** 治小儿鼻流浊涕而腥臭。

辛夷仁五钱 苍耳子炒。二钱五分 香白芷一钱 薄荷叶 雅黄连各一钱

共晒干，为末，每服一钱，葱汤调下。

**通关散** 治乳子鼻塞，不能吮乳。

香附米 正川芎 荆芥穗 直僵蚕 北细辛 猪牙皂以上各五钱

共为细末，以葱白捣成膏，每用药末五钱，与葱膏和匀，摊软帛上。临卧烘热，贴儿囟门上，早晨取去。

**加减地黄汤** 治小儿鼻中出血。

怀生地二钱 片黄芩 黑栀仁 赤芍药 川郁金 白茅根各一钱

水煎，空心热服。

**吹鼻散** 治小儿鼻中出血。

黑栀仁炒 乱油发烧，存性。俱等分

共为极细末，以些微吹鼻中。

**[鼻病简便方]**

鼻疳破烂，用杏仁去皮、尖，捣碎，以纸包压去油，以成白粉为度。每杏仁粉二分，对真轻粉一钱，和

匀吹患处。

鼻流浊涕不止，名曰鼻渊，乃风热在脑故也。用苍耳子炒、辛夷仁、白芷、薄荷等分，为细末。每用一钱，临卧葱汤调服，不以数拘，以愈为度。

鼻中流臭黄水，名控脑沙。用紫贝子，俗名南蛇牙齿，粤人呼狗屋螺。取二三枚，火煅醋淬为末，纸包放地上去火毒。每服一钱，大人二钱，以丝瓜藤煎汤调药，空心服，以愈为度。

鼻被破伤，或擦落。急以猫儿头上毛剪碎，以口中津唾调敷之，自愈。

疳疮蚀鼻，破烂不堪。用五倍子烧灰存性，研末，以腊猪油和涂之。

# 口病证治

《经》曰：中央黄色，入通于脾，开窍于口。又曰：脾气通于口，脾和，口能知五味矣。故口者，脾之外候。凡鹅口者，口内白屑满舌，如鹅之口，此肺热而心脾为甚，故发于口也，内服沆瀣丹，外以保命散吹之。

口疮者，满口赤烂，此因胎禀本厚，养育过温，心脾积热，熏蒸于上，以成口疮，内服沆瀣丹；外以地鸡擂水搽疮上。地鸡即扁虫，人家砖下有之。

口糜者，满口生疮溃烂，乃膀胱移热于小肠，膈肠不便，上为口糜，以导赤散去小肠之热；五苓散去膀胱之热，当以二方合服。

口疮服凉药不效，乃肝脾之气不足，虚火泛上而无制。宜理中汤，收其浮游之火；外以上桂末吹之。若吐泻后，口中生疮，亦是虚火，理中汤。昧者以为口疮悉为实热，概用寒凉，必不救。

上腭有胀起如悬痈者，此名重腭。由脾胃挟热，气血不能收敛而成。用针刺去恶血，内服沆瀣丹，外以碧雪散吹之。

小儿两颐流涎，浸渍胸前者，此名滞颐。盖涎者脾之液，口为脾窍，脾胃虚寒，不能收敛津液，故涎从口出，而滞于颐，宜温脾丹。

小儿口频撮者，气不和也。盖唇应乎脾，气出于肺，脾虚不能生肺，故口频撮。异功散补脾生肺愈矣。

小儿口撮，面青多哭，此阴寒之至，肝脾虚冷，脐下痛也，理中汤温之。

小儿急欲吮乳，而口不能吮者，心脾有热，舌不转运，泻黄散清之。

［入方］

**集成沆瀣丹** 方见二卷胎病论。

**保命散** 治小儿鹅口口疮。

箭头砂　枯白矾　明牙硝三味俱五钱

共为细末，吹之。

**导赤散** 方见四卷啼哭证治。

**五苓散** 方见二卷伤暑证治。

**理中汤** 方见二卷乳子伤寒证治。

**碧雪散** 治小儿悬痈重腭。

茸蒲黄 洋青黛 白硼砂 明牙硝 生甘草

五味俱等分，共为细末，吹之。

**温脾丹** 治小儿脾冷流涎，浸渍颐间。

南木香 法半夏各五钱 黑炮姜 漂白术各二钱 广陈皮 杭青皮各一钱

上为末，炼蜜为丸，龙眼核大，每服一丸，米饮下。

**异功散** 方见三卷伤食证治。

**泻黄散** 治小儿心脾有热，舌不转运，不能吮乳。

赤茯苓 片黄芩 川黄柏 川黄连 黑栀仁 宣泽泻 茵陈蒿各一钱

灯心十茎，水煎，热服。

**［口病简便方］**

口疮破烂，并治咽喉喉癣、喉痈。用凤凰衣，即伏鸡子壳内皮也。微火焙黄，橄榄烧存性，儿茶三味俱等分，共为末，以一钱为则，加冰片五厘，口疳搽患处；喉病吹入之，即能进饮食。

口疮久不愈，虚火也。用生附子一个，切焙为末，醋和作饼，男左女右，贴脚心，引火下行自愈。

小儿口角生疮，名燕口疮。以乱发烧灰存性，米饮调服，外即以此敷之。又方，蒸饭时收甑盖上流下气水，搽之即愈。

口唇肿黑，痒痛不可忍。先以磁锋砭去恶血，以古铜钱磨猪油涂之。

治走马牙疳及各样口疳。多年田野中白螺蛳壳，研烂，少加儿茶，共为细末，吹患处，即愈。

治口疳疮及咽喉疼痛。用吴茱萸二两研末，少加面粉，醋调作二饼，贴两足心，以布扎之，过夜即愈。



## 舌病证治

《经》曰：南方生热，热生火，火生心，心主舌，在窍为舌。又曰：心气通于舌，心和则舌能知五味矣。夫舌为心之苗，胃之根，小儿多生舌病，以心脾之积热也。故有重舌、木舌、弄舌、舌胎等证，宜辨其虚实而治之。

重舌者，心脾有热。盖脾之大络，出于舌下，有热则气血俱盛，附舌根下，忽重生一舌而短小。内服沆瀣丹；外以针刺去恶血，用蒲黄、黄柏末敷之。

木舌者，心脾积热之气上冲，故令舌肿，渐渐长大，塞满口中。若不急救，必致害人，内服沆瀣丹；外以针刺去恶血，以碧雪散，竹沥调匀，敷之。

弄舌者，脾脏虚热，令舌络紧，时时舔舌，妄人称为蛇丝惊者，是也。切勿以凉寒攻下治之，少与泻黄散服之；不效，四君子汤。或渴欲饮水，面无红赤色，此脾胃津液不足，不可误认为热，宜七味白术散。

面黄肌瘦，五心烦热而弄舌者，此疳证也。须从疳证门参考，宜集圣丸。

大病后精神困惫，饮食少思而弄舌者，凶候。盖气血两虚，精神将脱，速以十全大补汤挽救之。

舌上黑胎，其热已剧，急以薄荷煎汤洗之；如舌转红色者，可治，凉膈散下之；洗不红者，不治。

泄泻后，舌上白胎，此津液不荣，不能上潮于口，为虚热也，理中汤。

［入方］

**集成沆瀣丹**　方见二卷胎病论。

**碧雪散**　方见四卷口病证治。

**泻黄散**　方见四卷口病证治。

**七味白术散**　方见三卷泄泻证治。

**集圣丸**　方见三卷诸疳证治。

**十全大补汤**　方见一卷保产论小产论。

**凉膈散**　治心脾有热，舌上黑胎。

净连翘一钱　黑栀仁六分　锦大黄五分　薄荷叶六分　片黄芩六分　芒硝五分　生甘草四分

竹叶七片，灯心十茎，水煎，临服加生蜜十匙对服。

［舌病简便方］

治重舌、木舌，肿满强硬，或疼不止，不能言语，宜用粗针线扎筋头上刺患处，甚者数十刺为妙。只针舌尖及舌两旁，舌中及舌下切不可针，犯之令出血不止。其刺出之血，以红色者毒轻，紫色者为重，黑色者最危。仍以蒲黄研末，擦舌上即消。

舌或胀大肿硬，即时气绝，名为翣舌。翣，衫入声。

用皂矾不拘多少，新瓦上以火煅，变红色为度，放地上候冷，研细搽舌上，立愈。重舌、木舌皆效。翣，蔽棺之饰，谓如翣之蔽于棺上也。

舌肿满不能出声，以梅花冰片研烂敷之，或以食盐、百草霜共为末，井水调敷，即效。

绊舌者，舌根下有筋一条，绊其舌尖，令舌短缩不能吮乳。细视之，明见舌根之下有筋如线，牵绊其舌。用针轻轻挑断之，挑时但挑此筋，不可误伤舌根，为祸不小。曾见愚妇以刀割断之，误伤舌根，流血不止而死。

舌断能重生，用活蟹一只，炙干为末，敷之。此方至神至验。



## 齿病证治

《经》曰：天有列星，人有齿牙。又曰：手阳明之脉，入下齿中；足阳明之脉，入上齿中。故知上牙属胃，下牙属大肠，齿属肾。凡齿生迟者，肾气不足也。盖肾主骨，齿者骨之余，肾不足则髓亏，不能充乎齿，所以齿迟，宜地黄丸。

上下牙床肿者，此手足阳明实热也，凉膈散为君，加知母、石膏、升麻为佐，频频含咽。

重龈者，肾脏积热，附龈而肿痛也。以针刺去其血，用盐汤洗净，黄柏为末敷之。

小儿有多食肥肉，齿牙臭烂不可近者，名为臭息。此胃膈实热也，内服沆瀣丹，外以荆沥和姜汁含漱。

牙疳者，初作臭气，次则齿牙黑，甚则龈肉烂而出血，名为宣露。此由肾热，其气直奔上焦，故以走马为喻，宜速治之；若上下唇破，鼻穿齿落者，名曰崩沙。气喘痰潮，饮食减少，则不可治。内服沆瀣丹；外以如圣散敷之。

梦中咬牙，风热也。由手足阳明二经积热生风，故令相击而有声也。必在梦中者，风属阳，动则风行于阳，静则风归于里也。宣风散。

咬牙一证，惟痘疹见此为危候，余则皆无大害。亦有因病战栗鼓颔而斗牙者，治其本证，则自止矣。

牙齿落后不复生者，由于舌舔之故，其肉顽厚，用针刺去血，以鼠骨散搽之自生。

［入方］

**六味地黄丸**　方见二卷胎病论。

**凉膈散**　方见四卷舌病证治。

**如圣散**　治小儿走马疳，并崩沙宣露。

用妇人尿桶中白垢，刮下，瓦上煅至烟尽一钱　铜绿二分　麝香半分　共为末，先以蜡树叶浸米泔水洗净，后搽此药。

**宣风散**　治小儿梦中咬牙。

尖槟榔五钱　广陈皮一两五钱　炙甘草五钱

共为末，每服一二钱，蜜汤调，空心服。

**鼠骨散**　治小儿齿落不生。

用雄鼠一只，烂去皮，取骨炙枯，研细末，加麝香一分，擦刺处，良久，以姜汤漱之。

［齿病简便方］

牙龈溃烂，诸药不效者。用盐榄二三个，连皮带核，火中煅过存性，加冰片半分，搽之神效。

走马牙疳，臭烂出血。红枣三枚，去核，以明雄研末，填满枣内，新瓦盛之，火煅存性，研末搽之。

又方，凤凰衣，未见水者，焙黄，少加枯矾，共为细末，搽之。



## 咽喉证治

《经》曰：咽喉者，水谷之道也；喉咙者，气之所以上下者也。又曰：一阴一阳结，谓之喉痹。盖咽者胃管，主纳水谷而居后，喉者肺管，专主呼吸而居前，为人一身之总要。若胸膈郁积热毒，致生风痰，壅滞不散，发于咽喉，病名虽多，无非热毒，速宜清解，缓则有难救之患。轻则甘桔汤，重则化毒汤。

如痘疮咽喉痛者，毒气上攻也，加减甘桔汤；喉中生疮，不能吮乳，化毒汤。

小儿为诸骨所哽，骨大难咽者。以鹅毛扫咽吐之；骨小者，用海上方治之。

［入方］

**甘桔汤**　治小儿胸膈积热，致生风痰而患喉痹。

粉甘草四钱　芽桔梗四钱

以净水煎，细细咽之。

**化毒汤**　治小儿咽喉证危迫者。

芽桔梗　南薄荷各二钱　荆芥穗　炙甘草各二钱五分　白芒硝一钱　山豆根一钱五分　马牙硝　白硼砂各二钱五分　明雄黄　镜面砂各二钱

共为细末，每服一钱，白汤调下，仍以此药吹喉中。

**海上方**　治小儿诸骨所哽。

用金凤花根捣碎，以米醋浓煎，用有嘴瓶盛之，口衔瓶嘴，仰面吸药吞之，其骨即下。吞药勿令沾牙。又或以玉簪花根亦可，如上法煎咽。

**［咽喉简便方］**

治喉闭乳蛾。用鸡内金勿洗，阴干，烧过存性，研末，以小竹筒吹入，即破而愈。鸡内金，即鸡膍胵内之黄皮也。

咽喉内生疮，鼻孔内亦烂，若作喉风治，立死。用白霜梅一个，烧存性，枯矾一钱，穿山甲炙枯一钱，共为细末，吹喉中，神效。

喉疮已破，疮口疼痛，难进乳食。用猪脑髓蒸熟，姜醋调和，服之自愈。

咽中结核，不通水食，危困欲死。用百草霜，以蜜和为丸，如芡实大，每一丸，白汤化开，灌之；甚者，不过二次愈。

误吞针。用磁石研末，以黄蜡熔化，和丸如豆大，吞下，针共丸药同从大便出。

误吞铜钱、金银、钗环之类。只以米糖多服之，久之自出。

误吞铜钱。生慈菇捣汁多饮，自然消化；生荸荠捣汁饮，更妙。

误吞竹木及鱼骨，哽咽不下，用象牙磨浓汁调服；若吞铁钉子，以沙糖拌象牙末服。

治诸骨哽咽不下。用威灵仙三钱，煎汤，频频咽之，其骨即软如绵而下。

诸骨哽咽。用狗一只，倒吊取口涎，徐徐与咽，即化。又或以狗涎半盏，沙糖半盏，调服立消。

凡误吞金银铜铁之类。以盐榄烧灰研末，水调下，其物自出，此方经验极多。

凡诸骨哽咽，谷树叶捣烂取汁服，其骨自软而出。盖威灵仙、谷树叶、楮实子，皆能软骨故也。

## 龟胸龟背证治

龟胸者，胸高胀满，形如覆掌，多因乳母多服五辛、酒面、炙煿之类；或夏月热乳、宿乳与儿。盖儿肺气最清，为诸脏华盖，日久痰滞，则生风热，肺受火邪，则胸骨胀起。麻痘之后，多有此证。宜清肺降火，杏仁煎。

龟背，生下不能保护，以客风入于骨髓；或儿坐早，劳伤气血；或咳嗽久，以致肺虚，而肾亦无所生矣。肾主骨，风寒乘虚而入于骨髓，致精血不能流通，故成龟背，宜松蕊丹；外以龟尿涂法，此从前所论证治也。

**予按：**龟胸有治，龟背乃不治之证，前人证治，犹有未善。虽曰客风入骨，坐早劳伤，咳嗽肺虚，然未窥其病源，无非以现在者言之也。凡小儿禀受真元足者，尝见其赤身裸体，当风露坐，半周之后，坐以座栏，从未闻有客风入骨，坐早劳伤，嗽久而病龟背之说。此证盖由禀父母精髓不足，元阳亏损者多有之。不观小儿龟背，正在命门之间，渐次骨节浮露，其腰如弓，实因骨痿不能支撑之故，岂风邪为患哉？此证百不一救，原无治法，而前人强立松蕊丹，反用麻黄、大黄、独活、防风一派攻伐之药，适足以速其殇也。若以鄙见，但当以六味地黄丸，加上桂、鹿茸，救其先天，复以四君、六君之类，扶其胃气，或可以十中保一，除此之外，并无治法。若谓松蕊丹能治龟背，吾不信也。

［入方］

**杏仁煎**　治小儿肺受热邪而患龟胸。

锦大黄好酒九蒸九晒　天门冬去心　真杏仁去皮尖，取净仁　淮木通各一钱二分　桑白皮　甜葶苈　熟石膏各八分

水煎，临卧时服，加增分两，以蜜为丸，徐服更妙。

**松蕊丹**　治小儿龟背，姑存之，可也。

黄松花　陈枳壳　北防风　川独活以上各一两　净麻黄　信前胡　川大黄　青化桂以上各五钱

为末，蜜丸，绿豆大，每服十丸，米饮下。

**六味地黄丸** 方见二卷胎病论。

**四君子汤** 方见三卷疟疾证治。

**六君子汤** 方见二卷非搐吐泻。



## 鹤膝证治

小儿鹤膝，因禀受肾虚，血气不充，以致肌肉瘦削，形如鹤膝，外色不变，膝内作痛，屈伸艰难。若焮肿色赤而作脓者为外因，可治；若肿硬色白不作脓者，是属本性，难治。属外因者，十全大补汤，加苍术、黄柏、防己；属本性者，以六味地黄丸，加鹿茸，补其精血，仍须调补脾胃，以助生化之源。

[入方]

**十全大补汤** 方见一卷小产论。此加苍术、黄柏、防己。

**六味地黄丸** 方见二卷胎病论。此加鹿茸。

## 五软五硬证治

小儿生后，有五软五硬之证，乃胎元怯弱，禀受先天阳气不足，不耐寒暑，少为六淫所犯，便尔五软见焉。五软者，头项软、身体软、口软、肌肉软、手足软，是为五软。然头项软，肝肾病也，肝主筋，肾主骨，肝肾不足，故头项软而无力；手足软，脾胃病也，脾主四肢，脾胃不足，故手软而懒于抬，足软而慵于步也；身体软，阳衰髓怯，遍身羸弱，而不能强立；口软者，虚舌出口而懒于言；肌肉软者，肉少皮宽，肌体虚尫之象也。总之，本于先天不足，宜地黄丸以补肝肾，而更所重者在胃，盖胃为五脏六腑之化源，宜补中益气，升举其脾气。倘得脾胃一旺，则脏气有所禀，诸软之证，其庶几矣。

五硬者，手硬、脚硬、腰硬、肉硬、颈硬也。仰头取气，难以动摇，气壅疼痛，连于胸膈，手心脚心，冰冷而硬，此阳气不荣四末也。为独阴无阳，难治。若肚筋青急，乃木乘土位。俱宜六君子汤，加姜、桂、升麻、柴胡，以补脾平肝。若面青而小腹硬满者，不治。

［入方］

**六味地黄丸**　方见二卷胎病论。此加鹿茸、上桂。

**补中益气汤**　方见一卷小产论。

**六君子汤**　方见二卷非搐吐泻。此加干姜、上桂、升麻、柴胡。

## 丹毒证治

小儿赤游丹毒，皆由心火内壅，热与血搏，或起于手足，或发于头面胸背，游移上下，其热如火，痛不可言，赤如丹砂，故名丹毒。凡自腹出四肢者，易治；自四肢入腹者，难治。治丹之法，先用辛凉解表，使毒渐消，方可搽敷。若先不解毒，遽用搽敷，必逼毒入腹，以致不救。小儿一岁以外者易治，未周岁者难治。治之得法，无论大小。予尝治百日内外火丹，从阴囊下起，按法治之，三日后阴囊蜕去一壳而愈。



小儿十种丹毒，如三日不治，攻入肠胃则不救。宜逐一辨认，依方治之，百不失一。

凡治丹毒，俱宜先服防风升麻汤，以解毒发表；次用磁锋针去其血，则毒随血散，至神至捷，百发百中。

［入方］

**防风升麻汤**　总治十种丹毒。

北防风　绿升麻　黑栀仁　大麦冬　荆芥穗　淮木通　粉干葛　南薄荷　润玄参　牛蒡子以上十味各一钱　粉甘草五分

便闭者，加大黄利之。

灯心十茎，水煎，热服。

**磁针砭法**

用上清磁器，轻轻敲破，取其锋锐者一枚，将筋头劈破，横夹磁针，露锋于外，将线扎紧，以磁锋正对丹毒之处，另以箸一条，于磁锋筋上轻轻敲之，其血自出，多刺更妙。毒血出尽，立时见功。

治丹若不砭去恶血，专用搽敷，十不救一。

［十种丹证］

一、飞灶丹，从头顶起肿，然后散开。先用葱白捣取自然汁，涂之效。

二、走灶丹，从头顶起红肿，痛苦异常。用红饭豆研末，和鸡蛋清调涂。

三、鬼火丹，从面部起红肿。用灶心土研为细末，鸡蛋清调涂。

四、天火丹，从背上起赤点。用桑白皮切碎，焙干为细末，羊油调涂。

五、天灶丹，从两臂赤肿、黄色起。用柳木烧炭研末，净水调涂。

六、水丹，先从两胁起赤肿。用多年锈铁磨浓汁，猪油调涂。

七、葫芦丹，先从脐下起。用尖槟榔切碎，焙干为末，米醋调涂。

八、野火丹，先从两脚起红肿。用乳香去油研末，以羊油调涂。

九、烟火丹，从脚背上起红肿。用猪槽下土研末，麻油调涂。

十、胡漏丹，从阴囊下起红肿。用门槛下千脚土研末，羊油调涂。

更有胎毒重者，遍体皆是。速用芸苔子，即油菜子也。秤过一两，酒一大壶，和研滤去渣，取酒复煎数沸，不拘时，温服一盏。

又方，芸苔菜，即油菜也，取菜叶捣烂敷之，随手即消。如无生菜，干者为末，水调敷。凡丹毒遍身，或连腰周匝，百方不能治者，惟此最神。

## 水痘露丹证治

水痘似正痘，外候面红唇赤，眼光如水，咳嗽喷嚏，涕唾稠粘，身热，二三日而出，明净如水泡，形如小豆，皮薄，痂结中心，圆晕更少，易出易靥，温之，则痂难落而成烂疮。切忌姜椒辣物，并沐浴冷水，犯之则成姜疥水肿。自始至终，惟小麦汤为准。

小儿生后，百日内外，半岁已上，忽然眼胞红肿，面青黯色，夜间烦啼，脸如胭脂，此因伏热在内，发之于外。初则满面如水痘，脚微红而不壮，出没无定，次至颈项，赤如丹砂，名为露丹。以三解散疏散之。

［入方］

**小麦汤** 治小儿水痘。

白滑石 地骨皮 生甘草各五分 官拣参 川大黄 净知母 川羌活各四分 葶苈子五分

小麦一十四粒引，水煎，热服。

**三解散** 治露丹。

官拣参 北防风 明天麻 川郁金 节白附 锦庄黄 枯黄芩 直僵蚕 北全蝎 陈枳壳 南薄荷 京赤芍 小甘草随宜加减

灯心十茎，水煎，热服。

## 破伤风证治

小儿或因跌扑，或刀斧破伤，风邪暗袭，伤处发肿，谓之破伤风。速宜治之，不然则发痉矣。内服疏风活血散，外以紫金锭涂之。

［入方］

**疏风活血散** 治小儿破伤风，已痉未痉者皆治。

全当归 怀生地 赤芍药 北防风以上各一钱二分 鲜红花 大川芎 广苏木 炙甘草以上各六分

生姜三片，大枣一枚，水煎，热服。

**紫金锭**

山慈菇三两 五倍子三两 芽大戟一两五钱 明雄黄 镜面砂各一两 真麝香三钱

共为细末，糯米饮和药为锭，磨水涂之。

## 斑疹瘾疹证治

小儿斑与疹，宜别证候阴阳。其焮肿于外者，属少阳相火，谓之斑。其证发于面部，或背部，或四肢，极其稠密，色如锦纹。红赤者，胃热也；紫黑者，胃烂也。宜消斑青黛饮。

其红点发于皮肤之内不出者，属少阴君火，谓之疹。其证发于胸腹手足，稀而少者，此由无根失守之火，聚于胸中，上蒸于肺，隐于皮肤，而成小疹，其状如蚊迹、蚤斑而非锦纹也。理中汤。

斑疹自吐泻者，慎勿止之，因其毒气从上下出，宜调中气。若吐泻后，遍身发热，斑如锦纹者，恐防热气乘虚入胃，其夏月多有此证，化斑汤。

瘾疹多属于脾，以其隐隐在皮肤之间，发而多痒，或不红者，俗人名为风丹。加味羌活散。

［入方］

**消斑青黛饮**　治阳毒发斑。

正雅连　熟石膏　净知母　北柴胡　黑栀仁　润玄参　绿升麻　怀生地　片黄芩以上俱各一钱　官拣参　洋青黛　炙甘草各五分

生姜三片，豆豉二十一粒，水煎，热服。

**化斑汤**　即人参白虎汤，治阳明胃热发斑。

官拣参一钱　熟石膏四钱　净知母二钱　炙甘草一钱　淡竹叶一钱

粳米一撮，水煎，热服。

**加味羌活散**　治瘾疹作痒，世俗谓发风丹者是也。

川羌活　信前胡　芽桔梗　苏薄荷　陈枳壳　明天麻　香白芷　正川芎　净蝉蜕以上俱各一钱　官拣参　炙甘草各五分

生姜三片，水煎，热服。

**搽药方**

芸苔菜捣烂取汁，生铁锈、生大黄等分研末，以芸苔汁调涂之。

# 诸疮证治

《经》曰：诸痛痒疮疡，皆属心火。世间疮疡疖疥，惟小儿最多。岂其稚阳纯气，易与岁运火政相乘耶？抑不识不知，而寒温动定之乖其道耶？复有父母之遗毒，为儿终身之害者，可不有以治之乎？

小儿初生，遍身虫疥，与乎流水风疮，一皆胎毒也。切勿外治，宜内服胡麻丸。倘误用搽洗，逼毒入腹，以致腹胀，危候也，急服解毒汤为佳。

凡头面遍体有疮，原未搽洗，而疮勿自平，更加痰喘气急者，切不可下，宜连翘丸解托之。

小儿未过周岁，无论一切疮疥，皆不宜擦洗，总以胡麻丸为主，至稳。

小儿生痈毒肿疖，皆气血凝而火热乘之。内服大补汤，外以紫金锭涂之。

颈上结核，肿胀发热者，内服胡麻丸，外以五倍子为末，醋水调敷，一日二易为妙。

［入方］

**胡麻丸** 治小儿风疮疥癣。

嫩苦参五钱 何首乌蒸 胡麻仁炒 蔓荆子炒 威灵仙炒 荆芥穗焙 皂角刺炒。以上各三钱 石菖蒲炒 白菊花各二钱上为细末，酒打米糊丸，每一二钱，量儿大小，竹叶煎汤调下。

**解毒汤** 治小儿疮疥，误用搽洗，逼毒入腹，以此托之。

润元参 净连翘 绿升麻 片黄芩 京赤芍 全当归 川羌活 北防风 怀生地 荆芥穗 淮木通以上各一钱 炙甘草五分

大便秘，加酒大黄。

灯心十茎，水煎，热服。

**连翘丸** 治小儿疮疥，毒陷入里，以此托之。

净连翘 桑白皮 白头翁 粉丹皮 北防风 川黄柏 青化桂 淡豆豉 海螵蛸 软秦艽 川独活以上各三钱

上为细末，炼蜜为丸，龙眼核大，每一丸，灯心汤下。

**大补汤** 治小儿或生痈疽，出脓之后，或顽疮破烂，久不收口。凡一切溃疡，皆属不足，切不可再用寒凉。

官拣参一钱 嫩黄芪 正川芎 净连翘 香白芷 白云苓 大归身 漂白术 怀生地 赤芍药 炙甘草以上俱一钱二分

每日一剂，生姜三片，大枣三枚，水煎，半饥服。

## 瘰疬证治

小儿瘰疬，由肝胆二经风热血燥而成。盖二经常多气少血，倘怒则肝火动而血热，肾阴虚则不生木而血燥，燥则筋病，累累然结若贯珠。其候多生于耳之前后，连及颐项，下至缺盆及胸腋之侧，又谓之马刀。初起如豆粒，渐如梅李，或一粒或数粒，按之则动而微痛，不甚热，久之则日益以甚，或颈项强痛，或午后微热，或夜间口干，饮食少思，四肢倦怠，或坚而不溃，或溃而不合，皆由气血不足，往往变成痞痨。此证本非外科，切忌刀针烂药取去其核。昧者不识病源，误用烂药取核，不知肝胆二经内有相火，抑郁不伸而生瘰疬，为之益气养荣，疏筋散郁，犹恐不暇，何敢用刀针烂药，以致破烂不收，脓血交并耶？予目击其误治致死者，不可胜记。凡小儿患疬，不可妄治，只宜内服单方，切忌取核，慎之戒之！

凡小儿颈项结核，或三五粒，十数粒，或痛或不痛，或热或不热。用墙根下凤尾草，梗如铁线而黑，叶似凤尾，本草内名石长生，即墙缝中所生小蕨萁也，单取其根，水洗净，每用一两，以糯米浓酒一碗，瓦瓶浓煎，去渣服酒，每日一服，勿求速效。多则一月，少则二十日，其核全消，再不复发。此药气味平淡，更不苦寒，实为神授，药贱而功弘，诚仙方也！

凡小儿耳之前后，忽有疮作核如杏核，大小不一，名马刀疮，为瘰疬之根。用桃树白皮，切三指大一块，刮去外皮，留内一层，贴疮上，以艾炷于桃皮上灸之，觉热痛即止。毋令伤皮，明日又灸，不数次而核消矣。

治小儿瘰疬未溃者，令内消，已破者，能收口，服此一月痊愈。用直僵蚕半斤，先用清水洗三次，去石灰净，晒干炒枯，另将晚米半斤炒熟，共研细末，米糊为丸，重一钱一颗，每日空心时，以夏枯草煎汤，儿大者二丸，小者一丸，研烂调服。常须以甘肥荤润之物滋泽之。

［入方］

**紫霞膏** 治瘰疬初起，未成者，贴之自消；已成者，贴之自溃；已溃核存者，贴之自脱。并治诸色顽疮，破烂不愈，疼痛不已者，俱皆神效。

用明净松香一斤，研末，鲜色铜绿二两，研末，以真麻油四两，入锅内先煎数沸，滴水中不散，方下松香熬化，次下铜绿，煎至白烟将尽，其膏已成，退火，倾入磁罐收之。凡用时，于热汤内顿熔，旋摊旋贴。

**集成白玉丹** 专治瘰疬破烂，多年不愈，连及胸腋。

《老子》曰：下士闻道，大笑之；不笑，不足以为道。此则世人闻方，大笑之；不笑，不足以为方。药则至贱不堪，功则神丹莫并。专治瘰疬破烂，连及胸腋，臭秽难闻，三五载、十数载不愈者，药到病起。用新出窑矿石灰一块，滴水化开成粉，用生桐油调匀，干湿得中，先以花椒、葱煎汤，洗净其疮，以此涂之，不数日痊愈，真奇事也。昔于道门一友，患瘰疬烂及胸腋，十数载不愈。一愚人传此方，用之立应，后以治人，无不愈者，诚仙方也。

# 杨梅证治

附案



夫梅疮一证，以其肿突红烂，状如杨梅，故尔名之。西北人名天泡疮，东南则名棉花疮。盖小儿患此者，实由于父母贻毒传染而致也，然非寻常胎毒之可比。盖青楼艳质，柳巷妖姬，每多患此，而少年意兴，误堕术中。由泄精之后，毒气从精道乘虚直透命门，以灌冲脉，所以外而皮毛，内者筋骨，凡冲脉所到之处，无不受毒，此其为毒最深最恶。设初起之时，治不如法，去毒未净，而随至败坏殒生者，有之矣；或遗毒儿女，以致生而不育者有之矣。世人见此恶道，而不寒心知避者，愚亦甚矣！

小儿亦有不因遗毒而成。盖因偶伤湿热，即或患此，亦不过在皮肤肌肉之间而已。治之者，能知清热解毒除湿，自必全愈，无足虑也。

［附案］

予高友少处不慎，常发梅疮，治不如法，以致毒气内伏，外虽愈而内成结毒，每夏月则手心多现紫疹，如鹅掌风样。及其生子，皆于月内二十七日，必发此毒。初从阴囊之下，红斑数点，似火丹之状；不数日，则延及遍体，皮肉溃烂，形类火烧，昼夜啼号，诸药莫救；延至半月，则精神竭脱而死。连生三子，有如一辙。友悔恨无及，力恳于予。予虽感其诚敬，而实不得其法，因静思熟计，恍然有得。盖此毒从泄精后乘虚透入命门，直灌冲脉，已为负隅之虎矣，而且盘踞多年，根深蒂固，何可动摇？倘剿捕不得其法，反致蹂躏疆场，损我民物。古人云：多算胜，少算不胜。苟非攻坚破垒，捣巢覆穴，不足绝其根株。因自制一方，名窜毒丸：以鲮鲤甲头尾、胸脊以及四足，各用鳞甲数片，取其穿山透穴，率领诸药直趋毒巢，则内而脏腑，外而经络，凡冲脉所行之地，无处不到，以之为君；用刺猬皮仍依上法，各取其刺，虽搜毒之功不如鲮鲤，而以毒攻毒，力则过之，故以为臣；用蝉蜕、蛇蜕，虽为解毒清热之需，实所以取其蜕脱之义，以之为佐；以芩、连、栀、柏清其雷龙之火；用皂刺、土苓、槐花领毒外出，不使久留精窍，以之为使；复略加人参护其胃气，使之宣行药力，庶无溃乱壅遏之虞，以为四路救应。制而服之，诚所谓得心应手，针芥相投，药未尽而毒出，忽于左脚臁发一恶疮，皮肉紫黑，痛苦异常，号呼床第，一月方痊。嗣是手掌如故，所生子女，不特不发梅疮，而并毫无疥癣。可见病有万殊，理无二致。予素未谙外科，而能拔兹社鼠城狐之毒，恃此理也。倘无其理，而欲邀天下之幸，吾未能信。

小儿梅疮，最为恶候。倘发于一二月间，或半岁之内，最难救治，以其毒禀先天，来路既远，药力难及，即日服数匙之药，杯水车薪，终难有济。昧者但以搽洗之法治之，适足以阻其出路，反致内攻不救。只当缓以图之，庶能保全。先以胡麻丸修制精细，每日服之，三七之后，内毒将尽，方用点药，不三日而疮尽愈矣。此法至神至捷，第不可用之太早，恐内毒未尽也。

［入方］

**胡麻丸** 方见四卷诸疮证治。

**梅疮点药**

杏仁一两，热汤泡去皮，以绵纸包之，木棰缓缓搥去油，此物极难得干，必数十换纸，方得油净，以成白粉为度，谓之杏霜。每杏霜一钱，加入真轻粉八分，明雄一分，共研匀，先以槐花煎浓汤，将疮洗净，疮湿则以药干搽之，疮干则以公猪胆汁调搽，三日全愈，百发百中。此方不特治小儿梅疮，凡外科下疳疮、蜡烛疮，药到病除，久经效验。

［疮疥杂方］

凡半周一岁乳子，偶患疮疡，最忌外治。必先服解毒之药数剂，然后稍用外治，无不愈者。倘不先解毒而妄用搽敷，必致逼毒入内，反为大害，慎之！

治疥神方。大风子肉三钱、轻粉、明矾各五分，共为末，听用。先以腊猪油二两，入麻黄五钱，同入锅内熬之，以麻黄色黑为度，滤去渣，退火冷定，调前末搽之。

治瘌痢白秃头疮方。用鸡蛋十个，去壳搅匀，入小锅，香油荡成一饼，乘热盖儿头上，一时许，蛋冷取下，又将上面用油煎热，再覆头上，数次痊愈，妙不可言。

黄水头疮，即肥疮也。其疮黄水流下即沿生，渐至眉耳，不治则杀人。用黄连五钱、轻粉三钱，共为细末，麻油调成膏，涂粗碗内，须干湿得中，将碗覆转，下烧艾烟熏之，缓缓烧烟，熏至黑色为度，放地上出火毒，次加冰片三分，研匀，香油调搽，数次即愈。

一切无名肿毒，诸般火丹，热瘭湿疮。取阴地蚯蚓粪四两，皮硝二两，共研末，新汲井水浓调。厚敷患处，干则易之。

治热毒疮疥。用生石膏、生硫黄、陈细茶各二钱，共为末，以生猪油和药，捣匀搽之。

小儿诸般疳疮，生于面上遍身，烂成孔臼，俨如大人梅疮。于蒸糯饭时，甑蓬四边滴下气水，以碗盛取，扫疮上，数日即愈。百方不效者，此法如神。

神治小儿热疮。用鸡蛋五枚，煮熟去白，专取蛋黄，再以乱发一团，如鸡子大，同入锅内，以炭火熬之，初甚干，次则发焦，乃有液出，久熬则液渐多，而黄发尽化而成液，以黄发尽为度，取起冷定，取涂疮上，即以苦参末糁之。此神方也。

神治小儿头上软疖，此疖愈而复发，至难除根。用枳壳一个，刳去穰，磨令口平，以面糊涂抹枳壳四围，安贴于疖上，于一边安一灯心，以通脓水，则脓自出，愈后枳壳自脱，更无痕迹。枳壳鲜者更妙，即臭橘子。树名铁篱笆，多刺而硬，人家园堑多植之，以御宵人者。此方不独治软疖，凡久年顽疮、臁疮，不能收口，依法用之，无不愈者。

［汤火简方］

凡汤火伤初起，即以食盐研末，用米醋调匀敷患处，频涂不绝，暂时虽痛，却能护肉不坏，然后用药敷贴。切不可用冷物塌、冷水洗，并凉药敷贴。予每见以冷水冲击者，使热气不得出，必致内攻而不救，慎之！

凡汤火伤，闷乱不省人事，急以蜂蜜调汤灌之；若至重者，急以煮过好熟酒数十壶，入浴盆内，以患儿浸酒中。虽至重者，不死。

——女儿火烧手，且骎骎至掌，即以酸醋升余浸之，出醋尚痛，少时痛止，不疮不脓不疤痕，奇方也。

神治汤火伤久经效验者，凡汤火伤烂，皮已脱去，惟有鲜肉，或臭烂不堪，诸药不治者，用猪毛一篮，以破锅炭火煅红，入猪毛在内煅之，少时猪毛消化而成黑液，取起冷定，略加大黄数钱，共研细末，再加冰片一分，研匀，香油、茶油、蜡烛油俱可调搽，至神至灵之方。

凡遭火药烧坏者，先以好酒洗净，次用鸡蛋黄熬油，听用，以大黄研末，鸡蛋油调搽即愈。

# 幼幼集成卷之五



## 万氏痘麻

### 痘疹

#### 天元赋

痘本胎毒，俗曰天疮。传染由于外感，轻重过于内伤。初起太阳，壬水克乎丙火；次归阳明，血水化为脓浆。所喜者红活鲜润，可畏者黑陷焦黄。势若燃眉，变如反掌。皮肤臭烂，血气虚尪。若救焚兮，徙薪何如焦额；似拯溺兮，落井不及宽裳，原乎一元肇化，二索成祥。欲火动而妄作，胎毒炽而流殃。啼声骤发，机毒深藏。命门养火，胞户收芒。待四时之疫疠，动五脏之皮囊。荣气逆于腠理，恶血发于膀胱。二火相煽，四大成疮。毒之轻者发则微，贵乎调养；毒之重者发则密，急于提防。至于运气推迁，有于胜复升降；时令乖异，无非寒热温凉。苟阴阳之逆理，为气候之反常。五行郁而灾见，九曜窒而变彰。疠气流行，无论郡邑乡党；恶毒传染，岂分黎庶侯王。此则不形于诊，贵在能制其亢。先事解散兮，十全八九；临时区处兮，止曰寻常。

大抵气运先岁，痘疹属阳。春夏为顺兮，乐其生长；秋冬为逆兮，恶其收藏。暴寒兮，恐邪毒之郁遏；暴热兮，虑腠理之开张。脓疱春而莫疗，黑陷夏以为殃。秋斑实恶，冬疹非祥。此逆四时之令，休夸三世之方。且如证候殊形，脏腑异状。肝主泪而水泡，肺主涕而脓浆。心斑红艳，脾疹赤黄。惟肾经之无证，惟变黑而可妨。所以观乎外候，因而辨其内脏。呵欠顿闷兮，肝木之因；咳嗽喷嚏兮，肺金之相。手足冷而昏睡兮，脾土困于中央；面目赤而惊悸兮，心火炎于膈上。耳尻属肾，温暖如常。二处烁热兮，下极火炎而必毙；四肢厥冷兮，中州土败而倾亡。

先分部位，次察灾祥。阳明布于面中，太阳行于头上。心肺居胸膈之要，肝胆主胁腋之旁。手足司于脾胃，腰背统于膀胱。泄泻者邪甚于下，呕吐者邪甚于上。气逆而腹痛隐隐，毒深而腰痛皇皇。心热甚而搐搦，胃邪实而颠狂。鼻燥咽干，肺受火邪而液竭；尿硬溺涩，肾由火旺而精亡。气弱减餐者，不任其毒；神强能食者，不失其常。

欲决重轻，但观发热。如占顺逆，须认其疮。毒甚兮身如炎火，热微兮体或清凉。若寒热之来往，定征兆之佳祥。数番施出兮，春回阳谷；一齐涌出兮，火烈昆岗。蚊迹蚤斑，刻期而归鬼籍；蛇皮蚕壳，引日而还泉乡。不喜朱红，更嫌灰白。最宜苍蜡，切忌紫黄。常要明润兮，恐薄嫩之易破；不宜干枯兮，防搔痒之难当。

恶候如此，上工审详。面颊稀而磊落，清安可保；胸膈密而连串，凶吉难量。顶要尖圆，不宜平陷；浆宜饱满，切忌虚空。叶康颜色喜老而恶嫩，皮肤爱糙而怕光。焰起根窠，终防痒塌；丹浮皮肉，必致夭殇。头面预肿兮，三阳亢甚；手足厥冷兮，五脏摧伤。疮堆喉舌，毒缠颈项。咽喉痛而呼吸则难，饮食少而吞吐则呛。此天命之安排，岂人力之可仗。

烦躁闷乱兮，七神离散；谵语眩冒兮，五毒猖狂。鼓颔战栗兮肺败，咬牙口噤兮肾伤。渴不住兮焦膈，泻不止兮滑肠。失声兮咽烂，吼气兮腹胀。昼夜搔爬兮，将荣卫之外脱；乳食断绝兮，必胃气之受戕。肿忽消，毒归于里；色反黑，疔起于疮。食谷则呛兮，在婴儿之命促；饮水则喷兮，较医工之短长。

轻重反复，调理乖张。轻变重而可畏，重变轻而莫慌。风寒素慎，饮食如常。出入禁乎男女，盖覆适其温凉。内无妄动，治不乖方。此则变轻之候，实为保命之良。若当犯乎禁忌，或误投乎丸汤。徒肆房室，不顺阴阳。外感不正之气，内伤不时之粮。平人且病，患者敢当。是以顺则逆而逆则险，宜乎轻变重而重则亡。

发自肺经，相连脾脏。气热味辛，燥金受克。形寒饮冷，华盖先伤。浩饮则水来侮土，而成泄痢，过食则脾不运化，而作痞胀。皮毛亏损，肌肉虚尪。起发迟而不胖壮，收靥缓而作脓疮。轻则延绵乎时日，重则泣送于郊邙。奈愚夫之不晓，致生命之夭亡。不信医而祷诸神鬼，枉杀牲而号乎穹苍。

药贵中病，医不执方。喜行温补者，动称乎文中；

专用凉泻者，祖述乎仲阳。贵其因人而治，相时而行。正气为先，戒开门延寇；解毒为急，休似虎如狼。首尾不可汗下，法之固执；缓急各有权宜，治之经常。拘其绳墨者，如守株之待兔；惑于方书者，似多岐以亡羊。



且如红焮紫肿兮，凉血为上；灰白平陷兮，补气最良。出不快兮，责表实而发散可用；便或秘兮，责里实而疏利何妨。毒不能速解，毒甚者，令微汗之散越；热不可尽除，热剧者，使小便之清长。三阴多寒兮，必投辛热；三阳多热兮，无过苦凉。安可恶寒而喜热，莫知贵阴而贱阳。

是故补气者参芪白术，养血者归芍地黄。发散表邪，轻葛根而重官桂；疏通里实，微枳壳而甚大黄。解毒兮芩连栀子，快斑兮荆防牛蒡。连翘药内之要领，甘草方中之君相。咽痛求诸甘桔，头肿取乎羌防。木通利其小水，人屎攻其黑疮。气逆兮青皮陈皮，胃寒兮丁香木香。泄泻无如苓术，呕吐莫若生姜。麦冬干葛而止渴，厚朴腹皮而消胀。望月砂退翳有准，穿山甲折毒无双。枳壳麦芽山楂子，消宿食而克化，大黄干葛地骨皮，解余热以清凉。咳嗽以枳桔，又用杏仁，痢疾以黄连，再同木香。苦参主乎热毒，溺白治其痯疮。用之合宜，工可称良。

其诸药物，各有主张。春夏桂枝而少服，秋冬芩连而莫尝。疮若干枯，白术非其所贵；色如红艳，黄芪岂可入方。里虚少食者，勿投枳实；表虚多毒者，休使生姜。汗自出兮，用干葛重虚其表；溺本数兮，加木通再损其阳。泄泻酸臭兮，诃蔻不宜轻用；呕吐清冷兮，连栀安得作汤。凡用芩连，必资炒制，如加丁桂，须假寒凉。应制伏而不诛无过，保和平而万寿无疆。

大势若平，余邪须讲。热毒流肝兮，双睛生翳；火邪入脾兮，四肢成疡。口内生疮兮，烂龈破舌；腹中作痢兮，腐胃败肠。皮肤嫩而洗浴太早，因以添热；脏腑虚而甘肥太过，遂致内伤。若中风寒，凝痰作嗽，如逢挦掐，灌蚀归疮。

嗟夫！罹此证候，其苦非常。外缠皮肉，内连腑脏。改换形容，如蛇蜕皮，龙换骨；淋漓脓血，若蚓在灰，蟮在汤。轩岐置而未言，秦汉弃而无方。古无此证，或云起于建武；今有是疾，相传得于南阳。拘于日数者，不知轻重之责；执其偏见者，枉增虚实之防。本温再热，已寒又凉。徒自胶而必固，反致恶而见殃；泄骨髓之真诠，非其人而不授。宣肺腑之秘奥，牢记诵而莫忘。

## **痘疹西江月**凡四十八首

痘疹毒从何起？母胎火毒流传。生来秽物下喉咽，藏在命门里面。一旦天行时气，感令相火熬煎。毒从骨髓见皮间，彼此一般传染。

五脏各有形证，认时须要分明。往来寒热睡脾经，呵欠顿闷肝证。咳嗽喷嚏受肺，面红惊悸属心。惟肾清静忌邪侵，手足耳尻俱冷。

五脏各有一证，其间治法难同。肝为水泡肺为脓，大小疮形异种。脾证发为疹子，心经现作斑红。肾为黑陷病多凶，纵有灵丹何用。

痘疹要知顺逆，天时人事相随。大端阳火是根基，若遇阴寒不喜。春夏发而多吉，秋冬逆以何疑。如逢稠密必凶危，稀少方为平易。

治法而今不定，清凉温补分明。各持一见论纷纭，自曰予为神圣。解毒喜行凉泻，补中爱使辛温。不明时令与元神，枉自捕风捉影。

假令天时暄热，辛温助为灾殃。严凝凉解雪加霜，病者何如抵挡。壮实再行温补，虚尪又使寒凉。虚虚实实伐元阳，无异隔靴爬痒。

看取时行疫疠，天时热气炎炎。精神肥健食能兼，解毒清凉甚便。若是风寒太甚，虚羸吐泻连绵。此宜温补法为先，又在医人活变。

痘疹要知轻重，吉凶顺逆精通。毒轻疮少顺家风，汤药不宜妄用。疮密毒重为逆，皮肤寸寸成脓。此般形证例多凶，仔细扶持休纵。

轻者三四次出，头面胸背稀疏。小便清利大便稠，饮食如常充足。重者遍身齐出，状如麻子麦麸。咽疼泄泻闷悠悠，饮食不思可恶。

多有先轻后重，只因触冒风寒。房劳不避秽腥干，食饮偏于冷暖。闲杂人带秽厌，诸般禽兽盘桓。庸工术浅误汤丸，反使痘疹变换。

重者变轻何以？常常和暖衣衾。房中谨密少人行，饮食随时添进。未见误投汤药，不曾妄啖酸腥。此为人事夺天灵，安可归于有命！

要识痘疮死证，无过五证分明。紫黑喘渴闷何宁，痒塌咬牙寒噤。灰白顶陷腹胀，皮嫩易破成坑。泄泻气促见鬼神，声哑头面足冷。

既识五般死证，其间吉病如何？疮头饱满作脓窠，任是推磨不破。四畔根盘红活，安眠静卧平和。光壮收靥不蹉跎，管取介疾勿药。

黑陷干枯肾败，咬牙寒战肝伤。失声喘气肺摧创，泄泻脾虚腹胀。痒塌闷乱心死，狂言见鬼神亡。皮嫩易破气无阳，便血阴崩模样。

首尾不可汗下，汗时腠理开张。风寒易入透斑疮，收靥不齐火旺。误下必犯脾胃，无事自取内伤。泄泻黑陷致倾亡，枉使魂灵飘荡。

大抵痘疮未出，先须升葛参苏。如斯不出汗忙疏，红点见时药住。大便若还秘结，轻轻四顺相符。假饶自利伐无辜，定与阎罗掌簿。

调痘无过二法，补中解毒兼行。补中参术草芪苓，枳实山楂有应。解毒芩连栀柏，连翘枳实防荆。芎归养血妙如神，加减消详前定。

血气要分虚实，但于疮色推求。紫肿红焮血实由，四物内加解毒。灰白中陷气弱，四君子是良谟。略加解毒药相符，补气实脾无误。

但是痘疮初出，如逢热盛昏醒。解毒发散药先行，莫待临渴掘井。桔梗升麻干葛，连翘甘草黄芩。牛蒡栀子木通荆，蝉蜕防风作引。

若是如常潮热，只消干葛升麻。芩连甘草赤芍加，牛蒡连翘无价。或用参苏饮子，青皮木香内加。煎来一服胜灵砂，痘见表疏才罢。

初热多生搐搦，急将导赤疏通。木通甘草与防风，生地黄连同用。再加辰砂调服，须臾救护朦胧。此方端的有神功，管取行之必中。

壮热不曾出现，大便秘结难通。颠狂唇裂眼珠红，此证凶危堪恸。急与芩连栀柏，大黄酒炒疏中。连翘牛蒡与木通，贯众射干俱用。

自此出而稠密，认他虚实调医。虚家泄泻色如灰，大补十全堪取。若是肿焮红绽，芩连栀柏芎归。翘蒡升葛桔甘奇，此个真机妙秘。

灰白不能起发，又加泄泻频频。温中妙药不宜停，急急扶危济困。当归黄芩芍药，甘草干姜人参。木香栀子及青陈，官桂丁香灵应。

毒甚常生咽痛，可怜饮食难尝。射干甘桔最相当，连翘升麻牛蒡。若是痘堆颈项，此名锁膈凄惶。一朝破烂命将亡，变作喑哑水疮。

起发状如蚕壳，干枯不见水浆。此名血竭毒归藏，不治必然命丧。当归地黄养血，参芪甘草温良。连翘牛蒡与木香，桔梗青皮发旺。

起发常将捻视，切防黑陷来攻。若然黑陷现其中，药点许多妙用。豌豆七粒烧过，乱发火煅和同。珍珠水浸胭脂红，针破搽之自肿。

药点反加黑陷，丧门吊客匆匆。百祥牛李与宣风，总是脱空卖弄。不如人猫鸡犬，四般屎煅和同。木香汤引妙无穷，妙法半文不用。

起发初生搔痒，比于痒塌争差。伤寒身痒表留邪，痘亦同兹休讶。治用疏风凉血，荆防翘蒡芎麻。地黄归葛效堪夸，竹叶木通无价。

大抵痘宜胀痛，最嫌虚痒相干。只因饮食湿邪攒，心火克而闷乱。外宜茵陈艾炬，内宜参术汤丸。若还痒止证方安，抓破面皮凶断。

何为正面怕痒，面含五脏精华。假如破损实堪嗟，气散魂飞魄罢。尤忌先伤正额，心经火带虚邪。几番试验不争差，寄语明人体察。



相火位居正额，出现胖壮休先。果然额上痘蝉联，大抵凶而不远。喜是两颐口鼻，始终都在其间。任教稠密势缠绵，到底终无倾险。

起发成浆欲靥，忽然泄泻来攻。此时脾胃不宜空，变出百端可恸。多是内伤饮食，只求药有神功。若还消肿泄淋脓，父母北邙泣送。

先用人参白术，黄芪炙草煨姜。茯苓山药及木香，大剂煎来温养。不效次求豆蔻，木香荧实良方。三番只有异功良，此实尽头酌量。

记取成浆欲靥，最防厌秽腥膻。大黄苍术共烧烟，可解一切秽厌。内服调元饮子，黄芪炙草人参。当归苍术酒芩连，犯着荆防既变。

到得成浆痘熟，依时都要成痂。若还腐烂臭腥加，此是表虚堪讶。急进参芪归术，荆防苍葛升麻。连翘牛蒡密蒙花，休得弄真成假。

若是痘疮熟烂，皮破脓血淋漓。内服归术与参芪，牛蒡连翘官桂。外用多年败草，晒干研细成灰。铺开床席任施为，最解火邪毒气。

痘熟不能收较，反行破烂成疮。一时焦痛甚难当，请问如何发放？但取甘草滑石，辰州豆粉清凉。蜜调涂上便安康，此法不留书上。

有等痘疮纯正，缘何日久难收？请君仔细问根由，不可临时差谬。或是曾伤冷水，或因秘结热留。两般治法各推求，不枉青囊异授。

果是曾伤冷水，湿伤脾胃皆虚。脾应肌肉主中区，无怪血脓流注。可用参芪苍白，青陈甘桔无拘。丁香官桂有方书，救里收表妙处。

如是大便秘结，三朝一七未通。此为热气内蒸烘，因此毒难开纵。内服归黄麻子，大黄略入相攻。再行胆导妙无穷，管取成痂去壅。

收后许多余证，医家须要分明。毒留肝脏目生疔，翳障瞳人隐隐。毒入肺脾痈肿，责归手足阳明。内伤外感要调停，免致多生怪病。

两目忽然肿痛，痘家毒入肝经。轻为浮翳掩瞳睛，重则终身废病。去翳菊花蝉蜕，蒙花蒺藜谷精。各为细末共和匀，汤煮猪肝作引。

痈毒发于肢节，常常脓血不干。不知调理早求安，废疾终身为患。内服千金托里，外涂太乙金丹。排脓长肉未为难，任是千金不换。

痘后不宜澡浴，痘疤皮嫩易伤。不知禁忌受寒凉，遍体热生痛僵。此因伤寒劳复，不宜官桂麻黄。只须九味羌活汤，次以补中调养。

痘后或伤饮食，致令腹痛非轻。不宜转下损脾经，消导方为对证。白术人参枳实，黄芩大麦青陈。山楂白茯与砂仁，积化痛疼俱定。

痘烂不齐收靥，正面灌痛流脓。急防两目毒来攻，解毒清凉好用。酒炒芩连栀柏，连翘蝉蜕木通。升麻牛蒡苦参同，细研酒丸酒送。

大凡痘疮一证，名为百岁圣疮。如龙蜕骨换心肠，又似蝉蜕壳样。出现光壮收靥，落痂颜色相当。饮食寒暑顺阴阳，自此精神长旺。

## 痘疹顺险逆并五善七恶

顺证　气血冲和，痘毒宣畅，精神素健，食饮如常，不必施治。

险证　气血不舒，痘毒壅遏，或杂证搅扰，开落失期，速宜施治。

逆证　痘毒凝结，气血干枯，怪证丛生，病不对药，治之无功。

五善　一、饮食如常；二、大小便调；三、疮色红活，皮厚坚实；四、脉静身凉，手足温暖；五、声音清亮，动止安和。五者不能尽得，得一二亦自清吉。

七恶　一、烦躁闷乱，谵妄恍惚；二、呕吐泻利，饮食不能；三、黑陷焦枯，痒塌破烂；四、头面预肿，鼻煽肩抬，目张唇裂；五、喉舌溃烂，食入即呕，饮水则呛；六、寒颤咬牙，声哑色黯；七、腹胀喘促，四肢厥冷。七者不必皆有，有一二亦自难为。

七恶之外，又有浑身血泡，心腹刺痛，伏陷不起，便溺皆血，寻衣撮空，是又卒死而不可救者。

## 痘疹总略歌凡一十一首，共一十五方

痘虽火毒肇胚胎，不遇天行不见灾。
郡邑若逢疵疠日，预施灵药解将来。

凡痘疹之证，皆由父母胎毒蓄于命门之中。命门者，下极丹田也，为人身生化之源。或遇冬温，阳气暴泄，人则感之，触动相火，至春夏生长之时即发，传染相似，是谓天行疫疠也。未出痘疹者，但觉冬温，宜先服解毒之药，如辰砂散、三豆汤、代天宣化丸之类，使毒气无倾伏留连之患。如脾胃素弱者，更宜调其胃气，间以四君子汤加陈皮、木香之属与之，使胃气和畅，荣卫流通，庶痘易出易靥也。

**予按：**代天宣化丸，即韩氏之五瘟丹也，苦寒克削，损胃败脾，纵能解疫疠之毒，未必能预解先天之毒，即使能之，亦只可行于藜藿禀实之儿。倘膏粱禀怯，不察妄投，吾恐毒未解而胃先损，痘未至而中已寒，预伐无辜，暗伤真气，乃出痘时，反不能救，夭枉相仍，咎将谁诿！盖藜藿禀实而毒轻，无俟于解；膏粱禀薄而毒重，势不能解。岂有先天之毒，深藏潜伏于命门之中，毫未发觉，而敢用此沉阴沍寒之品，预伐其生机，诚为危道，必不可行，即欲解之，又不若三豆汤之为得也。

欲知痘疹吉凶机，察色观形在细微。
年寿山根犹紧要，鲜明可喜黯青非。

痘疹未出之先，欲知吉凶轻重，但于面部推之。其色红黄明润者吉，青黑昏暗者凶。相书以山根管命宫，年寿管疾厄，所以二处尤为紧要也。

汗下虽然谓不宜，刻舟求剑岂通医。
能分虚实知权变，可越乾坤造化维。

首尾不可汗下，诚痘科固执之言，然自其平证语之耳。若遇风寒外袭，应出不出，则汗剂仍不可少。如大便连日不通，烦闷狂躁，不与下之，宁不夭人生命，是下剂之在所必用。但能消息虚实，与时权变，斯可谓之通医。



始终便溺自调嘉，便若艰难事可嗟。

腹胀喘呼多壅遏，急行疏导免留邪。

此言可利则利者也。大抵痘疮始终小便清利，而大便滋润者为顺。若小便或秘，急宜利其小便，宜八正散；若大便秘结，速用通幽汤滋润之。

痘家脉证喜中和，徐疾由来不可过。

弦急浮洪为实候，微迟短涩属虚多。

夫人以胃气为主，脉亦当以胃气为主。脉有胃气，则气象中和，所谓弦不弦，石不石者是也。太过为实，不及为虚，最宜消息。

痘疹伤寒证一般，上工临证贵详端。

休将汗下轻相试，解表和中病自安。

痘疹发热与伤寒相似，但伤寒只见一经形证，若痘疹则五脏之证皆见。如呵欠顿闷，肝证也；乍冷乍热，手足稍冷，好睡，脾证也；面燥腮赤，咳嗽喷嚏，肺证也；惊悸不宁，心证也；尻凉耳凉，肾之平证也；若尻耳俱热，则邪伏肾经也。

痘疹虽然本属阳，往来微热始相当。

倘逢昼夜身如火，解毒须教小便长。

凡痘疹属阳，非热不成，故治痘不可尽除其热。如热太甚，毒未发尽，只宜解毒兼利小便，宜连翘升麻葛根汤。

食饮能多胃气充，自然荣卫两丰隆。

休言食少无他虑，但恐脾虚毒内攻。

痘疹始终能食者，其人脾胃素强，自然气血充实，易壮易靥。若一旦食减，即宜询问。或咽喉肿痛，宜甘桔汤；伤食者，橘皮汤；若非已上二证，因脾胃气弱，不能消食者，宜参苓白术散运用之。

最宜安静号和平，表里无邪心自清。

忽尔躁烦宜审谛，更防神爽欠分明。

痘疮以安静为贵，此表里无邪，不必服药。但有烦躁，必毒气壅并，表里不宁，宜审谛之。如搔爬不宁，疮痒也；心神不宁，里热也；呻吟不止，疮痛也。非折肱之手，莫能识其病情。已上治疗见后。

四时分治证须真，暑湿风寒各有因。

异气莫教轻触犯，灾危反复立缠身。

大凡治病之道，春夏养阳，秋冬养阴，故春病治在肝，夏病治在心，秋病治在肺，冬病治在肾，不可逆也。治痘之人，切须识此。如天有烈风暴雨，酷暑严寒，常要谨其帷幙，适其寒温，寒则盖覆欲厚，热则居处欲清。苟伤热则血气淖泽，疮易腐烂；偏寒则血气凝滞，疮难起发。若有触犯，轻则变重，卒生异证，是谓灾怪。如暴风连日，病见伤风之证，治以桂枝葛根汤；如寒威凛烈，病见伤寒之证，治以正气散；若酷暑熏蒸，病见热证，治以人参白虎汤；倘值久雨侵淫，有受湿之证，泄泻身重，治以胃苓汤。

治痘皆言在补脾，补中有害少人知。

虚虚实实休轻放，审症施方贵合宜。

凡痘疮始终以脾胃为本。若饮食如常，六腑充实，不须服药。若补其脾，反增烦躁，为害匪轻；倘不能食，常多泄泻，此气虚也，宜四君子汤助之可也。

［入方］

**辰砂散** 预解时行痘毒。

镜面砂一钱。研末，水飞 干丝瓜近蒂三寸。连皮带子，烧灰存性

上研末，蜜水调，分三次服。

**三豆汤** 预解痘毒，不损元气。

红饭豆一升 黑大豆一升 鲜绿豆一升 生甘草三两

上以三豆淘净，甘草切碎，入雪水八升。若无雪水，以长流水代之，同煮豆熟为度，去甘草，将豆晒干，又入原汤内，再浸再晒，汁尽为度，逐日取豆与儿食之，最解痘毒。

**代天宣化丸**即五瘟丹 预解时行疫疠，传染相似，并治痘毒。

人中黄属土，甲己之年为君 片黄芩属金，乙庚之年为君 川黄柏属水，丙辛之年为君 黑栀仁属木，丁壬之年为君 雅黄连属火，戊癸之年为君 鲜苦参佐 荆芥穗佐 北防风佐 净连翘佐 山豆根佐 牛蒡子佐 家苏叶佐

前五味，视年之所属者以为君，其余四味以为臣。为君者分两倍之，为臣者半之，为佐者如臣四分之三。冬至之日，修合为末，取雪水煮升麻汤，加竹沥在内，煮神曲糊为丸，龙眼核大，用辰砂，明雄黄为衣，每服一丸，竹叶汤下。

制人中黄法：取大甘草不拘多少，纳于新竹筒中，

紧塞其口，放在粪缸中，浸七七日，取起，晒干听用。

**八正散**　治痘疹小便秘涩，宜清心火，利膀胱。

淮木通　白滑石　小甘草　净连翘　绿升麻　结猪苓　赤茯苓　陈瞿麦　淡竹叶以上各一钱。

灯心十茎，水煎，热服。

**通幽汤**　治痘疹大便秘结，宜润肠凉血降火。

紫草茸　当归尾　怀生地　火麻仁　陈枳壳　酒大黄　尖槟榔　鲜红花　桃仁泥俱等分

生姜一片为引，水煎，热服。

**连翘升麻葛根汤**　治痘毒不能尽发，宜升托之。

净连翘　绿升麻　粉干葛　京赤芍　芽桔梗　酒黄芩　黑栀仁　淮木通　麦门冬　牛蒡子　白滑石　炙甘草

淡竹叶七片，灯心十茎为引，水煎，热服。

**加味甘桔汤**　治痘疹不能饮食，由咽喉作痛。

大甘草　芽桔梗君　牛蒡子　鲜射干　绿升麻　荆芥穗

灯心十茎，水煎，热服。

**橘皮汤**　治痘疹不能饮食，由伤食所致。

广陈皮　杭青皮　陈枳壳　南木香　生甘草　山楂肉　白云苓

麦芽一撮为引，水煎，空心服。

**参苓白术散**　治痘疹脾胃虚弱，不思饮食。

官拣参　漂白术　白云苓　粉甘草　京楂肉　真广皮　芽桔梗　南木香

砂仁三粒为引，水煎，半饥服。

**桂枝葛根汤**　治痘疹初起，伤风咳嗽自汗。

柳杨桂　京赤芍　粉干葛　北防风　炙甘草

生姜三片，大枣三枚，水煎，热服，略暖盖覆。

**正气散**　治痘疹初起，因伤于寒，作热无汗，头身痛，肢强。

漂白术　广陈皮　川厚朴　南木香　净麻黄　柳杨桂　炙甘草

生姜三片，大枣一枚，水煎，温服。

**人参白虎汤**　治痘疹初起，夏月伤暑，大热烦躁作渴。

官拣参　净知母　熟石膏　陈香薷　大麦冬　藿香叶　白扁豆　淡竹叶　炙甘草

粳米一撮为引，水煎，热服。

**胃苓汤**　治痘疹初起，伤湿泄泻身重。

漂苍术　广陈皮　紫厚朴　漂白术　白云苓　结猪苓　宣泽泻　嫩桂枝　炙甘草

灯心十茎，水煎，热服。

**四君子汤**　治痘疹脾虚食少，更多泄泻。

官拣参　漂白术　白云苓　炙甘草

生姜三片，大枣三枚引，水煎服。

**四物汤**　治痘疹能食，大便秘，疮红肿。

白当归　正川芎　杭白芍　怀生地

生姜一片引，水煎，热服。

### 发热证治歌凡一十五首，共二十五方

痘疮初起身先热，轻重吉凶何以别。
热轻毒浅吉堪云，热重毒深凶可说。

凡发热乍进乍退，与微热者，其痘必稀而轻，毒亦浅，不必服药；若蒸蒸作热，烦躁昏眩，其痘必密而重，毒亦深，宜发表解毒托里，加味葛根汤。

初逢热渴邪藏里，切忌冰瓜与冷水。

生津止渴是良图，小渴任之而已矣。

凡发热作渴，因痘毒内蒸，销其津液，故令口干而渴。微者频以炒米汤与之，切不可以冷水、冻柹、柑、梨、西瓜、菱角之类，食之反伤胃气，亦不可以椒姜汤饮之，恐生疮毒而有他变。渴甚不止，宜解毒葛根汤。

如痘已出齐，或起发，或收靥而渴不止者，宜人参麦冬散。

如泄泻不止而作渴者，此脾胃虚弱，津液枯也，宜七味白术散。

腹痛刚逢发热时，毒攻于里报君知。

大肠秘结须攻下，莫待临危悔已迟。

书云：发热腹中痛，痘疮毒内攻。发多生不久，发少更防痈。可见痘疹腹痛，即是毒气内攻，便当托里化毒为上，不可逡巡以生他变。若饮食如常而腹痛者，宜化毒汤。

如大便秘结，烦躁作渴而腹痛者，宜三黄解毒汤；若泄泻而腹痛者，宜建中托里汤。

发热腰疼毒伏留，几人逢此得优游。

人参败毒真奇绝，痛减疮稀病可瘳。

凡痘疹发热腰痛，其证最恶，速用人参败毒散托之。服药后痛止者吉，不止者凶。

初时发热多风搐，要识病源属肝木。

木能胜土又归心，风火相争脾不足。

凡痘疮发热有作搐者，因木邪盛而侮土，以导赤散加辰砂服之即止。此痘甚好，以搐搦发散于四肢故也。

如痘应出不出，而搐搦不止，宜泻青导赤散解之。服药后搐止，但心烦啼叫，用麦冬导赤散清之。

若痘已收靥，余热不退而作搐，此大虚之候，多不可救，但父母不忍坐视，强而治之，当以宁神汤合抱龙丸，倍加人参服之。轻者可愈。



热时吐泻相兼作，上下毒伸无郁遏。

三焦火盛热中求，日入须防脾胃弱。

凡痘疮发热，有呕吐者，有泄泻者，有吐泻兼作者，不可骤止，令毒上下得出。但痘疮现形，吐泻即止者，吉兆也。如久不止，先以理中汤和之；如仍不止，以豆蔻丸止之。服药后吐泻既止，更服调中汤，使脾气实，其痘易壮易靥也。

狂言躁扰疑逢鬼，神识昏迷热在里。

镇心解毒以平期，谵妄不休应不起。

凡痘疮发热，妄有所见而谵语者，或昏昏好睡，梦中呓语喃喃，或狂走，寻衣摸床，皆毒气内攻，神识不清所致也，急用镇心解毒之药，以辰砂导赤散主之。服药神情复旧者吉，不止则凶，不可治也。

浑身发热四肢寒，脾胃虚衰阴冷干。

益气补中应令暖，仍前疮盛急寻棺。

凡痘疮浑身宜热，独耳尻二处宜凉。所以痘疹之证，头宜凉，手足宜温。若反冷者，此脾胃虚弱也。四肢脾胃所司，宜补中益气，扶其中气斯可矣。

发热熏蒸血妄行，不知何道血如倾。

但从鼻出方无忌，别道来时祸立萌。

人身之血，不可妄动，痘疹之火，熏烁于内，迫血妄行，随火而动，或从口出，或从大小便出，皆死证也。若从鼻出者，或有可救之机，宜玄参解毒汤清之；若烦躁闷乱，出血不止，此阳痘出血之证，多不可治。

晨昏发热浑无歇，口舌生疮唇破裂。

咽喉塞痛食难尝，方用黄连及甘桔。

凡痘未出而热不止，昼夜烦躁，口舌生疮，唇裂咽痛，此毒水熏蒸，其热甚急，治不宜缓。急以黄连解毒汤合甘桔汤治之；服药不效者，不治。

微微热汗吉之机，腠理疏通毒发稀。

但恐汗多阳气弱，调元固胃效无违。

凡痘疹发热自汗，此不必治。盖腠理疏通，毒气发越，无郁遏也。所以古人喻如庖人蒸笼之法，但欲其松耳。如恐汗出太多，卫气反弱，痘疮不能成就，用调元汤以止之。

恶热憎寒且战兢，表虚邪正两相凌。

但将柴葛加官桂，升散余邪吉可称。

痘疹所忌者寒战，如发热之时，憎寒振振战动者，其人表气素虚，痘疹欲出不出，留连于肌腠之间，邪正交争。振战，火之象也，宜柴葛桂枝汤升散之。

发热绵绵不现形，其间凶吉费调停。

解肌托里须斟酌，施治详明内外宁。

凡痘发热三日便出者，常期也；如过四五日犹不出，热势绵绵无休歇者，吉凶之兆未可卜也。急与解肌托里，分内外治之，疏者吉，密者凶。

如劳苦之人，皮肤粗厚，腠理闭塞，及风寒外感，疮为外邪所遏，不易出者，此外因也，宜麻黄解毒汤。

如因虚吐泻，毒气内陷而不出，及伤饮食，陈物菀茎肠胃之间，与毒合并，郁而不出者，此内因也。体虚者，以托里十补汤托之；体实者，以枳实导滞汤微利之。



发表之时少定方，古人专用葛根汤。

能通权变知增减，何必劳劳问短长。

时师治痘，方其发热，但知用葛根汤，一见红点，便禁而不用。此乃不知权变者也。如痘见热除，表里无邪，所以不可再用葛根汤；若痘已见，热甚不退，此毒深于内，尚恐葛根汤力小，不足胜任，宁可止而不饮耶！

解毒升麻汤最良，红斑虽见饮何妨。

时师胶柱无通变，一见红斑未敢尝。

凡痘发热，初用解毒之剂，详见各条之下，此不重赘，但附葛根汤加减之例于后，俾临证择用可也。

［入方］

**加味葛根汤** 治痘初热，毒气深重，大热眩晕。

绿升麻 粉干葛 京赤芍 炙甘草 荆芥穗 北柴胡 牛蒡子 白桔梗 净连翘 淮木通 北防风

水一碗，淡竹叶七片为引。

如大便结，加紫草、红花；作渴，加麦冬、花粉；腹痛，加酒大黄；或秘结，亦用酒大黄解之。

**解毒葛根汤** 治痘疹初热，口渴不止。

粉干葛　天花粉　绿升麻　杭麦冬　怀生地　酒黄芩　粉甘草　茅根汁

水煎众药熟，以茅根汁对服。

**人参麦冬散**　治痘已出，或收或靥，而渴不止。

官拣参　杭麦冬　粉干葛　漂白术　天花粉　酒黄芩　炙甘草

水煎，以竹沥，乳汁对服。

**七味白术散**　治痘因泄泻，津液不足而作渴者。

官拣参　白云苓　漂白术　南木香　藿香叶　炙甘草等分　粉干葛君

水煎，徐徐代茶饮。

**化毒汤**　治痘初起，饮食如常，别无他证而腹痛。

粉干葛　杭白芍　杭青皮　广木香　陈枳壳　京楂肉　净连翘　炙甘草

水煎，热服。

**三黄解毒汤**　治痘初热，烦躁作渴，大便秘结腹痛。

酒黄芩　酒黄连　紫草茸　鲜红花　小枳实　淮木通　小槟榔　酒大黄

水煎，滚热服。

**建中托里汤**　治痘初热，因泄泻而腹痛。

官拣参　炙甘草　绿升麻　粉干葛　白云苓　陈枳壳　芽桔梗　小川芎　北柴胡　川独活

水煎，姜引，加竹沥对服，或五苓散加独活亦可。

**导赤散**　治痘初起，发热作搐。

大生地　淮木通　苏薄荷　北防风　炙甘草　镜辰

砂另研

灯心十茎引，水煎，以辰砂末调服。

**泻青导赤散** 治痘应出不出而作搐。

当归尾 淮木通 黑栀仁 川羌活 北防风 小川芎 酒黄连 生甘草

淡竹叶七片，灯心十茎引，以竹沥对服。

**麦冬导赤散** 治搐搦后，心烦啼叫不宁。

淮木通 杭麦冬 黑栀仁 生甘草

灯心引，水煎服。

**宁神汤** 治痘后作搐，至危之候。

石菖蒲 白茯神 黑栀仁 川雅连 淮木通 官拣参 炙甘草

灯心十茎为引，水煎，入竹沥，人参汤对服。

**抱龙丸** 合前宁神汤，治痘后搐搦。

胆南星四钱 天竺黄五分 真牛黄三分 明雄黄五分 镜辰砂二分

共为末，甘草煎浓汤，煮面糊为丸，不用麝香，以痘疮忌麝故也。

**理中汤** 治痘已现形，而吐泻不止。

官拣参一钱 漂白术二钱 炙甘草一钱 绿升麻一钱

煨姜三片，大枣三枚，水煎服。

**豆蔻丸** 治痘出吐泻，服理中汤不止者。

南木香三钱 西砂仁二钱 石龙骨五钱 白枯矾七钱 肉豆蔻面包，煨。五钱 赤石脂煅过。七钱五分 诃子肉净肉。五钱

共为末，米糊丸，如胡椒大。三岁儿十丸，四岁以

下二十丸，陈米饮下。

**调中汤** 治吐泻既止，速调中气。

官拣参 炙黄芪 漂白术 杭白芍 南木香 广陈皮 炙甘草

大枣三枚为引，水煎服。

若三焦火盛者，又当甘凉之剂解之，不在此例。

**辰砂导赤散** 治痘毒内攻，神识不清，或谵妄狂惑。

官拣参 正雅连 黑栀仁 漂白术 淮木通 大麦冬 辰朱砂另研

灯心十茎，水煎，入竹沥，调辰砂末服之。

**补中益气汤** 治痘初热，四肢厥冷，中气弱也。

官拣参 炙黄芪 漂白术 广陈皮 当归身 青化桂 炙甘草

煨姜、大枣引，水煎服。服药后手足暖者生，逆冷不回者死。

**玄参解毒汤** 治痘初热，毒火熏蒸而见鼻血。

润玄参 枯黄芩 炒栀仁 芽桔梗 怀生地 粉干葛 荆芥穗 炙甘草

水煎，入茅根汁，加京墨磨浓调服。

**黄连解毒合甘桔汤** 治痘烦热不止，口舌生疮，咽喉痛。

酒黄连 酒黄芩 黑栀仁 熟石膏 芽桔梗 净连翘 南薄荷 荆芥穗 牛蒡子 生甘草

水煎，和竹沥服。

**调元汤** 治痘证自汗过多，卫气反伤，宜止之。

大官拣　炙黄芪　条黄芩　漂白术　杭白芍　杭麦冬　炙甘草

水煎服，如汗不止，加地骨皮、麻黄根，以猪心、肺煮汤，对前药服，更妙。

**柴葛桂枝汤**　治痘将出而憎寒振战，此毒气留连于腠理间也。

北柴胡　粉干葛　川羌活　大拣参　北防风　嫩桂枝　牛蒡子　炙甘草

淡竹叶十片，水煎，热服。

**麻黄解毒汤**　治痘未形，发热不退，腠理闭塞，及风寒外遏不出。

陈麻黄去根节，用蜜酒炒黑　川羌活　绿升麻　荆芥穗　粉干葛　北防风　净蝉蜕　芽桔梗　牛蒡子　炙甘草

水煎。入烧过人屎同服。

**托里十补汤**　治痘因泄泻，毒气内陷而不出。

官拣参　炙黄芪　当归身　紫川朴　芽桔梗　青化桂　正川芎　北防风　香白芷　炙甘草

水煎，调牛蒡子末服。

**枳实导滞汤**　治痘因伤饮食，郁滞而不出。

小枳实　净连翘　法半夏　酒黄连　山楂肉　炙甘草　紫草茸　酒大黄

水煎，调槟榔末服。

**升麻葛根汤**　治痘证初热，将出未出，以此助其升生。

绿升麻　粉干葛　白芍药　炙甘草

口渴，加天花粉、杭麦冬、丝茅根汁；腹痛，加小枳实、淮木通、山楂肉；腰脚痛，加漂苍术、川黄柏、川羌活、淮木通；头痛，加小藁本、香白芷；搐搦，加淮木通、水竹沥、苏薄荷、净连翘；泄泻，加官拣参、漂白术、白云苓、怀山药；谵妄，加石菖蒲、黑栀仁、淮木通、辰砂末；四肢冷，加官拣参、炙黄芪、黑姜炭、青化桂；呕吐，加漂白术、白云苓、法半夏、广陈皮；衄血，加润玄参、黑栀仁、枯黄芩、茅根汁；咽痛，加芽桔梗、牛蒡子、鲜射干；咳嗽，加广陈皮、家苏叶、陈枳壳、信前胡；大便秘，加怀山药、紫草茸、鲜红花、当归尾；多啼哭，加淮木通、黑栀仁、正雅连、大麦冬；吐舌弄舌证，并加正雅连、北防风、黑栀仁。已上皆用净水煎服，随证加味用之。

**见形证治歌**凡一十八首，共一十八方

发热三朝痘出稀，方为毒浅吉之机。
先期痘甚浑无制，过此多因血气微。

凡痘发热三日而出，常期也。出而稀者，不须服药；如发热一二日即出者，此毒气太甚，冲击荣卫，一齐涌出，难以制服，大凶之象，必欲治之，不过消毒救里，使无陷伏耳，宜消毒快斑汤。

如过期四五六日始出，此血气本虚，不能载毒使出，当补中托里发表，宜增损八物汤。

痘出迟迟有数般，皮肤闭塞属风寒。
里虚吐泻宜分治，痘壅三焦治却难。

凡痘出有常期。若应出不出，或外感风寒，六腑闭

塞，不能即出，其证头眩身痛，发热无汗，喜盖覆偎倚怀中，此恶风寒之象也，当发散之，宜加味参苏饮；若曾经吐泻，里虚不能快出，宜加减调中汤。

如发热烦躁，狂妄大渴，唇燥舌裂，此毒气壅并，留而不泄，毒火郁于三焦，荣卫不行，上下不通而死矣。

应期不出事如何，发表诸方切忌讹。

腹胀便坚烦躁甚，消斑承气理沉疴。

凡痘疹应出不出，或外感风寒，内虚吐泻，治各不同。如前参苏饮、调中汤、败毒散、葛根汤之类，皆良法也；若热甚腹胀，气粗烦躁闷乱，大便秘结，此毒火内蓄，急以消斑承气汤解之。

痘出身凉吉可期，如逢炽热履明夷。

终朝渐密无空隙，怪证丛生必定疑。

痘疮之热，毒火为之，未出之先，毒火在内，故发热于外；既出之后，其毒发外，热当尽退，毒本轻而痘亦稀也。若痘既出，热仍不退，是毒积于中，未可为轻，急用解肌化斑汤升托之；服药后热渐退，方可言吉；更不退，其痘累累而出，痘空中，始虽稀而终朝渐密，最怕生出他证，或狂妄，或泄泻，或腹痛，或瘙痒，或失声，或错喉干呕，或喘促黑陷，皆不可治。

出现先观面部中，其间凶吉最难通。

逸唇夹颊方为吉，额上眉心未可逢。

人之面部，五脏精华皆见于此。故左颊属肝木，右颊属肺金，颏属肾水，鼻属脾土；又正额太阳脉之所会，唇颊阳明脉之所经，两耳旁少阳脉之所过。痘为阳毒，故随阳位而见于面。但阳明胃与大肠，积陈受污，气血俱多，先于其部出现者吉；若太阳则水火交战之位，少阳则木火相并之冲，若于其位出现者凶。不但出形忌于正额眉间，耳之前后，凡起灌收靥，但从此处先者，皆逆象也。

头为元首至称尊，更有咽喉阖辟门。

若使痘疮多出此，蒙头锁项受灾迍。

《经》曰：头者，精明之府。五脏精华皆现于面，至尊至贵，不可凌犯者也。咽者，胃脘水谷之道路，主纳而不主出也。喉者，肺管呼吸之往来，主息之出入。人非此则水谷绝，呼吸废而死矣，故谓阖辟之门。痘疮最要头项稀少，如头面多者，谓之蒙头；咽喉多者，谓之锁项。蒙头则视听昏废，神明失居；锁项则内者不出，外者不入。正所谓神出则机息，气止则化绝，死之兆也。

头面胸前痘欲稀，四肢虽盛毒犹微。

浑身碎密多惆怅，疏解当知发散机。

头面诸阳之会，胸前诸阳之聚，脏腑受气之区。陈氏曰：痘疹轻者，作三四次出，头面稀少，胸前无，以清阳之分不可浊乱；至于四肢，虽为阳之本，乃身之役使，卒伍卑贱之职，故不畏其多也。若遍身稠密琐碎，急为解毒，疏通荣卫，令气得其均，血得其活，一齐起发，庶无干枯黑痿之变，用疏毒快斑汤，随证加减而调之。

痘疮磊落不须防，丛聚相粘定见伤。

蚕壳蛇皮生不久，蚤斑蚊迹祸难量。

凡痘疮初出，须看相去远近。若相去三五寸一粒者，轻证也，一二寸者颇密，如二三成丛者，必密而重，其候多变痒塌。如蚕之壳，蛇之皮者，此气至而血不随也，当行气补血，宜祛风匀气散；如蚤之斑，蚊之迹者，此血至而气不随也，当凉血补气，宜参芪和气饮。



一出形来艳色娇，定知皮嫩气虚枵。

溶溶破损生难久，个个成浆喜气饶。

痘疮出形，如平日正色者吉。痘色带艳而赤，其后多皮嫩易破，痒不可救。但见带艳，即防后日痒塌之变，早用疏风固表消毒之药，使血气充实，邪火渐退，正气不亏，光壮干收，如期不乱可也，宜固阳散火汤，解毒固表。

最怕头焦黴色封，又愁皮嫩水溶溶。

头焦变黑多归肾，皮嫩须防痒塌攻。

痘疮初出，所喜明润而鲜，坚实而厚。若头焦带黑，此毒在血分，不急治之，则变黑归肾而难救矣，宜凉血解毒汤，解散血中之邪。黴，音晦，青黑色也。

若皮嫩嚣薄，此毒在气分，不急治之，则痒塌而死，宜加味固阳散火汤。

痘疮切要解咽喉，喉痹咽疮毒火浮。

但恐一朝封管龠，锁喉声哑枉营谋。

凡痘疮未有咽喉不痛者，如烟囱之状，火焚于下，焰升于上，宜乎作痛。宜鼠粘子汤，外用一圣散吹之。

惟恐斑疮入眼中，膏煎黄柏妙无穷。

但观眼内多红赤，急泻心肝免损瞳。

痘疮之毒，第一防眼，所以古人用护眼之法，其虑深矣，宜黄柏膏涂之。

若眼内有红筋萦缠，或眼肿闭，多生眵泪，急泻心肝之火，宜蝉花散清解之。

痘疮只出一般奇，斑疹相参最不宜。

消疹化疹宜急解，倘仍不解势倾危。

钱氏曰：痘只一样为善。若已现形，间有碎密如芥子者，此夹斑也；皮内鲜红成块，此夹疹也，皆毒火熏烁于内，故使斑疮夹出于外。急宜解毒，使斑疮消散，痘得独成，宜荆防解毒汤消散之。

痘标才见两三窠，爬搔浑身瘙痒多。

此是火邪留腠理，急清风火证应瘥。

凡痘初出之时，遍身作痒，爬掐不止，此火邪留于肌肉皮肤之间，不能即出故耳。与伤寒不出汗作痒同，非痒塌之例也。宜泻心肝火邪，其痒自除，宜清风去火化毒汤升散之。

口中腥臭气冲冲，邪毒炎蒸肺作痈。

泻火清金须急用，淹延七日祸相从。

凡痘初出，若口中之气腥臭冲人，此肺中邪火熬煎炎燥，故令腥臭出于口，急与清金泻火汤解之。倘淹延不治，至七日而死矣。《经》曰：肺绝者七日死。此证之变，或失声，或喘，或干呕，皆其候也。

皮中簇簇如寒粟，肉肿隆隆似热瘤。

如此岂能延日月，哀哉不久返瀛洲。

凡痘初出，欲其颗粒分明，皮肉柔润。若簇簇生于皮间，似风寒粟子之状，此痘变于反掌，不待起发即隐而不见，啼叫烦闷而死矣。或有正面、腰背、胸膈、手足肿硬成块，似丹瘤之状，此证俟起发之时，其处疮先黑陷破烂，不能成浆于硬而死，皆为不治。

出形未定先涵水，起发之时便戴浆。

脓水未成收靥急，休夸妙术有青囊。

凡痘初出一点血，血化为水，水化为脓，脓成而毒解，此自然之序。若初出之时，半为水泡；或将起发，便戴白浆；或脓水未成，忽然收靥，此毒火太甚，失其自然之序。不应至而至，谓之太过，不久倒陷入里而死，无有治矣。盖不应至而至，所谓早发还先萎也，比之应至不至者，因其气血不充，尚有补救，所谓人夺天功，此则不相侔矣。



鼻如灶突面烘烟，皮似涂朱或橘然。

唇舌咽喉痘丛聚，任教和缓莫回天。

凡痘疮之证，始终归重于太阴、阳明，手太阴肺、手阳明大肠、足太阴脾、足阳明胃者是也。盖鼻者肺之窍，贵于滋润，鼻干黑燥如灶突之状，火刑金也；面者，阳明经所聚，贵于鲜明，面黑而枯，精华散矣；皮者，肺之合，欲其色红白如常，色若涂朱，火之象也，或如橘柚，火极如土则黄矣；咽喉，肺胃之管龠；唇吻，脾之窍也；舌者，脾之络也，痘甚于此，其毒极矣，安可治哉。

［入方］

**消毒快斑汤**　治痘未期而出，毒气太甚。

芽桔梗　荆芥穗　北防风　京赤芍　炙黄芪　牛蒡子　当归尾　润玄参　净连翘　信前胡　淮木通　天花粉　炙甘草

水煎，热服。

**增损八物汤** 治痘过期而出，气血虚弱。

官拣参 漂白术 炙黄芪 白当归 正川芎 牛蒡子 荆芥穗 京赤芍 净连翘 北防风 芽桔梗 粉干葛 炙甘草

水煎，不拘时热服。

**加减参苏饮** 治痘应出不出，由外感风寒，玄府闭塞。

官拣参 家苏叶 粉干葛 广陈皮 信前胡 香白芷 芽桔梗 陈枳壳 川羌活 北防风 炙甘草

竹叶十片为引，水煎服。

**加减调中汤** 治因吐泻，内气痿弱，痘出不快。

官拣参 漂白术 炙黄芪 南木香 上薄桂 白云苓 法半夏 广陈皮 炙甘草

生姜一片为引，水煎服。

**消斑承气汤** 治痘因毒火郁遏，应出不出，大便秘结，宜下之。

锦庄黄 陈枳壳 川厚朴 片黄芩 川黄柏 黑栀仁 净连翘 淮木通 炙甘草

热甚者，加芒硝、紫草。

生姜三片引，水煎，滚热服。

**解肌化斑汤** 治痘出热仍不退，由毒气未尽也。

绿升麻 粉干葛 怀木通 牛蒡子 芽桔梗 天花粉 地骨皮 荆芥穗 片黄芩 川黄柏

大便结加紫草茸。

水煎，热服。

**疏毒快斑汤** 治痘出浑身琐碎稠密。

官拣参　北防风　荆芥穗　净连翘　牛蒡子　当归梢　芽桔梗　赤芍药　炙甘草

热甚，加酒黄芩、酒黄连、地骨皮；渴者，加粉干葛、天花粉、大麦冬；气虚，加炙黄芪、南木香；便坚，加紫草茸、陈枳壳；溺赤，加车前子、淮木通；食少，加漂白术、京楂肉、广陈皮；痒者，加上薄桂、南薄荷；腹胀，加川厚朴、大腹皮；喘咳，加净知母、桑白皮；泄泻，加上薄桂、诃子肉、黑姜炭；作痛，加白芍药、酒黄芩。

俱灯心引，水煎，热服。

**祛风匀气饮**　治痘出如蚕壳、如蛇皮，由气至而血不随也。

官拣参　正川芎　大当归　赤芍药　杭麦冬　北防风　杭青皮　荆芥穗　南木香　上薄桂　炙甘草

水煎，半饥服。

**参芪和气饮**　治痘出如蚤之斑、蚊之迹，由血至而气不随也。

官拣参　炙黄芪　净连翘　牛蒡子　酒黄芩　粉干葛　净蝉蜕　当归身　淮木通　芽桔梗　炙甘草

水煎服。服后气血均随者吉；如旧者凶。

**固阳散火汤**　治痘出色艳而赤，切防痒塌。

官拣参　炙黄芪　炙甘草　绿升麻　当归尾　北防风　怀生地　淮木通　荆芥穗

大枣三枚为引，水煎服。

**凉血解毒汤**　治痘出头焦带黑，血分有毒，防变黑陷。

京赤芍　当归尾　怀生地　淮木通　牛蒡子　净连翘　紫草茸　芽桔梗　鲜红花　山豆根　生甘草

水煎。入烧过人屎一钱服。

**加味固阳散火汤**　方见前。此加漂白术、云茯苓，减去生地黄。



**鼠粘子汤**　治痘出咽喉作痛。

鲜射干　芽桔梗　净连翘　牛蒡子　生甘草

水煎，入竹沥和匀服。

**一圣散**

苦参不拘多少，切片略焙干，研为细末，每用一二分吹之，甚效。若不早治，咽疮烦躁，吸门肿塞，水入则呛，食入则呕，咽哑失声，救之迟矣。

**黄柏膏**　治出痘预护其眼，免致痘疮入目。

厚川柏一两　粉甘草一两

二味研为细末，用新绿豆五合，汲新水三碗，浸豆一昼夜，去豆，入红花一两煮之，其水约减二盏，又去红花，然后入前二末，慢火熬成膏。每用敷眼胞上下，厚涂之，则痘疮不入眼矣。

**蝉花散**　治痘出两目肿闭，多生眵泪，此非封眼之时，急治。

净蝉蜕　密蒙花　酒黄连　当归尾　淮木通　草龙胆　北柴胡　正川芎　黑栀仁　北防风　白豆蔻

淡竹叶十片为引，水煎，热服。

**荆防解毒汤**　治痘出夹斑夹疹。

官拣参　北防风　荆芥穗　枯黄芩　牛蒡子　净知母　川黄柏　生甘草　润玄参　绿升麻　熟石膏　净连

翘

淡竹叶为引，水煎服。服此斑疹仍不消者，不治。

**清风去火化毒汤**　治痘初出，风热作痒，表未解也，非痒塌之谓。

北防风　绿升麻　杭白芍　柳桂枝　荆芥穗　粉干葛　牛蒡子

淡竹叶为引，水煎服。

**清金泻火汤**　治痘出口中腥臭之气冲人，谨防肺痈。

净知母　怀生地　枯黄芩　熟石膏　芽桔梗　黑栀仁　杭麦冬　紫苑茸　淮木通　天花粉　生甘草

鲜桑叶七片为引，水煎，竹沥对服。

### **起发证治歌**凡二十六首，共五十方、二法

起发由来无定期，庸常计日强猜疑。
不知毒气分深浅，妄执方书只补脾。

时俗医云：三日发热，三日出形，三日起发，此鄙论也。盖毒气有深浅，元气有厚薄，出之先后，壮亦因之，大抵不出五六日间。彼毒浅气厚者，其起发常易；毒深气薄者，至五六日始壮者有之，未可以常期准也。俗医见其起发之迟，不认毒之浅深，概谓正气不足，妄用补脾之剂，殊不知曾因吐泻不能食者，补脾以助长可也，若无吐泻能食，六根坚固，复用补药，不免党邪为害，非徒无益，而反害之。

起发如期贵适从，过犹不及类皆凶。
先期痘出充肤腠，过后斑疮腹里壅。

凡痘疮起发，只在六七日，谓之得中。盖自发热算起，正当六七日也。如未及期而骤发，此毒火太甚，荣卫气虚，直犯清道而出，谓之邪气太过。法当固表解毒，以防痒塌之变，宜黄芪芍药汤。

如过六七日不起发，此脏腑虚弱，毒留于中，壅塞不出，谓之正气不及。法当托里解毒，以防倒陷干黑之变，宜内托护心散。



出形已定视根窠，红活充肥气象和。

倘若青干兼紫黑，急宜解托勿蹉跎。

凡痘出现已尽，时当起发，仅视根窠，以决轻重。如形充满，色红润，此气血和畅，毒气发越，大吉之兆，不须服药；若形扁而塌，色枯而黑，此气血多乏，毒气壅遏不能起，急用解毒托里之药，用十宣散内托之。

痘出稀疏正得宜，如斯平顺不须医。

若然稠密休轻易，解毒常常虑险危。

凡痘出稀少，不须服药；若稠密，其毒必盛，防气血不足，起发不透，渐生变易，当服解毒托里散。服药之后，红活光壮，此气血内实，毒不能留，即止后服；如服后病势淹延，此邪气盛正气虚，不能成就，宜屡服之。如服此药当起不起，此必有变，不可治之，反取怨尤也。

郛郭充肥完且坚，色多苍蜡或红鲜。

如逢破损多嚣薄，纵有良方恐莫延。

凡痘郛郭充实，皮囊坚厚，以指擦之，坚实不破，其色苍蜡而红活，皆顺证也，不喜干燥淫湿；若疮虽红鲜，反干燥而不充肥，此火甚而血不足，宜轻清之剂退火凉血，用四物快斑汤。

凡疮充肥而带湿浮，此湿盛而气不足，宜利湿补气兼风药治之。盖风能胜湿故也，四君快斑汤。

如疮红活充肥，以指擦之随破，此名皮嫩易破，后必痒塌不可治，宜大补快斑汤。

如当起发，如浮囊空壳，如蚕之壳，麦之麸，皮中无水色者，此血气俱虚，用大补快斑汤治之。服药后，若转而润泽，中涵水色者可治；否则痒塌闷乱，叫哭而死矣。

形色须教着意观，紫红实热白虚寒。

倘然错认分毫处，咫尺云泥祸害端。

凡痘疮起发，须谛观形色，以定重轻吉凶。如根窠红润，顶苍蜡色者上吉；根窠红，顶灰白色者次之；根窠赤，顶亦赤而带艳者，此火胜，用解毒泻火汤清之。服药色退者生，不退者凶。

如纯白色者，作寒论，此血寒气虚也。虚则补之，十全大补汤加丁香、鹿茸，回其阳气；四肢冷者加附子。

如纯紫色者，作热论，此血热气实也。实者泻之，黄连解毒汤加犀角之类，以平为期。服药疮色回者，十死一生。

四围起发陷居中，阳气亏衰尚未通。

若是中枯成黑子，此名疔痘类非同。

痘疮起发，其形不一。有紧小而充实者，俗呼珍珠痘，此痘易壮易靥；有粗大而饱满者，俗呼天痘，此痘早壮迟靥；有四围起中心落陷者，俗呼茱萸痘，此痘有吉凶，有轻重。稀者轻而吉，密者重而凶。盖因中气不足，时日未到，但四围起发，而中心尚是好肉，未得起发耳，时日既到，自然充括而成血浆。轻稀者不须治，重密者用解毒化斑汤。若先有水，忽然干枯黑陷，此名疔痘，不可与中气不足同例论。

中心微起四围干，不久焦枯变一般。
毒火熏蒸津液竭，开关启籥治应难。

凡痘有中心微起含水色，四畔干枯者，此毒火熏蒸，津液枯竭，急以疔痘之法治之。否则尽枯，又复烦躁，叫哭喘渴者不治。

痘疔只为火伤阴，济急无如砭与针。
解毒透肌兼发散，胭脂四圣效应深。

大抵痘之初出一点血，此一点属正气，被毒气冲击，随腠理而出现，其后毒与血化为水，水化为脓，脓成毒解。若毒太甚，熬煎阴血，其血干枯而变黑色，不得化水，反闭塞毒出之路，以致毒气陷伏不得出，此名倒陷。其人烦躁腹胀，喘满口渴，多不可救。故古方外以针刺破，吮出其血，或用灯火焠之，无非欲其开关启籥，而使毒气得出也，宜四圣珍珠散治之。用药后，其疮便回者吉；如不回，反添黑陷，死证也，不可妄治。内服之药，有用穿山甲烧人牙者，药既非解毒发表之药，又无托里快斑之能，愚者执而用之，适足误事。又不若四圣快斑散，屡多奇效。

密斋曰：钱氏用百祥丸、牛李膏，必其人大小便秘结，烦躁作渴，故宜服之。若其人大便自调，身无大热，则必不可用。今改去百祥丸、牛李膏，以宣风快斑散代之。服此以通为度，通后疮回，以四君子汤徐调之。若或因泄泻，其疮由灰白而变黑陷，此名倒靥，宜木香快斑散治之。



**予按：**痘中坏证，惟黑陷最恶。凡见黑陷者，大便未必自调，身体未必不热，神情未必不忧攘，宣风快斑散或可治其轻者；若大便秘结，烦躁闷乱，大热口渴，舌上黄黑者，舍百祥丸无以挽回。盖黑陷凶危之证，非峻厉之方，不足以制其猖獗。今仍加入百祥丸及枣变百祥丸、无价散、胡荽酒，并外治忍冬汤五方，以便临证酌用。万氏钱氏，两存可也。

黑陷疮为坏证先，此名恶候古今传。

若教出现浑身上，卢扁无功莫怨天。

凡黑陷用以前治法，其疮红活，依期光壮，吉兆也；倘服药如故，则不可治。若痘本稀，其中起发者多，略有数个黑陷，则可治；假如稠密，又不起发、或灰白、或紫赤、或青干、又加黑陷者，治之无功。

灰白迟延顶复平，紫红焮肿候须明。

且将气血分虚实，莫弃圆机执一行。

凡痘疮喜红活充实，若不红活充实，虚也；红肿太过，实也。假如灰白色，当起不起，而顶平陷者，此气虚也。必问其人初起证候，如初因吐泻，不能饮食，其后泻止而灰白顶平者，此正气虚弱，宜大补快斑汤以补之。

如泄泻一向不止，用异功快斑汤兼豆蔻丸；如服以上之药，泄泻仍甚，用附子理中汤以温其中。

若其人素日虚怯，而吐泻不止，此元气不足，用补元快斑汤；如误用解毒寒凉，及误饮冷水者，用调中快斑汤。

若灰白色，又加痒塌、顶陷、腹胀，此不治之证。假如红焮紫肿，血热也，宜凉血快斑汤。

若其人素实，初起误服热药，以致红焮紫肿，宜三黄解毒汤清解之；若紫赤变黑，喘渴不宁者，不治。

起发犹如饧饼铺，皮肤光若水精壶。

其人能食方无虑，不食将为鲍肆枯。

凡痘疮稠密，要依次起发，红活尖者吉。一齐起发，遍身白色如饧饼形，头目浮肿，此恶候也。但看其人之食饮何如，若能食，大便坚，小便清，无他证，往往延至日久，浑身皮脱而愈；若不能食，后加吐泻、热渴、瘙痒，必死之证。能食者，宜服解毒之药，用助脾快斑汤扶其中气。

起发之时未试浆，口唇疮色早焦黄。

如斯恶候无人识，慢自矜夸强立方。

口唇，脾之候也。脾司运化以养血气，所以痘疮不宜脾胃受伤。如初出起发之时，浆水未试，口唇疮色内带黄浆，此恶候也。时人不识，喜其成浆，便呼为吉，不知六七日间，其疮先靥，剥落一层而死矣。

疮头起发浆先白，不问何经皆是贼。

慢夸妙手有仙方，七日应为泉下客。

凡痘由红点而水泡，由水泡而脓泡，而结痂，有自然之序。初起发时，头带白浆，此疫疠也，不可治。

发时磊落最堪夸，相串牵连事可嗟。

若又四围添小粟，定然瘙痒证来加。

凡痘起发，颗粒分明，尖圆磊落者吉；若彼此牵连成一片者凶。如上分气血虚实，用解毒快斑汤治之。或本痘起发，或于根窠四畔又旋出小者，攒簇本疮，成丛似粟者，不待养浆，即加瘙痒而死矣。

起发时常验四肢，发而不透或凶危。

此缘脾胃多虚弱，发散还须当补脾。

凡痘疮宜视手足何如：若手足循序起发，此脾胃素强，毒气得越，不必忧虑；若遍身俱起，手足起不透，此脾胃本弱也。盖脾胃主灌溉四肢，今既虚弱，不能行其津液，使毒得越，所以手足起发不齐，宜补脾快斑汤助长可也。

起发之时贵谨扶，调和何必问医巫。

暑寒食饮须当慎，后悔噬脐莫可图。

痘疮有轻变重者，犯禁，或误医药，或犯风寒；有重变轻者，反是。然轻重吉凶之变，存乎起发之时，调护不可纵弛也。或遇暴风骤雨，迅雷闪电，即当以密布帏幙，紧饰房户，以防客风怪气之侵。如失调护，为寒凉所郁，不能起发，宜正气快斑汤。

凡痘起发之时，遇久阴雨不能起发，宜平胃快斑汤以燥其湿。

凡痘当起发，遇天气暄热，俗人不知，谓痘欲温暖，盖覆太厚，以致毒火郁遏，不得发越，此壮火食气，反虚其气，宜白虎快斑汤。

凡痘当起发，误伤生冷，以致脾虚不能起者，用理中快斑汤。

凡痘疮起发，内伤饮食，腹中饱闷或痛，以致中气郁遏，不能起透者，宜宽中快斑汤。

自此常宜大便坚，如常调理保安然。

若逢泄泻无休歇，寒热须教仔细研。

痘疮自起发之后，大便要坚，虽三四日一次亦无事；小便常要清利，若见小便赤少，宜四苓新加汤。

或有忽然泄泻，宜分寒热治之。视其所泄之物，或焦黄酸臭，此内热也，或伤饮食，宜胃苓和中汤。

若泄出之物，清白澄冷，里寒也，用附子理中汤。方见前。如久泄不止，用理中汤吞送豆蔻丸。方见前。

其人能食素脾强，大便虽溏也不妨。

但用补中消导药，六君加味信良方。

其人能食，虽有泄泻不能为害，当用补中之药，宜六君子汤固其中气。

起发预防头面肿，大头时气可兼医。

疮宜磊落色宜润，反此倾危命必随。

凡痘疮起发，有头面由渐而肿，此毒气发越，聚于三阳，欲作脓血，故皮肉焮肿。此虽正病，亦当解毒、护目、救咽喉而兼治之，宜清毒化斑汤。

若头面不肿，必疮本稀疏磊落，痘根轻浅，虽作脓血，却不占处，故宜不肿，不必治之。

若痘稠密，应肿不肿，此毒郁于内，不能起发，急服托里快斑汤。服药后疮起者，吉；不起者，凶。

至于肿时，又要观其皮色何如。磊落红活者，吉；模糊黑黯灰色者，多不可治。

亦有痘将起发，便头目先肿，此天行疫疠之气，名大头瘟者是也。急解其毒，宜苦参散。

面肿头浮眼不开，如斯恶候实堪哀。

未应开处偏开早，瘙痒频加凶祸来。

痘疮起发，头面浮肿，有不闭目者，但观其痘之轻重疏密。若疏轻者，目虽不闭亦不妨；重密者，其目要闭，宜闭不闭者凶。盖眼封鼻塞，神气内固而不外弛，吉兆也。但遇封眼之时，必待其收靥之时，而后渐开可也；若未及收靥，渐生瘙痒，而肿消目开者，大凶。

痛痒原来有实虚，痒虚痛实载于书。

都来痛者终为吉，诸痒难言吉自如。

大凡诸痛为实，痒为虚。谓之实者，邪气实也；谓之虚者，正气虚也。盖痘疮始终气以载之，血以养之，气血充实，则禁固其毒，不得横行，所以紧实而为痛也。痛乃美事，不须服药。苟欲治之，宜凉血芍药汤。

疮痘作痒，邪气横行，泛滥皮肉，不任条约，侵螫是为痒也。盖痘疮惟回头作痒，容或有之，此否极泰来之兆。若发热及养浆时作痒，皆危证也。内宜托里解毒之药；外用熏洗之法，令无致于痒塌破陷可矣。仍要分虚实治之，若能食而大便秘者，此邪气内实，正气外虚，宜加味四圣解毒汤，外用洗法。

若有泄泻而作痒者，乃正气里虚，邪气外实，宜调元托里汤，外用熏法。

起发之时渴又临，火邪内迫热偏深。

急宜解毒生津液，休得俄延向外寻。

凡痘疮起发，身上作热，不可除其热。若不热则痘不发，如热太过，甚于常时，唇焦口燥，小便短少，不可不治，宜导赤解毒汤微解之。

若痘疮作渴，此是常事。盖由胃中津液不能滋养本元，内则炽于毒火，外则灌润于疮，故宜渴耳。凡一切瓜果生冷之物，不可与食，惟炒米汤饮之为宜。若渴太甚，看其人虚实而治。

若饮食如常，大便坚实而渴者，此内热也，宜生津地黄汤润之。

若泄泻而渴，此内虚津液不足，不能上潮于口，宜七味白术散滋之。

声哑无音更咬牙，憎寒躁扰乱纷哗。

错喉干呕多昏闷，形气俱伤最可嗟。

痘疮始终要声音清朗，人事安静，五脏坚实，饮食如常。若起发之时，忽然失声咬牙，寒战烦躁，昏迷呛水，错喉干呕，痰气喘急，泄泻不止，腹痛闷乱，俱皆凶证。古人云：痘出而声不变者，形病也；痘未出而声变者，气病也；痘出而声不出者，形气俱病。将欲治之，诚难为力，咳嗽而失声音，非此论。

痘儿呕哕不堪闻，不是寒邪是火焚。

妄进汤丸如拙匠，内伤脏腑匪妖氛。

凡痘疮干呕无物，或时常哕逆，此脏腑内伤，冲任之火，上犯清道，故为呕哕之恶声。《经》曰：弦败者，声必嘶；木陈者，叶必落；病败者，声必哕。针灸无功，汤药无效，此之谓也。若饮食而呕，当分寒热而治。

如曾伤冷物，受寒气，此寒呕也，宜二陈理中汤；

如未伤冷物及寒气，此热呕也，宜二陈一连和之。

若饮食哽塞而呕哕者，咽中有疮，必作痛，闭塞而呕，宜加味鼠粘子汤，外用控涎散吹之。

浑身痘密精神耗，补泻无功烦复躁。

狂言啼哭见鬼神，脏腑败伤天命到。

凡痘稀少，自然易壮。密者切防气血亏损，起发不透，即是病之所在。如前法治之，虚则补之，实则泻之，在气补气，在血补血，随机应变，每中权衡，不可执方以误人命。若补泻无功，反增沉重，或啼哭不止，日夜呻吟，烦躁闷乱，狂言妄语，如见鬼神，此脏腑伤败，神魂离散，复何为哉！

［入方］

**黄芪芍药汤** 治痘起发太快，毒火作祟。

官拣参 炙黄芪 生白芍 酒黄芩 净连翘 北防风 牛蒡子 芽桔梗 粉干葛 荆芥穗 炙甘草

淡竹叶十片为引，水煎服。

**内托护心散** 治痘起发太迟，正气不足。

官拣参 大当归 北防风 酒黄连 酒黄芩 酒黄柏 牛蒡子 荆芥穗 淮木通 青化桂 净蝉蜕 炙甘草

水煎。入烧过人屎调服。

便秘加大黄、紫草。

**十宣内托散** 治痘起发之时，形扁塌，色枯黑。

官拣参 炙黄芪 全当归 正川芎 芽桔梗 荆芥穗 牛蒡子 北防风 炙甘草

大便秘加酒大黄、紫草；小便涩加木通；渴加花粉、麦冬、葛根。

水煎。入烧过人屎同服。烧人屎，痘科之圣药也。

**解毒托里散** 治痘出过于稠密，防起发不透。

芽桔梗 牛蒡子 荆芥穗 鲜红花 北防风 当归尾 净蝉蜕 绿升麻 粉干葛 赤芍药 净连翘 炙甘草

水煎。入烧过人屎同服，令易壮易靥。

**四物快斑汤** 治痘疮干燥，形不充肥。

全当归 正川芎 京赤芍 怀生地 绿升麻 粉干葛 净连翘 鲜紫草 荆芥穗 牛蒡子

水煎。和烧过人屎服。

**四君快斑汤** 治痘虽充肥，面带淫湿。

官拣参 炙黄芪 白云苓 柳桂枝 荆芥穗 香白芷 北防风 广陈皮 杭白芍 炙甘草

净水煎，热服。

**大补快斑汤** 治痘起发，皮嫩易破，防痒塌。

官拣参 炙黄芪 全当归 大川芎 赤芍药 怀生地 牛蒡子 炙甘草 北防风 连翘壳 柳杨桂

水煎。入烧过人屎同服。

**解毒泻火汤** 治痘出根窠红赤，顶赤带艳。

酒黄芩 牛蒡子 当归梢 黑栀仁 净连翘 山豆根 生甘草 芽桔梗 绿升麻 粉干葛 地骨皮

水煎。入烧过人屎调服。服后色退者生，不退者凶。

**十全大补汤** 治痘出纯白色，此血寒气虚也。

官拣参 漂白术 白云苓 怀生地 青化桂 当归

身　大川芎　杭白芍　炙黄芪　公丁香　嫩鹿茸　炙甘草

煨姜三片，大枣三枚引，水煎服。

**黄连解毒汤**　治痘出纯紫赤色，血热气实也。

正雅连　川黄柏　枯黄芩　黑栀仁　怀生地　牛蒡子

灯心十根为引，水煎，热服。

**解毒化斑汤**　治痘四围起发，中心陷下为起。

官拣参　炙黄芪　生甘草　当归梢　正川芎　牛蒡子　北防风　浮连翘　荆芥穗

冬月加上薄桂。

水煎。入烧过人屎服。

**四圣珍珠散**　治痘疔。

新豌豆　新绿豆各四十九粒，烧灰存性　油头发一握。烧灰　海蚌珠七粒。研末

上将四味研为细末，用胭脂取汁，和上四末调匀，以针挑破其疔，纳药于中，更以胭脂汁涂四围，其疮色回者吉，不回反添黑陷者死。

**四圣快斑散**　治痘疮黑陷，解毒托里。

淮木通　净连翘　生黄芪　鲜红花　鲜紫草　炒麻黄　人中黄　镜辰砂另研　丝瓜连蒂，烧灰　烧过人屎俱等分

共为细末，白汤调服二三钱。

**宣风快斑散**　治黑陷而身无大热，大小便调者。

淮木通　陈枳壳　尖槟榔　川大黄　牵牛末　生甘草俱等分

水煎服，以大小便通利为度。

**木香快斑散**　治由灰白而变黑陷。

官拣参　南木香　炙黄芪　青化桂　杭青皮　诃子肉　炙甘草　当归身　漂白术　广陈皮

姜、枣引，水煎服，中病即止。不可多服，恐增热证。

**百祥丸**　治痘黑陷，大小便秘，烦躁闷乱，喘急舌黑。

红芽大戟不拘多少，水煮极软，去骨，日中晒干，复纳原汁中煮汁尽，焙干为末，水丸如粟米大，每一二十丸研，赤脂麻汤下。

**枣变百祥丸**　治证如前，方稍缓。

红芽大戟去骨。一两　青州大红枣三十个。去皮核

上用水一碗，以前二味同煮，水干为度，去大戟不用，将枣肉捣烂为丸。从少至多，木香汤下，以利为度。

**无价散**　治黑陷由疫毒而致。

用人、猫、猪、狗粪等分，于腊月内烧灰，磁瓶收贮。用时以砂糖水调服二三钱。

**胡荽酒**即芫荽也　治痘疹倒陷不起。

胡荽四两切碎，以好酒入瓶内，先煎一二沸，入胡荽在内，盖定勿煎，勿令泄气，放冷。每吸一口，微喷患者，从背至足，勿喷头面。病人常令闻此胡荽气。

**外浴忍冬汤**　治痘疮倒陷，黑陷不起皆良。

忍冬藤，俗名金银花是也。春冬用枝，夏用枝叶，锉碎，以长流水一大釜，煎七分，将三分之一置浴盆

内，以手试之，温热得中。先服宜用汤药，然后浴洗，渐渐添汤，以痘起光壮为度，不拘次数。

**予按：**忍冬汤，治痘焦枯倒陷不起，诚为良法，第严寒时令，深为可虑。予尝见寒月当风浴洗，痘未起而作搐死者矣。盖伤于寒也，愚意必于帐中卷去被褥，用小盆盛汤，抱儿入帐中，垂帐以洗，则暖气熏蒸，断不致受寒生变。此法有益无损，不可不知。



**大补快斑汤** 治痘起发，由吐泻不能饮食而灰白。

官拣参 炙黄芪 漂白术 炙甘草 杭白芍 全当归 正川芎 南木香 上薄桂 广陈皮 藿香叶

大枣三枚为引，水煎，半饥服。

**异功快斑汤** 治痘证久泻不止。

官拣参 炙黄芪 炙甘草 漂白术 南木香 全当归 青化桂 广陈皮 公丁香 白云苓 诃子肉

大枣三枚为引，水煎，半饥服。

**豆蔻丸** 治证同前，服异功不愈者。

肉豆蔻煨 南木香煨 西砂仁炒 石龙骨煅 诃子肉煨 赤石脂煅。以上各五钱 白枯矾七钱五分

共为末，面糊为丸胡椒大，每服十五丸，米饮化下。

**附子理中汤** 治痘证中寒泄泻，粪色青白。

官拣参 漂白术 黑炮姜 熟川附 炙甘草

量儿大小加减分两，水煎，温凉服。

**补元快斑汤** 治痘儿脾胃元气素弱，而吐泻不止。

官拣参 炙黄芪 漂白术 全当归 炙甘草 当归土拌炒

姜、枣引，水煎服。

**调中快斑汤** 治痘疹误服寒凉及冷水，以致泄泻。

官拣参 漂白术 白云苓 法半夏 炙甘草 青化桂 南木香 广陈皮 漂苍术 川厚朴 藿香叶

生姜三片引，水煎服。

**凉血快斑汤** 治痘疹红焮紫肿，血热故也。

净连翘 当归尾 怀生地 鲜红花 绿升麻 牛蒡子 生甘草

大便秘加紫草，甚者加大黄；小便秘加木通。

灯心十茎为引，水煎，热服。

**三黄解毒汤** 治痘初起，误服热药，以致红焮紫肿。

酒黄芩 酒黄连 酒川柏 淮木通 生甘草 黑栀仁 绿升麻 净连翘 牛蒡子

淡竹叶为引，水煎，热服。

**助脾快斑汤** 治痘稠密，一齐起发，形如饧饼。

广陈皮 山楂肉 荆芥穗 牛蒡子 南木香 杭青皮 陈枳壳 淮木通 炙甘草

水煎，服一二剂，不宜多。

**补脾快斑汤** 治痘疹手足起发不齐。

官拣参 炙黄芪 北防风 汉防己 柳杨桂 炙甘草

水煎服。

若手足痘见而复隐，起而复塌，此本根已拔，枝叶先萎之象，必死不治。

**正气快斑汤** 治痘犯暴风疾雨，寒凉所郁，不能起发。

川羌活　漂苍术　北防风　芽桔梗　当归身　粉干葛　香白芷　正川芎　炙甘草

冬月加上薄桂。

生姜为引，水煎服。

**平胃快斑汤**　治痘值天时久雨，湿滞不能起发。

漂苍术　广陈皮　川厚朴　川羌活　北防风　上薄桂　结猪苓　白云苓　炙甘草

净水煎，半饥热服。

**白虎快斑汤**　治痘值炎天暑月，误用盖覆，以致毒火郁遏，闭其腠理，不能起发。

官拣参　熟石膏　大麦冬　粉干葛　绿升麻　淡竹叶　生甘草

昏迷者加辰砂末；小便赤者加木通；大便坚者加生石膏。

粳米一撮为引，以米熟为度，热服。

**理中快斑汤**　治痘误伤生冷，寒凝不能起发。

官拣参　漂白术　白云苓　青化桂　黑姜炭　南木香　炙甘草

呕加半夏；泄泻加怀山。

生姜三片、大枣三枚引，水煎服。

**宽中快斑汤**　治痘误伤饮食，中气抑遏，不能起发。

广陈皮　法半夏　漂白术　陈枳壳　六神曲　山楂肉　西砂仁　正雅连　南木香　川紫朴　杭青皮　净连翘　炙甘草

生姜一片为引，水煎，热服。

**四苓新加汤** 治痘已起发，小便赤少。

结猪苓 宣泽泻 赤茯苓 淮木通 白滑石 净连翘 甘草梢

灯心、淡竹叶为引，水煎服。

**胃苓和中汤** 治痘已起发，忽然泄泻，或伤饮食。

结猪苓 宣泽泻 漂白术 白云苓 广陈皮 诃子肉 炙甘草 川黄连 南木香 绿升麻 藿香叶

粳米一撮为引，水煎服。

**六君子汤** 治痘起发，能食而泄泻，虽无害，亦宜调其中气。

官拣参 漂白术 白云苓 广陈皮 法半夏 炙甘草 炙黄芪 六神曲 南木香 绿升麻 西砂仁

生姜、大枣为引，水煎服。

**消毒化斑汤** 治痘疮起发，头面作肿。

芽桔梗 牛蒡子 净连翘 北防风 紫草茸 绿升麻 净蝉蜕 密蒙花 龙胆草 人中黄

水煎，食后服。

**托里快斑汤** 治痘稠密，头面应肿不肿。

川羌活 北防风 牛蒡子 芽桔梗 绿升麻 荆芥穗 净连翘 粉干葛 当归梢 上薄桂 炙甘草

竹叶十片为引，水煎服。

**苦参散** 治痘疮初壮，头面未应肿而肿，天行瘟疫也。

川羌活 北防风 牛蒡子 芽桔梗 净连翘 酒黄芩 荆芥穗 人中黄 嫩苦参

水煎，入竹沥、姜汁调匀，徐徐服。

**四圣解毒汤** 治痘疮作痒，能食而大便秘。

紫草茸 淮木通 陈枳壳 炙黄芪 柳桂枝 锦大黄酒炒

水煎，空心热服。

**洗法** 治痘疮作痒。

绿升麻 漂苍术 全麻黄 槐树枝 柳树枝

煎浓汤，乘热拭之。

**调元托里汤** 治痘疮作痒而兼泄泻。

官拣参 炙黄芪 炙甘草 南木香 广陈皮 诃子肉 嫩柳桂 北防风 川羌活 赤芍药 荆芥穗

生姜为引，水煎服。

**熏法** 治痘疮作痒，泄泻内虚者。

茵陈蒿 蕲艾叶

二味烧烟熏之。如用上二法而痒止者，吉；反甚者，凶，不治。

**导赤解毒汤** 治痘起发时，身热太甚，唇焦口渴。

淮木通 北防风 大麦冬 净连翘 地骨皮 绿升麻 白芍药 粉干葛 怀生地 天花粉 炙甘草

灯心十根为引，水煎服。

**生津地黄汤** 治痘起发，大便坚实而渴。

怀生地 大麦冬 净知母 天花粉 炙甘草

竹叶十片为引，水煎，热服。

**七味白术散** 治痘起发，泄泻而渴。

官拣参 漂白术 南木香 藿香叶 白云苓 粉干葛 炙甘草

生姜、大枣为引，水煎服。

**二陈理中汤** 治痘曾伤冷物，受寒气而呕者。

官拣参 漂白术 广陈皮 法半夏 炙甘草

生姜三片为引，水煎服。

**二陈一连汤** 治未伤冷物、寒气而呕者，热也。

广陈皮 法半夏 白云苓 酒川连 炙甘草

竹茹、生姜为引，水煎，热服。

**加味鼠粘子汤** 治咽喉中生疮，闭塞而呕者。

芽桔梗 牛蒡子 新射干 北防风 山豆根 广陈皮 荆芥穗 净连翘 炙甘草

水煎，热服。

**控涎丹** 吹咽中生疮。

辰砂五分 明雄黄三分 儿茶五分 川黄柏五分

共为末，吹喉中。

# 幼幼集成卷之六



## 万氏痘麻

### 痘　疹续

**成实证治歌**凡二十首，共二十三方

起发之时渐作脓，毒随脓化语无凶。

或成空壳兼清水，毒气留连虑晚攻。

凡痘疮自起发之后，血化为水，水化为脓，至此脓已成，毒已化矣，饮食如常，不亦吉乎！若当起发，壳中出清水，此气至而血不随也，治之当益其荣，宜四物化毒汤。

或内含清水，平塌不起，此血至而气不随也，当益其卫，宜保元化毒汤。

或窠囊浮肿，中含清水，如水泡之状，此气血俱虚，不能制毒，反为毒逼，渐变痒塌，治之当托其毒，固其荣卫，使无痒塌，以十全化毒汤主之。

亦有饮食如常，六腑充实，若见空壳清水之证，虽能收敛，未免发为痈毒，不可不早治之。

脓成毒化笑颜开，犹虑形生变证来。

莫谓清安无个事，风云不测霎时灾。

痘疮至成脓疱，此收功之时，手足常要和暖，过热过寒者，变也；人事常要安静，烦燥闷乱者，变也；六腑常要充实，忽吐利者，变也；声音常要响亮，忽喑哑者，变也；饮食要渐进，忽不食反作渴者，变也；色要苍蜡，形要饱满，忽灰白平塌者，变也；疮要安和，忽痒痛者，变也。或触风寒，或犯禁忌，或伤食，或误服汤丸，医者当详察其所因而治之。

四肢温暖始相宜，寒热乖常势渐离。

补泻无偏能谨慎，折肱端的信良医。

凡痘疮手足常要和暖，不宜太热太寒，寒热太甚，则水火偏胜而残矣。假如病人六腑闭结，狂妄烦躁，口干作渴，其脉洪数沉紧者，实也，手足热，本病也。若手足冷，阳极似阴，谓之阳厥，下之勿疑，宜承气化毒汤。

若曾经吐泻，其脉沉细微弱者，虚也，手足冷，本病也。若手足热，乃阴极似阳，谓之阴躁，宜补之，回阳化毒汤温之。

养浆安静吉堪夸，战惕鸣牙祸必加。

痛痒躁烦双足冷，纵教仙手枉喧哗。

凡痘疮已成浆，或寒战，或咬牙，单见一证者可治。盖寒战因疮出太甚，表虚而振振摇动者有之，宜养卫化毒汤。

若咬牙者，必肝火甚，其牙相戛而鸣也，宜清神化毒汤凉解之。

若寒战咬牙并作者，此阳脱神丧，不可治矣。若因疮痛，由脓血绷急而胀痛者，宜导神化毒汤。

若吐利而手足冷者，宜回阳化毒汤；方见前。更兼寒战咬牙，闷乱烦躁痒塌者，不治。

有脓有血毒归疮，端的其人正气强。

莫遇中虚生吐泻，功亏一篑费消详。

凡痘疮成浆之时，不宜吐泻。如吐而无物，恶证也，因冲任之火上冲于胃，直犯清道而逆出之，为不治；若吐而有物者，用养胃化毒汤和之。

凡泄泻视其所出之物何如：若色黄而臭，小便黄赤，热也，宜香连化毒汤。

若泻出之物，清冷不臭，小便清长，舌上无苔，寒也，宜理中化毒汤。

如泻久不止，不论冷热，皆宜止之，通用理中化毒汤吞豆蔻丸。方见前。

若吐泻不止，手足厥冷，此脾胃之气将绝，急宜附子化毒汤。

其有无时溏泄，手足和暖，饮食如常，虽治之不止，亦可言无事也。

身外诸疮脓血成，咽喉自此贵宁清。

反加呛水声音哑，咽烂喉穿鬼伴行。

凡痘疮初出，失于调解，以致毒火熏蒸，喉舌生疮，又失于解毒，其疮稠密，然外疮未熟。至于养水之时，则先熟者又先靥矣，所以咽喉宜渐和平。声音清亮，饮食不难，此吉兆也；若当此时，饮水则呛，食谷则哕，甚者失声，此内疮糜烂，舌上成坑，咽门腐烂，肺管壅塞，以致呼吸皆废，饮食卒绝而死矣。亦有先本无疮，因误食辛热之物，或误投辛热之药，其后旋生是证者，可急用甘桔化毒汤。服药后病退者，吉；不退者，凶。

或咽门无疮而暴喑者，此少阴之血不荣于舌也，宜养心化毒汤。

若有声而不清，此火毒乘于肺也，宜泻白化毒汤。中病即止，不中勿治。

陷起平尖脚润红，窠囊饱满蜡浆充。

自然气色咸如式，略见差池便不同。

凡痘养浆之时，若平日中陷者尽起，顶平者尽尖，根脚红活，窠囊饱满，其色苍蜡，气如蒸豆，自然安吉。盖灰白虽为脓之正色，亦由气之不足，宜大补化毒汤。若因泄泻而灰白者，宜固本化毒汤。

若其气腥臭，此有湿热，宜解其标，用解肌化毒汤；外以益元散薄敷疮上，勿令至于溃烂可也。

正值成浆忽痒搔，用心调护莫辞劳。

不分干湿皆凶候，能食神清福自高。

凡痘至成浆，切防搔痒抓破，以泄其气。俗云抓破出血者吉，不出血者凶。殊不知起发之时，其疮未熟而内是血，抓破宜出血；若养浆之时，其疮已熟而内是脓，抓破有血无血，何足以定吉凶？大抵不宜作痒，如作痒而人清爽，自知其误抓破，或言其痒，欲人拊之者吉；若痒而闷乱烦躁，语之不听，禁之不止，摇头扭项，手足舞乱者，凶也。如其人清爽，瘙痒不住者，当视其形体虚实。未曾吐泻者，宜四圣化毒汤；如元气素弱而有吐泻，宜参归化毒汤。

又要看其抓破处，复灌成疮则吉；破而不灌，皮肉焦黑者，不可治也。

正面将脓早破伤，依然肿灌复成疮。

莫嗟败面留残喘，肿若消时愈断肠。

凡视痘疮以正面为主，盖五脏精华，皆聚于面。如他处疮痘破损，正面完全，可言无事；若正面成片破损，别处虽完全，亦何益哉！若破处复得肿灌成疮，脓血淋漓，却又无事，面虽败，穿鼻破唇，但留残喘耳，岂不愈于死耶？若破处不灌不肿，或肿而又消，烦躁闷乱，此毒气倒陷，决不可治矣。

眉心鼻准耳轮边，唇口诸疮贵活鲜。

但有焦枯兼黑靥，慢求医卜命难全。

凡痘欲成脓之时，眉心、鼻准、耳轮、两颊若先有焦枯黑靥，此名倒陷，医之不能，祷之无效，凶矣哉！

正待行浆浆濯濯，惟愁干塌成空壳。

倒陷由来证本乖，劳君着意毋偏驳。

凡痘自出现而起发，自起发而至养浆之时，便要成浆。如当养浆而反不成浆，依旧平塌，与未起发相似；或起发内有空虚，干枯无水者，名倒伏。谓之倒者，脓根在里也；谓之伏者，毒伏而不出也；谓之陷者，毒出而复入也。此等之时，人事清爽，饮食如常，当别而治之；小便大便秘结壮热烦渴，宜下之以承气化斑汤。若吐泻频数，六脉虚弱，宜温之以回阳化毒汤。方见前。若人事昏闷，寒战咬牙，足冷，腹胀喘促者死。

额上浑如沸水浇，溶溶破烂气残凋。

渐延两颊多亏损，泄尽元阳魂魄飘。

凡痘疮起发养浆，额上似沸汤所浇之象，皮溶易破，不成颗粒，大片损烂，此因失下之过。毒火熏蒸，渐延两颊，破损水出而干，似靥非靥，则阳脱阴留，徒增烦闷，呻吟而死矣。

疮头有孔出脓腥，结聚成堆雉屎形。

此个未闻人救得，徒教医祷恐无灵。

凡痘最要皮囊坚厚，包裹完全。若疮头有孔，脓水淋漓漏出，堆聚干结，其色灰白，如天泡疮及癞疮之形，或清水非脓，无事自破，水出干黑，未有能治者矣。

虽然痘密粘床久，疮好皮坚无败朽。

如逢擦破更焦枯，任彼天人应费手。

凡痘稠密，最难为肘膊、腰臀之间，其处久着床席，辗转挨磨，若非坚厚，鲜有不破者。但破须要肿灌，若焦干黧黑，如火烧汤泼之状，必死。又见其人手足破烂成片而不灌者，亦死。

略见浆脓起发时，休教人物往来驰。

邪风秽气相侵触，变乱无常悔却迟。

凡痘疮起发之后，渐渐养浆，即当谨饰房户，禁止人物内者休出，外者休入，谨防秽厌触犯。其疮轻者，作痛作痒，变而为重；重者，痒塌抓破，烦闷而死矣。故房户内外，常须烧苍术、大黄，以避不正之气，但二味气味恶劣，不可使痘儿闻之，更不可焚烧诸香，盖香能助火透入关节，所以禁之。其诸秽厌，房事最毒，酒次之，五辛又次之，死尸之气，烈于粪秽，狐狸之气，甚于犬羊。烈风暴雨，亦能为害，饮食之偏寒偏热者，勿恣于口；天气太热，则薄其衣裳，常令凉爽，太寒则温其盖复，常令温暖，皆调理切要之法，不可不知。凡用僧道洒水涤秽与医家用药，必用老诚之人，既能清心寡欲，而且经验复多，自能司人之命。凡被房事、生产、月经所厌，以大枣烧烟解之；被酒所厌，以葛根、茵陈烧烟解之；五辛所厌，烧生姜烟解之；被死尸、疫疠所厌，以苍术、大黄烧烟解之；狐狸、犬、羊所厌，烧枫树毬烟解之；凡遇风雨，须烧枫树球以避湿气。

脓血淋漓心脏虚，舍空神乱若邪居。

睡中妄语难苏省，养血安神病自除。

凡痘稠密，成浆之时，或昏昏而睡，呼之不醒，口中喃喃妄语，如被邪祟之状。时人不知，多生惊怪。殊不知此由脓血出多，心脏空虚，神无所依而然，当养血安神，病当自退，宜宁神化毒汤，与安神丸相间服之。

疮成腹痛果何因，便秘肠中火烁津。

又恐误伤生冷食，消详补泻贵情真。

痘出之初腹痛，乃为毒气；疮成无脓而腹痛，未可以为毒也，当审其人便解饮食何如耳。倘若未得大便，此燥屎在里而痛，宜大黄化毒汤微利之，不可拘于首尾不可下之说，坐以待变也。

若因误伤生冷，或饮冷而痛，宜温中化毒汤暖之效。

疮毒无邪证适中，忽然腹胀气庞鸿。

此因食饮多生变，消导天然不用攻。

凡痘顺正，表里无邪，脓血已成，可无苦矣。忽然腹胀气喘，色变而烦闷者，必伤食得之也。何以知之？以其疮正故也，宜消导之，用助脾化毒汤。

脓成尽说毒将升，谁料其间未足凭。

饱满坚牢诚可爱，塌平淫湿最堪憎。

世俗之见，但知痘疮已过一七，发起作脓，便言无事。不知脓成之时，尚未可凭信。若郛郭坚厚，脓浆饱满，言其无事，信矣；若平塌不饱满，淫湿不坚厚，莫言无事。至于十二三日之后，尚有变异，延绵日久，而有死者矣。

险逆诸疮且勿云，聊将顺证语诸君。

缘何业已成浆日，尚有凶危不可垠。

凡痘分三等：有顺、有险、有逆。顺者不须治；险者治之吉；逆者无可治。今除险逆不必论，然顺者亦有成浆之日，反变为险逆者，此何故也？盖有失调理，触犯禁忌，误服汤丸，恃其轻少而不调护，故令轻者变重，此人事之害也。又有只出一二粒而殒命者，疠气使然也，岂人能逆料者哉？

［入方］

**四物化毒汤** 治痘已起发，气至而血不至，壳中出清水。

全当归 正川芎 怀生地 白芍药 大麦冬 牛蒡子 淮木通 生甘草等分 上薄桂减半

灯心为引，水煎，热服。

**保元化毒汤** 治痘血至而气不至，内涵水色，平塌不起。

官拣参　炙黄芪　全当归　正川芎　荆芥穗　上薄桂　牛蒡子　北防风　赤芍药　炙甘草

粳米一撮为引，水煎服。

**十全化毒汤**　治血气俱虚，窠囊浮肿，中涵清水如水泡。

官拣参　漂白术　白云苓　炙甘草　正川芎　当归身　白芍药　怀熟地　炙黄芪　上薄桂　牛蒡子　粉干葛

生姜、大枣为引，水煎，温服。

**承气化毒汤**　治痘阳极似阴，手足厥冷。

小枳实　紫厚朴　川大黄酒炒　尖槟榔　生甘草

生姜三片为引，水煎，滚热服。

**回阳化毒汤**　治痘阴极发躁，手足大热。

官拣参　青化桂　漂白术　白云苓　川附片　炙甘草

大枣为引，水煎，温服。

**养卫化毒汤**　治痘出太甚，表虚而振战。

官拣参　炙黄芪　柳桂枝　当归身　炙甘草

生姜三片、大枣三枚引，水煎服。

**清神化毒汤**　治肝火太甚而咬牙。

绿升麻　怀生地　杭麦冬　淮木通　北防风　炙甘草

灯心十茎为引，水煎服。

**导神化毒汤**　治痘疮太甚，脓血绷急而痛，以致咬牙。

淮木通　杭麦冬　黑栀仁　炙甘草　炒枣仁　镜辰

砂研

灯心十茎为引，水煎，热服。

**养胃化毒汤** 治成浆时呕吐而有物，胃虚也。

漂白术 广陈皮 白云苓 西砂仁 姜炒连

生姜一片为引，水煎服。

**香连化毒汤** 治泄泻色黄而臭，热也。

南木香 炒黄连 结猪苓 漂白术 炙甘草

灯心十根为引，水煎。

**理中化毒汤** 治泄泻所出之物，清冷不臭，寒也。

官拣参 炙甘草 漂白术 白云苓 黑炮姜

大枣三枚为引，水煎服。

**豆蔻丸** 方见五卷起发证治歌。

**附子化毒汤** 治吐泻不止，手足厥冷，脾胃将绝也。

熟川附 官拣参 漂白术 炙黄芪 炮姜炭 炙甘草

炒米一撮、大枣一枚引，水煎，温冷服。

**甘桔化毒汤** 治误食辛热之物，或误服热药，以致咽喉破烂。

大粉草 芽桔梗 鲜射干 净连翘 牛蒡子

水煎，入竹沥和服。

**养心化毒汤** 治咽中无疮而暴者喑。

大当归 怀生地 大麦冬 绿升麻 天花粉 川黄柏 漂苍术 荆芥穗

生姜一片引，水煎服。

**益元散**

白滑石一两。研细，水飞　粉甘草五钱

共为细末，蜜水调敷，疮焦痛，胭脂浸汁调敷。

**四圣化毒汤**　治成浆之时，忽然搔痒，无吐泻者。

淮木通　当归尾　赤芍药　北防风　柳杨桂

净水煎服。

**参归化毒汤**　治元气素弱，又兼吐泻而作痒。

官拣参　大当归　炙黄芪　赤芍药　桂枝梢　漂白术　炙甘草

水煎服。已上二证，俱用熏、洗法，熏、洗二方俱见前。

**宁神化毒汤**　治成浆后脓血去多，心虚神无所主，口中呓语。

官拣参　当归身　怀生地　大麦冬　淮木通　石菖蒲　赤芍药　黑栀仁

灯心引，水煎服。

**安神丸**　治证如前。

炒川连一钱　当归身一钱五分　白茯神一钱　炙甘草五分　远志肉一钱　石菖蒲一钱　炒枣仁五分

共为末，猪心血捣匀为丸，如芡实大，辰砂为衣，每二三丸，灯心汤下。

**大黄化毒汤**　治浆成，大便秘结而腹痛，内有燥粪。

绿升麻　当归身　怀生地　火麻仁　光桃仁　鲜红花　陈枳壳　锦大黄　尖槟榔

生姜为引，水煎，空心热服。

**温中化毒汤**　治误伤生冷、冷水而腹痛。

官拣参　公丁香　南木香　漂白术　青桂心　炙甘草　炒白芍　西砂仁　小枳实　广陈皮　炮姜炭

大枣、生姜引，水煎服。

**助脾化毒汤**　治饮食过伤，抑遏脾气，所以腹胀而喘。

广陈皮　法半夏　川厚朴　陈枳壳　家苏子　萝卜子　尖槟榔

生姜为引，水煎服。

## 收靥证治歌凡一十五首，共一十七方

收靥难拘日数文，但凭稀密实虚分。
缓收循序多坚稳，太急须防余毒熏。

痘疮收靥，不可以日数拘也。大抵痘稀元气实者，易出易靥；痘密元气虚者，难出难靥。只要循序缓收，倘收太急，乃毒熬煎，血气枯焦，非正收也，必发痈毒怪证，甚则丧躯，微则残形矣。

人中上下别阴阳，收靥先于此处良。
若是足颅先靥黑，多凶少吉早提防。

人中者，督任二脉交会之衢。痘疹先从此处出壮收靥，为阴阳和畅；若于额颅手足心先靥，乃邪气攻心，莫救。

收靥从来贵整齐，臭腥烦烂便跷蹊。
其间顺逆宜详审，慎勿逡巡当局迷。

痘疮收靥，贵于整齐，干如螺靥者，上也；顶破脓出，结如鸡屎者，次也；破烂无痂者，下也。凡遇此等收靥，便须询察曾犯何逆？如血气本实，误投补药，以邪得补反馈正气，如火烁烂，宜天水散解之，则邪火退而收靥齐矣。

如初饮冷水，浸淫脾胃，以致收靥不齐，以除湿汤渗之，则内渗其湿，外燥其表，令好收靥。

若头面溃烂，其气腥臭，及遍身手足和皮脱去，宜分顺逆。果脓成毒化，饮食如常，更无他苦者，顺也；脓水未成，是名倒靥，未可量。

痘到收时脓自干，封藏收服壳团圞。

莫教腐烂和皮脱，此个还将倒陷看。

痘疮成脓之后，结为螺靥，此毒从外解；若不能结痂，反成腐烂，和皮脱去，此倒陷毒气入内也。

但逢倒陷毒深潜，复肿翻生始不嫌。

头面肿消空未补，剥肤灾近易前占。

凡痘倒陷，系中气不足，急用温中托里汤托之。服药后，破者复加肿灌，无痘处又复出一层，谓之补空，俗云翻生痘是也。此正气不亏，邪气不留，虽过期延日，不为害也。如头面不肿，空处不补，即《易》所谓剥以肤，切近灾矣，安可为哉！

靥时自利忽然侵，顺逆中间仔细寻。

脓血痂皮为顺候，不分水谷定归阴。

收靥之时，忽然泻痢，若脓血痂皮之物，此脾强肾弱为顺候，痢尽自愈，不可强治。若不分水谷，此肾强脾弱为逆候，用炒米汤送豆蔻丸，痢止则吉，不止则凶。豆蔻丸。方见前。

过期不靥事跷蹊，臭烂浑身靥不齐。

粘席粘衣何所治，白龙败草指群迷。

凡痘成脓之后，过期不靥，浑身溃烂，以致粘席粘衣，用白龙散、败草散衬贴铺床最佳。

收靥迟延须治急，劳君察证毋拘执。

纵意违师徒自伤，临危施济终难及。

凡痘当靥不靥，须要详审，不可忽略。如冬寒之时，盖覆少薄，被寒风郁遏不能靥者，宜桂枝解毒汤疏解之。

如夏月衣被太厚，热气熏蒸不能靥者，宜去其衣被，少令清凉，用甘露解毒汤清之。

倘一向大便秘结，里热太甚，不能靥者，宜当归解毒汤微利之；胆导法尤妙。

如泄泻气虚不能靥者，此只收靥不齐，俗呼坐浆干也，不须妄治。如元气素弱，以致难靥，宜参归化毒汤解之。

脓水将干结靥时，休教愚昧失支持。

不知禁忌多翻变，却似为山一篑儿。

世俗于痘收靥之时，即杀鸡食之，或姜、椒之类，谓其和暖。殊不知鸡属巽，能动风，辛能助火。脾胃强者无害，弱者反助火邪，以致发痈伤胃，口舌生疮，则至坏病者有之矣。又或宜温而过热，宜凉而过寒，皆为犯禁，亦能生变，切宜慎之！

一向浑身凉且和，靥时忽热事如何。

微微发热干脓水，太甚焦枯病转多。

痘疮始终要有微热，不可尽去。若收靥之时，反大热作渴烦躁，此毒在内，更防陷伏，急用生津凉血葛根汤以清之。

破疮复灌依然烂，及至收成功愈慢。

淋漓脓血苦难当，大补汤丸君莫惮。

凡痘疮犯着皮嫩易破，本不治之证，但破损之后，重复肿灌，此正气尚强，毒不能入而发于外，亦当依期收靥。设不能靥，乃正气被邪气剥削，虽能逐邪出外，不能逼邪成痂也，急宜大补汤温之，不可因循，反生灾变。

数个顽疮不肯收，犯时鲜血却长流。

如逢此证休轻易，破膜伤筋命必休。

痘疮破损，灌肿作痛，不能干水，一名疳蚀疮，一名阳疮。犯着即出血不止，乃难治之证，内服大补汤，方见前。外以绵茧散敷之。若逡巡不治，以致灌伤筋骨，穿膜破空，夭人生命者多矣。

灌疮满面血脓多，败面伤睛奈若何！

却在良医施妙手，调和中外起沉疴。

如面疮破烂，反复肿灌，脓血浸淫，却防坏眼残形，宜升麻解毒汤清之。

痘疮抓破状多般，出血成坑水更干。

搔痒焦疼微小事，伤筋溃肉使形残。

其痘疮抓破之证非一：有破而出血者，阳疮也，宜当归凉血散解之；有破而无水便干枯者，此陷伏也，要疮复灌，肉复肿者为佳，内服托里回生散；有破而成坑者，此内陷也，内服托里回生散，外用白龙散敷之。方见后。若不详审已上三症治之，微则残形，甚则伤命。

收靥依期更着痂，或时战栗或言邪。

三元正气将回复，不必延医不必嗟。

凡痘欲收靥之时，痂皮圆静，但时或战栗，语言妄谈，此为正气将复，不能自持，不必忧疑，须臾自定。

［入方］

**天水散**　治痘误投补药，反馈正气而不收靥。

白滑石水飞。一两　粉甘草细末。五钱

共研匀，蜜水调，以鹅毛蘸药拂拭疮上。

**除湿汤**　治脾胃受湿，收靥不齐。

川羌活　漂苍术　北防风　淮木通　结猪苓　宣泽泻　漂白术　赤芍药　上薄桂

净水煎服。

**温中托里汤**　治痘疮尚未收靥，忽然倒陷，中气虚也。

官拣参　炙黄芪　炙甘草　牛蒡子　当归身　净连翘　上薄桂　杭青皮　南木香

大枣三枚为引，水煎服。

**豆蔻丸**　方见五卷起发证治歌。

**白龙散**　治痘疮浑身破烂，不能怀抱者。

用干牛屎烧灰，取中间白者，研末筛过，敷烂处。

**败草散**

用茅屋上烂茅烧灰，研细筛过，铺于席上，任其辗转。此草多受霜露，功能解毒故也。

**桂枝解毒汤**　治痘为风寒郁遏，不能收靥。

上薄桂　赤芍药　牛蒡子　北防风　净蝉蜕

生姜、大枣引，水煎服。

**甘露解毒汤**　治夏月天令炎热，暑气熏蒸，不能收靥。

结猪苓　宣泽泻　大麦冬　淮木通　小条芩　地骨皮　上薄桂　净连翘　炙甘草

水煎，热服。

**当归解毒汤**　治里热太甚，大便秘结，不能收靥。

怀生地　大当归　火麻仁　陈枳壳　净连翘　酒大黄　紫草茸

净水煎，空心滚热服。

**胆导法**　治大便结燥，血不润肠，以此通之，不损元气。

用大猪胆一个，以小竹管插入胆内，以线扎定，吹气令满，另以线打活结，收住其气，以竹插入谷道内，解去活结，捏其胆，令胆汁射入肠中，直待气透，然后去胆，便即通矣。

**参归化毒汤**　治元气虚弱，疮不收靥。

官拣参　炙黄芪　当归身　牛蒡子　炙甘草

水煎服。

世人不知此等关系，视若泛常，不早求治，待毙而已。悲夫！

**生津凉血葛根汤**　治收靥忽然大热烦渴，此里有毒也。

粉干葛　天花粉　地骨皮　当归梢　淮木通　净连翘　牛蒡子　酒黄芩　北柴胡　淡竹叶　大拣参　炙甘草

水煎，热服。

**大补汤**　治痘破烂复灌，元气伤残，不能收靥。

官拣参　炙黄芪　当归身　净连翘　上薄桂　牛蒡

子　炙甘草

大枣为引，水煎服。

**绵茧散**　治痘疮破烂，水不能干，犯之血出。

用出了蚕蛾绵茧，不拘多少，以白生矾捶碎，纳入茧内，炭火煅之，待矾汁干，研末，干搽疮上即安。

**升麻解毒汤**　治面疮破烂复灌，脓血不干。

绿升麻　香白芷　酒黄芩　净连翘　净蝉蜕　淮木通　牛蒡子　密蒙花　白蒺藜　荆芥穗　北防风　大当归　炙甘草

灯心为引，水煎，热服。

**当归活血饮**　治痘疮抓破而出血者。

当归尾　鲜红花　酒黄芩　净连翘　炙黄芪　官拣参　地骨皮　牛蒡子　生甘草

灯心为引，水煎，热服。

**托里回生散**　治痘疮破而无水，即便干枯者。

炙黄芪　大当归　净连翘　上薄桂　牛蒡子　炙甘草

水煎。入烧过人屎调服。

### 落痂证治歌凡五首，共三方

痂皮应落偏迟落，但恐斯时还作恶。
补脾实表有奇功，未可逡巡轻弃药。

收靥之后，痂壳自残，若粘着皮肉不脱，乃表虚也。尤当禁忌，不可因循，恐生他变，宜调元固本汤治之。

收靥之时不落痂，昏昏喜睡莫咨嗟。

只因脾胃多虚弱，调治专从戊己佳。

此证乃脾胃虚而好睡也。胃属戊土，脾属己土，宜健脾开胃，调元清神汤醒之。

落痂之后察疮瘢，平整红鲜日渐安。

若是凸凹兼黑黯，好将敷药补形完。

其疮落痂之后，瘢痕平整红活者吉，若瘢肉凸起，或凹陷紫黑，吉凶未可知也，用灭痕散敷之。

疮痂自落何劳急，捋掐须防邪气袭。

他年终作血风疡，此际浸淫空涕泣。

痂落依期不必忧，缘何头足更迟留。

阴阳孤独如鳏寡，安得同时取次收。

凡阳生者，以阴成之；阴生者，以阳成之。《经》曰：孤阳不生，孤阴不成。其疮收靥，自人中平分上下。发际以上，阳之阳也，谓之孤阳；足膝以下，阴之阴也，谓之孤阴。所以疮之收靥，至此二处，每每迟留，不能便干，不可服药，听其自然则吉。

［入方］

**调元固本汤**　治痘痂粘肉不脱。

官拣参　炙黄芪　当归身　净蝉蜕　炙甘草

生姜、大枣引，水煎服。

**调元清神汤**　治痘痂粘肉不脱，而昏沉好睡。

官拣参　炙黄芪　大当归　杭麦冬　广陈皮　炒枣仁　炒川连　炙甘草

大枣为引，水煎服。

**灭痕散**　治痂落，瘢肉凸凹紫黑。

密陀僧研为细末，以乳汁调搽疮疤；如无乳汁，蜜调亦可。若此药搽上，凸凹者自平；紫黑者自退，应效者吉，不应效者凶。

## 痘后余毒证治歌凡三十一首，共四十五方

借问何为痘后痈？只因平塌少成脓。
毒邪蕴聚难消散，透节寻关出要冲。

凡痘初出一点血，由血而化至脓，脓成而毒解矣。若出形之后，应起发不起发，应成脓不成脓，一片空壳，状如蛇皮；或平塌破损，都无脓水，本为死证。缘其人脾胃素强，又能饮食，亦可以引日收效。只是毒邪蕴蓄于里，必寻出路于关节之间而为痈肿。但发一二处可治；若流注于手足，发之不止，肿灌不愈，久而死矣。

痘痈先要明经络，解毒调元兼里托。
决脓去毒急施功，莫待残形变为恶。

凡痈之发，先看在何经络，分气血多少而治之；次看人之虚实，以解毒托里为先，不可乱施敷药，以致毒不得出，内炎筋骨而成坏证。如肿而未成脓者，用必胜膏贴之；已成脓者，将铍针决破其脓，以生肌散敷之。若肿毒而元气素弱者，以十六味流气饮流通之；若气血虚而泄泻者，加附子以温之；若元气素强者，用连翘解毒汤主之；如痈毒日久，脓血去多者，以十全大补汤扶元解毒。

恶证无如痘后丹，皮肤蕴火毒相干。
看他所发归何部？心肾之经治亦难。

赤火丹瘤，恶候也，流移红肿，其痛手不可近。痘

疮之后，有发丹瘤者，因蓄火太甚，不能发泄，郁于肌肉之间，故发而为丹。从头上起，过心即死；从足下起，过肾即死。内服玄参化毒汤解之，外用磁锋砭法。

瘾疹何为痘后呈？肌肤蕴毒未全清。

若教发尽无停滞，免得重重怪证生。

瘾者，皮肤间隐隐成疙瘩也，俗人谓之风丹；疹者，皮肤点点状如蚊蚤咬迹也。痘后发瘾疹，因毒火未发尽，藏于皮肤之间，或瘙痒因抓而成，或因受风火相搏而成，皆吉兆也。正欲其发泄，无使停留以变他证；如发太甚，内服防风败毒散，外以益元散拭之。益元散，方见前。

痘已收成靥不干，或时出血病难安。

从前毒气藏肌表，蚀肉伤肌不忍看。

此与前顽疮不收相同。凡觉痘疮当靥不靥，即防此证，当内服大补汤，外以绵茧散敷之。绵茧散，方见前。

翳膜为何眼内攒？怪他热毒壅于肝。

还睛去翳多奇术，点洗徒招废弃端。

小儿出痘之时，即用黄柏膏和胭脂涂眼，防斑疮入眼也。但斑疮入眼，本不在初，多在收靥之时，或满面破烂，重复肿灌，脓血胶固，毒火郁蒸在内，其斑疮入眼；或痘出已甚，成就迟缓，医用辛热之药发之，亦令斑疮入眼；又或收靥之时，喜啖辛热，谓之干浆，以致二火相煽，亦令斑疮入眼。但在白珠上不必治，久而自去，惟在黑轮上者，或掩蔽瞳人，急用密蒙花散治之。

两目今朝乍畏明，肝虚邪火暗伤睛。

凉肝养血功无比，解使双眸炯炯清。

凡痘后双目见明不开，暗则开者，谓之羞明，宜凉肝明目散治之。若向暗处亦不开者，却防目中有疮，当如上法治之。

收后缘何便下红？多由倒陷毒归中。

利完脓血应须愈，强治翻为聚怨丛。

脓血痂皮一路来，任他自止莫疑猜。

和中清热施残着，劫涩轻投病转乖。



痘后忽利脓血，待其自止，然后用和中清热之剂，不可便用止涩。但痢势甚者，宜黄连解毒汤清解之。脓血尽后，宜和中汤。

痘证从前无倒陷，缘何脓血利无时？

大肠郁火多潜毒，解毒通肠贵早施。

痘无倒陷之证，却有脓血之痢。由于平日食煎炒，素有积热，今因痘后气血虚，不能胜积，故痢脓血也，此名滞下。必然肠鸣作痛，里急后重。或因痘出之后，饮食太多，水停作泄，热毒乘虚入里，便下脓血，此名肠垢，宜调胃承气汤以彻其毒，次用黄芩汤调其阴阳。

最怕收成呕哕频，咽疼胃弱毒潜湮。

错喉呛水宜施治，干哕无声鬼作邻。

有声有物谓之呕，有物无声谓之吐，有声无物谓之哕，食谷即吐，谓之错喉，饮水而喷，谓之呛水。今痘后凡有此等，由热毒壅塞胃口，故令呕吐；咽门涩塞，故令错喉、呛水也。惟干呕乃胃疮腐烂，不能纳谷，故时时张口，似吐不吐，乃不治之证；亦有咽喉作痛而呕吐失声者，乃咽喉腐烂，亦不可治。惟但呕吐，陈皮竹茹汤；咽喉痛，甘桔汤。

身已清安热不除，或因毒甚或元虚。

调元解毒分投用，寒热分明效自如。

痘既收靥，则毒解而热当除矣。如热一向不已，非毒气之余烈，必元气之素虚，惟以脉辨之。如脉数形勇，烦躁而热，此邪气实也，宜知母解毒汤；如脉迟形怯，热而喜睡，此正气虚也，宜黄芩调元汤。

收后浑身一向温，乍然发热细评论。

内伤外感须分治，此个真机妙法门。

痘靥之后，一向温暖和平，并无余热，今忽发热，不可以余毒未解、正气之虚同论，必因外感风寒。其证头目昏痛，恶寒脉浮，宜桂枝汤。

或因内伤饮食，其证肚腹饱闷，不喜饮食，其脉弦滑，以补中益气汤加消导药而运用之。

食饮如常腹里疼，盖由脾弱化难能。

看他虚实行消导，方显明良三折肱。

收靥之后，忽然腹疼，或呕或泄，不思饮食，此伤食之证。虚则用上补中益气汤治之。如无吐利、腹痛、气急，宜丁香脾积丸下之。若腹满而痛，烦闷不宁，此毒火入中，急用雄黄解毒丸利之。不然，渐加喘急，手足厥冷，则难治矣。

收后缘何食不思？偶然伤食少人知。

补脾消导为良法，强忍成痞悔是迟。

一向能食，收后反不能食，闻食气即呕逆，此必食伤甚，可以脾积丸治之；方见前。微则以保和丸调之。若隐忍不急求治，久则消瘦，渐成疳痨矣。

寒热缠身似疟侵，不分早晚应期临。

只缘脾胃多虚弱，补气升阳贵酌斟。

此因痘后气血两伤，阴虚则内热，阳虚则外寒，乍寒乍热，俨然疟疾，切不可以为疟治，但以补中益气汤升举之，其病自愈。

收后浑身手足寒，好将气血作虚看。

六经脉细如将脱，急早回阳病自安。

凡痘收靥之后，手足厥冷，六脉沉细，元气大虚，急用调元生脉散以温之。稍用寒凉，必取败亡也。

强打精神睡思昏，终朝何事不惺惺。

此因毒解神虚倦，气血和平体自宁。

收靥而好睡，乃毒解神虚，此常事也，不必调治。有等苟且之流，欺人不知而取利，庸下之徒，妄用汤丸而致祸者，戒之戒之！

睡思沉沉不识人，恍疑中酒妄言频。

只因热伏心包络，保护心君妙入神。

凡收后昏睡，连日不醒，口中妄语，或有醒时，亦似醉人，每多错语，此热邪攻心，心君不肯受邪，传于包络。宜导赤解毒汤清之；或用安神丸亦佳。

收靥之余搐搦萦，责其火毒未全清。

清心散火风应退，发作无休命必倾。

痘出发热作搐，此常候也。若收靥之后反发搐者，乃疮发未透，毒火内侵故也。然此候发于收靥之余，血气已衰，治之甚难，宜清神散火汤。如药对病者可治；若连发不已，死证也。

身已康宁手足挛，分明血少致斯愆。

补脾养血诚仙诀，不遇知音莫浪传。

凡痘后手足忽然挛拘，不能屈伸转运，乃血少不能养筋，又或外被风寒水湿以致然耳。不可用发散并疏风之药，以耗其血，只宜当归桂枝汤补脾养血，则手足自和。



痘后还愁咳嗽多，总由毒火肺中磨。

清金降火兼调气，肩息胸高若命何！

痘疹之后，惟肺受伤，至于收靥毒解，宜乎宁矣。若反咳嗽喘急，乃毒火流入肺中也，当清金降火，宜宁肺汤保肺解毒。服药嗽不止，胸高龟壳肩息者不治。

忽尔浑身肿胀形，或风或水食偏停。

肿因肺受宜清表，胀属脾家利解宁。

痘收之后，或面目浮，四肢肿，此属于肺。因表虚而受风寒，仍宜汗解，用加味五皮汤。

若腹胀如鼓，眼胞微肿，此属于脾。由脾胃虚，饮水过多，蓄湿于内，所食过多，积热于中，仍宜利解，宜厚朴汤；倘属虚胀，不可妄攻，但宜莱菔子丸。

小便宜清偶涩迟，膀胱蓄热少人知。

不将导赤为良法，只恐迁延有变时。

凡痘疹，小便始终宜清。若收后不利，此热积膀胱，宜加减导赤散以清其心。

便贵滋荣乍觉难，谁知肠胃液津干。

润肠胆导宜兼用，纵有余邪便后安。

凡大便始终须宜润泽，一二日一次为佳。若至于收靥后而大便秘结，乃痘出太多，血枯气不润肠，宜润肠丸兼胆导法。胆导法，方见前。

腠理疏通雨汗倾，卫虚荣弱两无情。

建中自汗阳偏胜，盗汗归黄六味平。

《经》曰：卫气者，所以温肌肉，充皮毛，肥腠理，司开阖也。痘疮之后，卫气受伤，故收靥之后，卫弱而汗出也。醒时常出为自汗，宜建中汤；睡着而出者为盗汗，当归六黄汤。



血在身中本自宁，火邪迫血血违经。

鼻中细出堪调治，便尿中来命不停。

痘收靥后，忽见血证，大为危候。盖鼻血出于肺，吐血出于胃，溺血出于小肠，便血出于大肠，皆由毒入于内，迫血妄行，急宜凉血地黄汤止之。服药后血不止者，不治。

忽吐蛔虫证已非，要知内热又常饥。

但闻食臭虫斯出，呕吐心烦虫作威。

伤寒吐蛔，责之胃寒；痘证吐蛔，责之里热。由热毒怫郁于里，又不能食，虫无所养，但闻食臭即涌出者，宜黄连止蛔汤。

炎炎胃火成疳蚀，辛热频餐阳毒炽。

牙龈臭烂怕穿腮，药有神功休论值。

凡痘疮后牙龈生疮，时时出血，谓之牙宣；呼吸息臭，谓之息露。此走马牙疳也，由热在阳明、少阳，宜内服洗心散，外以蚕蜕散敷之。

如舌上生疮，赤者谓之赤口疮，此热在心脾二经，内服洗心散，外用阴阳散敷之。

其疮白者，名白口疮，又名鹅口疮，此热在心肺二经，亦服洗心散，外以朱矾散敷之。

食饮缘何不发肌，多因气血两相亏。

和平丸散常宜服，偏热偏寒愈见离。

凡儿素常肌肥，痘后羸瘦，虽能饮食，而不为肌肤，乃气血虚故也。治之须兼阴阳，不可偏胜。偏阳则伤血，偏阴则伤气，愈见乖离矣。阴日宜服参苓白术散，阳日宜服当归益荣丸。



痘后分明皮肉娇，切宜保护在昏朝。

风寒暑湿常宜避，洗拭挦挝祸莫饶。

痘后中虚食易伤，辛香生冷莫轻尝。

若贪口腹浑无忌，犯却中和变内伤。

此二条言收后调理之法。在外也，皮肤薄嫩，易于感冒，若不避风寒暑湿，梳洗挦掐，则至于痈肿者有之，生疮癣者有之；在内也，肠胃并弱，难于克化，若不分生熟软硬，寒热凉温，任意食之，则成胀满者有之，至于泻痢者亦有之，可不慎欤。

［入方］

**必胜膏**　治痘痈初肿而未脓者。

马齿苋取汁　公猪肪熬油　好冬蜜

三味等分，同入砂锅内熬成膏，厚涂肿上。

**生肌散**　治痘痈已成脓，破烂不能收口。

香白芷一钱　赤石脂五分　浙贝母二钱　赤石脂一钱　新白及一钱

共为极细末，敷之。

**十六味流气饮**　治痘痈肿痛，元气素虚者。

官拣参　大川芎　当归身　赤芍药　北防风　南木香　炙黄芪　上薄桂　香白芷　芽桔梗　尖槟榔　川厚朴　台乌药　紫草茸　陈枳壳　炙甘草

气血虚而泻利者，加熟附子；大便秘结者，加酒蒸大黄。

净水煎，半饥服。

**连翘解毒汤** 治痘痈肿痛，能食而元气强者。

净连翘 香白芷 大川芎 当归尾 赤芍药 牛蒡子 穿山甲 炙甘草

净水煎服。

属太阳经者，本方加川羌活、汉防己；属阳明经者，本方加绿升麻、粉干葛；属少阳经者，本方加北柴胡、枯黄芩；属太阴经者，本方加青化桂、北防风；属少阴经者，本方加川黄连、淮木通；属厥阴经者，本方加北柴胡、杭青皮。

**予按：**但云六经加味，而不指明处所，未免阙略。今分晰之，以便治疗。太阳经所属：项、背、腰、臀、足外臁、足腨；阳明经所属：额、眉眶、面、胸、两乳、牙龈；少阳经所属：左右头角、耳前、左右两胁腋；太阴经所属：中脘、四肢、两足胕；少阴经所属：脐腹、手足心、手足内臁、足跟；厥阴经所属：头顶、小腹、男妇阴器。

**十全大补汤** 治痘痈破烂，脓血去多，速救元气。

官拣参 正川芎 当归身 赤芍药 怀熟地 白云苓 炙黄芪 青化桂 香白芷 金银花 净连翘 炙甘草

生姜、大枣为引，水煎服。仍照以前加入引经药。

凡见痈毒，以上法治之，不可因循，恐成大患，微则残形，甚则殒命。

**玄参解毒汤** 总治痘后余毒，十种火丹。

润玄参 当归尾 怀生地 鲜红花 净连翘 地骨皮 熟石膏 赤芍药 北防风 淮木通 荆芥穗

淡竹叶十片为引，水煎，热服。

**磁锋砭法** 法见四卷丹毒证治。

**防风败毒散** 治痘后身发瘾疹，出而过多者。

北防风 赤芍药 绿升麻 粉干葛 生甘草

水煎，灯心引，热服。

**大补汤** 治痘靥而不干，犯之出血。

官拣参 炙黄芪 当归身 净连翘 上薄桂 牛蒡子 正川芎 杭白芍 香白芷 炙甘草

大枣三枚为引，水煎服。

**密蒙花散** 治斑疮入眼，翳障瞳人。

密蒙花酒洗。五钱 谷精草五钱 净蝉蜕去翅足，洗晒干。五钱五分 望月砂炒。一两

共为细末，用豮猪肝一两，竹刀剖开，每用末药一钱，擦在肝内，水煮肝熟，饮汁食肝，神效。不可轻用点洗之药，反成废弃。

**凉肝明目散** 治痘后双目羞明怕日。

当归身 草龙胆 北柴胡 正川芎 北防风 密蒙花 酒黄连

用豮猪肝煎汤，煮药服之。

**黄连解毒汤** 治痘后患痢，其热甚者。

酒黄连 酒黄芩 陈枳壳 当归尾 酒大黄 生甘草

水煎，滚热服。

**和中汤**　治痘后患痢，脓血既清，以此和之。

官拣参　大当归　陈枳壳　淮木通　炙甘草

姜、枣引，水煎，温服。

**调胃承气汤**　治痘后热毒作痢，腹痛，里急后重。

陈枳壳　锦庄黄　尖槟榔　生甘草

生姜三大片为引，水煎，滚热服。

**黄芩汤**　治痘后痢，已经下后，以此调其阴阳。

酒条芩　酒黄连　当归身　大川芎　淮木通　南木香　赤芍药　炙甘草

水煎服。

久不止，加绿升麻；腹痛，加酒大黄。

**陈皮竹茹汤**　治痘后呕吐，有声有物。

雅黄连用吴茱萸同炒，去茱萸，用连　正广皮　白云苓君

竹茹一丸为引，水煎，热服。

**甘桔汤**　治痘后余毒不消，咽喉塞痛。

芽桔梗君　大甘草君　牛蒡子臣

灯心为引，水煎服。

**知母解毒汤**　治痘后余邪作热。

净知母　怀生地　熟石膏　地骨皮　酒黄芩　牛蒡子　绿升麻　天花粉　生甘草

淡竹叶为引，水煎，热服。

**黄芩调元汤**　治痘后元气怯弱，虚热身倦。

官拣参　酒炒芩　大麦冬　当归身　炙甘草

生姜、大枣为引，水煎服。

**桂枝解肌汤**　治痘后热已尽除，忽因外感作热。

柳杨桂　赤芍药　片黄芩　官拣参　粉干葛　北柴胡　炙甘草

生姜、大枣、竹叶为引，水煎服。

**补中益气汤**　治痘后久已无热，因伤食发热。

官拣参　炙甘草　漂白术　广陈皮　小枳实　杭青皮　南木香　六神曲　老麦芽　炙黄芪

生姜、大枣为引，水煎服。

**丁香脾积丸**　治痘后伤食，腹痛气急。

京三棱去毛，醋浸，煨熟　蓬莪术去皮，如上制　公丁香　南木香以上各五钱　杭青皮去穰　肥乌梅连核烧，存性　猪牙皂烧，存性。以上各三钱　巴豆仁四十九粒。煨，捶去油极净

共为细末，醋煮面糊为丸，如绿豆大，每三丸或五丸、七丸，量儿大小，白汤送下。

**雄黄解毒丸**　治痘后伤食，腹满而痛，烦闷不宁。

明雄黄一钱。另研　川郁金三钱　巴豆霜一钱

共为末，米糊丸，绿豆大，小茴香煎汤，下三五丸。

**保和丸**　治痘后一向能食，今不思食，闻食气即呕。

官拣参切、焙　漂白术各三钱　白云苓一钱五分　炙甘草　山楂肉　老麦芽　六神曲各一钱

共为细末，米糊丸极小，每服一二钱，米饮下。

**补中益气汤**　治痘后脾虚，寒热似疟，非真疟也。

官拣参　漂白术　北柴胡　绿升麻　广陈皮　上薄桂　当归身　南木香　炙甘草

虚甚者，加熟附子。

生姜、大枣为引，水煎服。

**调元生脉散** 治痘后手足冷，脉沉细，虚极之征。

官拣参 炙黄芪 炒白术 全当归 大麦冬 北五味 青化桂

虚冷甚者，加熟附片。

生姜、大枣为引，水煎服。

**导赤解毒汤** 治痘后神昏妄语，余热未除也。

淮木通 怀生地 大麦冬 白茯神 黑栀仁 上拣参 石菖蒲 炙甘草

灯心为引，水煎服。

**安神丸** 治证同前。

真吐黄五分 正雅连炒。三钱 当归身 黑栀仁各二钱五分

共为细末，以猪心血和匀为丸，如绿豆大，朱砂为衣，每五七丸，灯心汤下。

**清神散火汤** 治痘后毒邪未尽，忽然作搐。

淮木通 润玄参 大麦冬 正川连 大当归 官拣参 白茯神 炙甘草

水煎，去渣，以辰砂末调服。

大便秘者，微加酒大黄；自利者，倍人参。

**当归桂枝汤** 治痘后血少，手足拘挛，不能转运。

官拣参 当归身 正川芎 白芍药 炙黄芪 漂苍术 川黄柏 炙甘草

气虚肢冷，加附片；感冒风寒以致筋骨痛，加羌活、防风；血气大虚者，加鹿茸、虎胫、淮牛膝。

姜、枣为引，水煎，微加好酒一杯对服。

**宁肺汤** 治痘后邪火未退，侵扰肺脏，致令咳嗽。

净知母 牛蒡子 北沙参 怀生地 地骨皮 大麦冬 熟石膏 生阿胶 信前胡 杭白芍 炙甘草

新桑叶七片、枇杷叶一片引，水煎，入竹沥对服。

**加味五皮汤** 治痘后面目浮，四肢肿。

川羌活 五加皮 漂苍术 桑白皮 上薄桂 北防风 淮木通 汉防己 结猪苓 炙甘草 生姜皮

灯心为引，水煎，热服。

**厚朴汤** 治痘后腹胀如鼓，眼胞肿，由水湿饮食所致。

漂苍术 川厚朴 广陈皮 结猪苓 大腹皮 茯苓皮

因于食者，加六神曲、山楂肉、京三棱、蓬莪术、小枳实。

生姜、大枣为引，水煎，热服。

**莱菔子丸** 治痘后虚胀，面唇白，四肢冷者。

莱菔子炒，五钱。另研 洋胡椒厚朴煎汤浸过，晒干用。二钱 漂白术土炒。二钱

共为末，蜜丸，每一钱，陈皮汤下。

**加减导赤散** 治痘后余热，郁积膀胱，小便赤涩。

怀木通 车前子 瞿麦穗 白滑石 赤茯苓 黑栀仁 淡竹叶

灯心为引，水煎，热服。

**润肠丸** 治痘后大便秘结，血枯气弱也。

当归尾 怀生地 火麻仁 光桃仁

莱菔子为引，水煎，热服。

**建中汤**　治痘后阳虚自汗，醒眼而出者。

柳杨桂　白芍药　当归身　炙黄芪　炙甘草

生姜、大枣为引，水煎，热服。

**当归六黄汤**　治痘后阴虚盗汗，睡着而出者。

当归身　怀生地　怀熟地　炙黄芪　片黄芩　酒黄连　酒黄柏

小麦一撮为引，水煎，热服。

**凉血地黄汤**　治痘后毒火流行，伤阴动血。

真雅连　当归尾　怀生地　黑元参　炒栀仁　生甘草

鼻血加丝茅根、新桑叶；吐血加熟石膏、净知母、乳童便、香附米；尿血加淮木通、白滑石；便血加北秦艽、槐角子、荆芥穗；不止加蒲黄茸、生藕节、侧柏叶。

莲蓬壳烧灰为引，水煎服。

**黄连止蛔汤**　治痘后吐蛔，此即仲景乌梅丸之变制。

官拣参　漂白术　川附片　川黄连　川黄柏　肥乌梅　真黎椒

净水浓煎，人参汤对服。

**洗心散**　治痘后走马牙疳，并赤口疮、白口疮。

川黄连　当归尾　怀生地　锦庄黄　淮木通　南薄荷　净连翘　牛蒡子　生甘草

灯心十根为引，水煎，热服。

**蚕蜕散**　治痘后走马牙疳，以此吹之。

蚕蜕纸烧灰。一钱　枯白矾二钱　人中白取久年者，火煅。二钱　五倍子二钱

共为末，洗净败血，以此药搽之。

**阴阳散**　治痘后赤口疮。

正川连二钱　黑炮姜一钱

共炒，研细末，用茶洗净败血，以此药敷之。

**朱矾散**　治痘后白口疮。

镜辰砂二钱　枯白矾一钱

共研为末，茶洗口疮，以此敷之。

**参苓白术散**　治痘后饮食不为肌肤。

官拣参二钱　漂白术三钱　白云苓二钱　真广皮二钱　怀山药一钱五分　南木香一钱　六神曲一钱　杭青皮一钱

共为末，米饮调服一钱，阴日服此。

**当归益荣丸**　治证同前。

当归身　正川芎以上俱二钱　正川连姜汁炒。一钱五分　真芦荟二钱二分。蒸切　使君子肉一钱二分

共为末，蜜丸，米饮下，阳日服此。

## 妇女痘疹证治歌凡一十二首，共一十四方

女人痘疹最难医，阴质从来血易亏。

待得疹疮将发日，只愁天癸有常期。

《正理论》云：婴儿女子，益以滋甚。以女人阴质，血常不足。痘疹始终以气血为主，一或不足，则变生焉。故女子十四岁已后，有出痘疹者，常恐天癸之行，血走气虚，每成伏陷。

发热经行非正时，火邪迫血血奔驰。

急须凉血停为美，莫待中虚悔却迟。

痘疹发热，经水妄行，却非天癸之期，此毒火内蕴，扰乱血海，迫经妄行，月事不以时下，宜玄参地黄汤，或四物合黄连解毒汤，以凉血为主，必欲其止。如久不止，中气虚弱，致生陷伏者有之。

发热时逢经水行，毒邪已解污方清。

过期不止须当虑，补气温经热自平。

发热之时，经水适逢其期，此积污得去，毒亦轻解，不须治之。若过四五日尚不止，以热邪乘血室之虚，迫血妄行，宜先服小柴胡加生地黄汤，以清血室之热，后用十全大补汤，以补气血之虚，令其出匀，易壮易靥。

适逢发热经斯断，血室空虚怕烦懑。

若然谵妄神不清，热入子宫医莫缓。

发热时经水适断，宜早服柴胡四物汤，以防血室空虚，毒邪乘虚而入，致生他疾。若已憎寒壮热，神识不清，妄诞见闻，言语错乱，此为热入血室，宜四物汤合导赤散，与安神丸相间服之。

女子居经日已赊，岂堪痘疹证来加。

却愁血海停污垢，犹虑胞门陷毒邪。

女子经闭，谓之居经，满而不泻，病在心脾。《经》曰：二阳之病发心脾，女子不月。痘疹之毒发于心，又以脾为主，心脾先病，血室不行，冲任之间已多积垢，一旦痘疹之火，郁于命门、胞户之中，当出不出，毒邪留伏，致生乖戾者有之。故发热之初，即当涤除停垢，以桃仁承气汤主之，后以四物汤合匀气散调理之。

崩漏多时血已枯，泻而不满有余无。

岂堪当此天行病，济弱扶倾在吸呼。

女子一向崩漏未止，气血已虚。若当天行痘疹，必不能任其毒，惟宜大补气血为主，十全大补汤。痘出灰白平陷，难发难靥者，更加熟附一二钱。



起发成浆忽动经，气随血散岂能停。

食多胃足无他虑，不食须防陷伏形。

痘既出现以后，最宜表里俱实，饮食能多。若当起发胞浆之时，天癸忽动，人但知恐被秽气触犯正气，不知自身之血，不足为厌。但血出而气亦虚，毒邪乘虚陷入于里，惟元气素壮能食者，必无是变。如气虚食少之人，未有不成陷伏者，宜十全大补汤主之，虚甚者，加熟附、鹿茸。

经行暴哑毒邪侵，血出津枯乍失音。

养血通心言语出，一朝声价值千金。

女子出痘，经水忽行，暴哑不能言。盖心主血，舌乃心之苗，血去则心虚，心虚则少阴之脉不能上荣于舌，故卒失音不语。先以当归养心汤养其心血，利其心窍，自然能言，以十全大补汤调之。

起发经行证已乖，内虚伏陷早安排。

药灵中病终须吉，证逆违师事不谐。

月事大行，其疮不起发、不光壮、不饱满、不红活、顶平陷、灰白色，或青干黑陷，此里虚之候，痘复陷入也。宜十全大补汤，与夺命散相间服之。其痘胖壮红绽，或痘空中，再出一番，乃大吉之兆。若加腹胀喘满，谵妄闷乱，寒颤咬牙，手足厥冷，必死也。

妊娠出痘有真传，惟有安胎法最先。

不可令胎轻触动，胎元触动命归泉。

孕妇出痘，始终以安胎为主，不可触动其胎。其初发热，以参苏饮发之；痘出现后，多服安胎饮为佳；起发收靥迟，十全大补汤去肉桂。

痘正丰时产正临，几人得法有规箴。

涤除恶露休轻易，补益元神功效深。

孕妇出痘，正当盛时，忽临正产，只以大补气血为主，十全大补汤；若腹中微痛，此恶露未尽也，宜涤去之，生化汤。

产后如逢出痘疮，此时胎去免忧惶。

只凭补益收功效，莫犯寒凉生气伤。

妇人产后出痘，只以大补气血为主，十全大补汤，其白芍用好酒炒熟。不可妄用寒凉，以伤生发之气也。

[入方]

**玄参地黄汤**　治妇女痘疹作热，经水不依期而至，此妄动也。

怀生地　润玄参　粉丹皮　绿升麻　黑栀仁　炒蒲黄　生甘草

灯心十茎，水煎，热服。

**四物合黄连解毒汤**　治证同前，火盛毒重者用此。

当归身　怀生地　杭白芍　正川芎　正雅连　川黄柏　条黄芩　黑栀仁

净水浓煎，热服。

**小柴胡加生地黄汤**　治妇女痘初作热，正值经期，若四五日不止，宜清血热。

官拣参　软柴胡　小条芩　法半夏　怀生地　炙甘草

生姜一片、大枣一枚，水煎，热服。

**十全大补汤**　治妇女痘疹发热，经行之后当补之，以免陷伏。

官拣参　漂白术　白云苓　当归身　正川芎　杭白芍　怀熟地　炙黄芪　青化桂　炙甘草

生姜一片、大枣一枚，水煎，温服。

**柴胡四物汤**　治妇女经血方净，适逢痘疹作热，宜升提。

官拣参　软柴胡　小条芩　当归身　正川芎　怀生地　杭白芍　地骨皮　杭麦冬　光知母　淡竹叶

生姜一片引，水煎，热服。

**四物合导赤散**　治妇女经后出痘，热入血室，神识不清，谵妄。

全当归　正川芎　杭白芍　怀生地　川木通　怀熟地　炙甘草

灯心十根，水煎，热服。

**安神丸**　治证同前，与前方间服。

真川连　全当归　杭麦冬　白云苓　炙甘草以上各五钱　镜辰砂一钱　梅花片二分半

共为细末，以豮猪心血捣和，少加炼蜜，杵千余下，为丸，芡实大，每一丸，灯心汤下。

**桃仁承气汤**　治妇女经闭日久，正值痘临，宜疏去垢秽，免留伏。

大桃仁二十个。去皮、尖、研泥　川庄黄二钱。酒润

鲜红花一钱　生甘草五分　桂枝尾五分

先煎大黄、桂枝、红花、甘草、汤成去滓，入桃仁泥化开，空心服。

**四物合匀气散**　治疏通经水之后，以此调其气血。

当归身　川芎䓖　京赤芍　怀生地　南木香　京楂肉　炙甘草

水煎，不拘时服。

**十全大补汤**　方见前。

**当归养心汤**　治妇女痘疹，经行之后，忽然暴哑。

官拣参　大拣冬　绿升麻　全当归　怀生地　炙甘草

灯心十二根为引，水煎，热服。

**夺命丹**　治痘方起发，正值经期，其血大下，以致陷伏，以此与十全大补间服之。

净麻黄蜜酒炒黑　绿升麻各三钱　山豆根　鲜红花　牛蒡子　净连翘各二钱五分　净蝉蜕　紫草茸　人中黄各三钱

共为细末，酒蜜和丸，芡实大，每二丸，薄荷叶煎汤化服。

**参苏饮**　治孕妇出痘，发热之初，以此疏通腠理。

官拣参　紫苏叶　芽桔梗　粉干葛　信前胡　广陈皮　白云苓　陈枳壳　南木香　炙甘草

生姜一片、红枣一枚，水煎服。

**安胎饮**　治孕妇痘已出现，以此固其胎气。

拣人参　漂白术　实条芩　怀熟地　正川芎　全当归　杭白芍　西砂仁　老苏叶　广陈皮　炙甘草

生姜三片、红枣三枚，水煎，温服。

**生化汤** 治孕妇出痘，适逢正产，产后腹痛，恶露未尽。

当归身五钱 正川芎二钱 光桃仁二十粒 黑炮姜一钱 炙甘草一钱

净水浓煎服。

## 麻　疹

### 麻疹骨髓赋四段

麻虽胎毒，多带时行。气候寒温非令，男女传染而成。其发也，与痘相似；其变也，比痘匪轻。愚夫愚妇，每视为泛常；若死若生，总归于天命。不知毒起于胃，热流于心。始终之变，肾则无证；脏腑之伤，肺则尤甚。闭户问途，何若出门寻径；扬汤止沸，不如去火抽薪。

初时发热，俨似伤寒。目出泪而不止，鼻流涕而不干。咳嗽太急，烦躁难安。以火照之，隐隐皮肤之下；以手抹之，亭亭肌肉之间。其形若疥，其色若丹。随出随没，乍隐乍现。根窠若肿兮，麻而兼瘾；皮肤若赤兮，麻以夹斑。似锦而明兮，十有九吉；如媒而黑兮，百无一痊。

麻毒最重，治法不同。微汗常出，热势越而不留；清便自调，毒气行而无壅。腠理怫郁兮，即当发散；肠胃秘结兮，急与疏通。苟视大而若细，恐变吉而为凶。故衄血不必忧，邪从衄解；利血不必止，毒以利松。所喜者身中清凉，可畏者咽中肿痛。饮水不休，法在生津养血，饮食若减，方须清胃和中。

又如出之太迟，发表为贵；出之过甚，解毒堪宜。毋伐天和，常视岁气。寒威凛凛，毒势郁而不行；火热炎炎，邪气乘而作疠。或施温补，勿助其邪；若用寒凉，休犯其胃。制其过但取其平，诛其暴必欲其正。远寒远热，阴阳之胜负不齐；责实责虚，人禀之强弱或异。

麻疹既出，将息尤难。坐卧欲暖，饮食宜淡。风寒若袭兮，为肿为热，咸酸不禁兮，为咳为喘。异气纵感，变证宜参。便多脓血兮，仓廪血热；咳多涎沫兮，华盖易寒。口烂唇裂，心火未退；皮焦发槁，荣卫将枯。苟不详于临证，何以见其折肱。

## 麻疹西江月 凡二十首

麻疹俗呼麻子，盖因火毒熏蒸。朱砂红点遍身形，发自胃经一定。切忌黑斑死证，最宜赤似朱樱。大都治法喜凉清，不许辛甘犯禁。

麻疹因何咳嗽？盖由肺胃相连。肺金被火苦熬煎，以致咳嗽气喘。治法清金降火，不宜误用辛甜。蒸笼包子譬如然，只要气松火遍。

麻疹如何辨认？分明状似伤寒。此多咳嗽有红斑，喷嚏眼中水现。或见腹疼阵阵，或时吐泻相兼。疹麻吐泻不须嫌，正要毒除热减。

麻与痘疹异治，二家不可同方。痘宜温解疹宜凉，又要现形为上。若受风寒不出，其间凶吉难量。急宜发散保安康，最怕神昏腹胀。

大凡麻痘未出，详看天令如何。假如日暖又风和，败毒荆防堪可。若是时行疫疠，芩连消毒宜多。用心调理救沉疴，坐井观天莫学。

且论荆防败毒，真为发散仙方。荆防生地要相当，酒炒芩连二样。桔梗人参甘草，连翘牛蒡无双。玄参酒柏妙真良，竹叶升麻停当。

又有芩连消毒，散火解毒尤佳。芩连栀子及升麻，桔梗石膏多把。甘草人参知母，连翘牛蒡红花。引寻竹叶要多加，此个方儿无价。

发散仍前不出，令人真个忧疑。麻黄酒蜜炒如煤，栀柏芩连一例。更着大黄酒炒，连翘蒡子相宜。石膏蝉蜕最为奇，不效命难再立。

如见出时紫黑，此般自古多凶。急求人屎路朝东，火煅成灰取用。研碎酒调吞下，须臾黑变为红。若还依旧黑朦胧，纵有神丹何用。

麻已现形发热，化斑汤用为先。石膏甘草及人参，桔梗连翘灵验。若是毒多热甚，芩连消毒真传。大肠秘结大黄添，务用微通数遍。

麻疹类多咽痛，火邪熏烁无他。连翘甘桔要多加，牛蒡射干同下。外用十宣妙散，吹喉休要吁嗟。假如药后有争差，消毒芩连妙也。

麻疹再兼泻痢，预先用药调医。泻时减桂五苓宜，加上甘草滑石。如是痢兼赤白，香连丸子相随。大端痢止便为奇，不效令人疑忌。

麻咳声声气促，只消降火清金。赤苓栀子并黄芩，桔梗石膏灵应。知母人参地骨，瓜蒌杏子玄参。麦冬牛蒡妙如神，竹叶将来作引。

麻后切防四证，因循多致误人。遍身久热欠清宁，咳嗽连声牵引。牙齿疳生走马，痢下赤白难禁。各求方法贵精纯，始是医中绝品。

为甚身中壮热，只因余毒连绵。金花丸子用芩连，龙胆栀仁堪羡。郁金雄黄解毒，灯心地骨汤煎。若还脾弱热长延，集圣胃苓任选。

咳嗽频频不止，或因不忌酸咸。又加火毒肺家延，尤恐胸高气喘。体实兼行葶苈，神虚清肺为先。如斯调理保安全，莫向风波弄险。

葶苈丸除肺热，杏仁防己为奇。牵牛葶苈枣相随，莱菔共研成剂。清肺神丹降气，盐汤煮焙陈皮。芩连甘草杏仁泥，苏子同丸甚美。

口齿生疮臭烂，此名走马凶疳。金花丸子好求安，外用除疳妙散。先取尿缸白垢，火烧白色如盐。更将五倍铜绿添，砒枣烧灰灵显。

赤痢下时鲜血，黄连柏叶槐花。枳壳荆芥穗同加，痢止血除方罢。白痢吴萸滑石，樗根枳壳升麻。乌梅取肉作丸佳，赤白香连可下。

四疾更防死证，临门休要殊差。儿多体热瘦如麻，咳嗽面青声哑。走马唇穿齿落，痢多噤口吁嗟。此般即是死冤家，任是神仙也怕。

### **麻疹证治歌**凡二十五首，共三十二方

麻为胎毒发于心，胃腑相连热毒侵。

咳嗽鼻中清涕出，且观双目泪淋淋。

痘麻皆胎毒所为。毒者，火也。痘为少阳相火，阳道常饶，故痘大而焮肿；麻乃少阴君火，阴道常乏，故麻小而碎密。心火旺则肺受之，故治麻当以肺为主。凡咳嗽者，火炎于肺也；鼻流清涕者，以火烁金而液自流也；目中泪出，乃肺热移于肝也；凡手掐眉目鼻面者，肺热证也。



凡遇冬温最不祥，民多疫疠发疮疡。

若逢斑疹相传候，可用汤丸预解良。

春温夏热，秋燥冬寒，此四时之主气也。冬应寒而反温，阳先暴泄，火令早行，人感其气，至于来春必生疮疹；未出痘麻者，必感而发。虽曰胎毒，未有不由天行疠气，故一时传染，大小相似。但见麻疹之出，宜服代天宣化丸方见前痘疹总略。以预解之，可使毒彻，不为已甚也。

麻出须明岁气先，忽轻汗下致颠连。

察人虚实施方法，暗损天和寿不坚。

麻初发热，与伤寒相似，但麻疹则面颊赤，咳嗽喷嚏，鼻清涕流，目中泪出，呵欠喜睡，或吐泻，或手掐眉目鼻面，宜升麻葛根汤，方见前痘疹发热条。不可作伤寒妄用汗下也。汗之则增其热，为衄血，为咳血，为口疮咽痛，为目赤痛，为烦躁，为大小便不通；下之则虚其里，为滑泄，为滞下。《经》曰：必先岁气，毋伐天和。此之谓也。

麻喜清凉痘喜温，须知麻痘不同门。

麻苗痘实无人解，寒热宜分未可浑。

麻喜清凉，痘喜温暖，此法人皆知之。然麻疹初发，亦宜和暖则易出，所以发苗之初，只要发出得尽，则毒便解也。若痘必苗而秀，秀而实，毒斯解也。然成实之时，或太温热，则反溃烂不收。是痘后亦宜清凉，故治痘麻无过热，无过寒，温凉得宜，阴阳自和，是为得之。



麻毒从来不可留，出完毒解便无忧。

腹中胀痛邪犹伏，喘促昏迷命必休。

麻疹只怕不能得出，若出尽，毒便解矣。凡麻疹发热之时，当审时令寒暄，以药发之。如时令大寒，以桂枝葛根汤发之；大热，以升麻葛根汤合人参白虎汤发之；不寒不热，以荆防败毒散发之；如兼疫疠时行，以人参败毒散发之，外以胡荽酒，用苎麻蘸酒遍身戛之，务令亟出。若发而不出，反加腹中胀痛，气上喘促，昏闷谵妄者，死证也。

过期不出势淹延，毒伏身中未得宣。

急用透肌休怠玩，岂堪脏腑受熬煎。

发热六七日已后，明是麻证，却不见出。此皮肤坚厚，腠理闭塞，又或为风寒袭之，曾有吐泻，乃伏也，急用发表之剂，麻黄汤去杏仁，加蝉蜕、升麻，外以胡荽酒散麻刮之。如一向未更衣者，毒甚于里，伏而不出，凉膈散加牛蒡子发而解之。再不出者，死证也。更衣，谓大便也。

肺为华盖脏称娇，毒火炎蒸津液消。

喘嗽连声痰唾少，急须清润救枯焦。

麻疹初发热时，未见出现。咳嗽百十声不已，上气喘急，面浮目胞肿，时卧时起，此火毒内蒸，肺叶焦举，宜甘桔汤加石膏、知母、牛蒡主之。

火热熏蒸汗不停，毒邪并迫血违经。

汗多卫表邪从解，血去荣中毒少宁。

麻疹发热自汗，或鼻血出，不须止之，亦发散之义。故汗者毒从汗散，衄者毒从衄解。但不可太过，如汗太多，人参白虎汤合黄连解毒汤清之；衄太甚，玄参地黄汤凉之。

发热乍然生吐泻，由他频出不须怕。

肠胃停污自此清，胞胎之毒全消化。

麻疹发热吐泻，纯是热证，不可作寒论，乃火邪内迫。毒在上焦则吐，毒在下焦则泻，毒在中焦则吐泻并作。单泻，黄芩汤；吐而兼泻，黄芩加半夏汤；自利，里急后重，黄连解毒汤合天水散。

毒火熏蒸气上腾，咽喉自此痛烦增。

从来麻痘多斯证，解毒清咽效自能。

麻痘咽痛，本为常候，乃火毒熏蒸而痛也，勿与喉痹同论，妄用针刺。盖喉痹之证，内作痈肿，故宜以针决去恶血；麻痘只是咽干作痛，宜甘桔汤，或鼠粘子汤，细细咽之，自愈。

麻毒如焚饮水饶，炎邪未许一杯浇。

咽喉急燥心家热，津液频枯胃脘焦。

麻疹渴喜饮水，纯是火邪，肺焦胃干，心火内亢故也。初发热作渴，升麻葛根汤方见前。加天花粉、麦门冬；渴甚，人参白虎汤合黄连解毒汤。方见前。

一齐涌出莫惊惶，顷刻浑身朱锦妆。

似痘出时还又没，如斑红处却成疮。

痘疹贵三四次出，谓出匀；麻疹贵一齐涌出，谓出尽。麻疹只要得出便轻减，以火照之，遍身如涂朱之状，此将出之兆。出形细密，与痘疹密者相似。但麻疹粒粒成疮，非若斑之皮红成片，如蚊咬之迹也。

痘疮赤艳痒来攻，麻见红鲜毒得松，

白色血虚犹可疗，黑斑恶证莫相逢。

痘麻之色，不可同论。大抵痘怕太红，皮嫩易破，必生瘙痒；麻喜通红，麻发于心，红者，火之正色。若麻色淡白，心血不足，宜养血化斑汤主之。色太红艳，或微紫，或出太甚，并宜大青汤。黑者，死证也。

麻之出没合阴阳，出以温和没以凉。

连出不收阳气盛，迟迟间出是阳强。

麻疹出没，当以六时为准。假如子后出，午时即收，午后出，子时即收，乃阳生阴成，阴生阳成，造化自然之数。凡此旋出旋收者轻。若一出连绵三四日不收，乃阳毒太甚，大青汤方见前。解之。逡巡不出，乃风寒外束，皮肤闭密，宜荆防败毒散。方见前。

麻出浑身似火烧，毒邪壅甚急难消。

解肌只许皮肤暖，救里还期便溺调。

麻疹欲出，则遍身发热，或烦躁，或头眩，或身拘急；及既出，则身即清凉，诸病悉解，此一层麻疹随收矣。如麻既出，热甚不减，此毒壅遏，宜大青汤方见前。以解其表；小便涩，大连翘汤以解其里；大便秘，凉膈散加牛蒡子。方见前。

麻疮出尽得安和，毒未清时奈若何。

怫怫热烦邪尚炽，频频呕泻毒犹多。

凡麻疹只要出得尽，则毒邪解散，正气和平，如怫怫发热，烦闷不宁，如蛇在灰，如蚓在尘之状，或呕吐，或泄泻，此毒邪壅遏，尚未出尽。烦热，黄连解毒汤；呕泻，黄连橘皮汤，二者并外用胡荽酒，以苎麻蘸酒戛之。方法见前。待麻出尽，则烦热自除，呕泻自止矣。

麻毒流殃为伏邪，几经恶候致嗟呀。

虽然疫疠由天降，也是因循人事差。

麻疹欲出未出之时，即当早为发散，以解其毒，庶无余灾。若不预解使之尽出，以致毒蓄于中，麻后必为壮热，日久枯瘁，或成搐搦，或为痢疾，或咳血喘促，或作疳蟨而死。此虽一时疫疠之染，未有不由人事之未尽。

麻后留连热不除，蒸蒸烙手发毛疏。

肉消骨立成疳瘦，幸有良工药可茹。

麻疹收后，身有微热，此虚热也，不须施治，待气血和畅，自然清凉。若热太甚，或日久不减，以柴胡麦冬散清之；如发枯毛竖，肉消骨立，渐渐羸瘦，柴胡四物汤主之。

发热无休神渐昏，忽然瘛疭乍惊魂。

莫将痉病同调治，退热凉心命可存。

痘后热不除，忽作搐搦，不可称为惊风，而用风药。宜导赤散加人参、麦冬，煎汤送安神丸，方见女人痘疹条。小便清者，可治；短少者，不可治。

麻毒流殃走马疳，牙龈黑烂药空含。

穿喉漏颊声音哑，早赋归欤疾似骖。

凡麻后牙龈黑烂，肉腐血出，息臭冲人，曰走马疳，马鸣散主之。若面颊浮肿，环口青黑，颊漏齿脱，唇崩鼻坏者，死证也，宜从卷四齿牙证治参考。

麻后泄泻名痳痢，昼夜无停真可异。

勿轻劫涩图霸功，噤口毒深凶莫避。

麻后泄痢，日久不已，曰休息痢，不可妄用涩剂，以图霸功，宜黄芩汤合六一散，煎送香连丸。若呕吐不能食，谓之噤口。更加肠滑不止，或下鲜血，或如烟尘水者，死证也。

炎炎胃火金遭迫，咳嗽百声痰阻隔。

胸高肩息目虚浮，摆手摇头泉下客。

麻疹收后微咳，此肺气未平，不须调治。若咳转甚，喘气上逆，发则连绵不已，此肺中伏火，宜人参清膈散主之；身热，门冬清肺汤主之。若咳久不止，面浮目胞肿，胸高而喘，息则耸肩，血自口鼻出，面色或青或赤，鼻燥昏闷，摇头摆手者，死证也。

麻收禁忌切须防，盐醋鸡鱼慎勿尝。

欲莫从心终是福，物多爽口定为殃。

麻后通禁鸡鱼炙煿盐醋之类，须过七七之后方可食之，惟宜食淡，不可纵口，以遗后患也。

麻收无恙将平复，饮食如常未纵欲。

心胸绞痛勿倾亡，疫疠侵凌名中毒。

曾见痘麻收后，动止出入，饮食如常，勿然心胸绞痛而死者，还是元气怯弱，疫疠之毒乘之，正不能胜，邪伏于中，外若无病，内已亏损，故一中而死，谓之中恶。

婴稚初离胎谷中，遍身斑驳似朱红。

胎中热毒于今现，莫作时行麻疹攻。

凡小儿初生未满月者，遍身红点，俗呼奶麻子是也。此胎中受热，故生下即发，现于皮肤，不可作时行麻毒论治，妄用汤剂。盖脏腑娇嫩，不能胜汤丸也。宜溯源解毒汤与乳母食之。

［入方］

**代天宣化丸**　方见五卷痘疹总略歌。

**升麻葛根汤**　方见五卷发热证治歌。

**桂枝葛根汤**　治严寒时令，麻毒难出，以此发之。

柳杨桂　粉干葛　赤芍药　绿升麻　北防风　炙甘草

生姜三片、淡豆豉一钱为引，水煎服。

**升麻葛根合人参白虎汤**　治炎天暑月，毒为热隔，以此凉解之。

绿升麻　粉干葛　白芍药　炙甘草　净知母　熟石膏　上拣参

糯米一撮，水煎服。

**荆防败毒散**　治天时不寒不热，以此平解之。

上拣参　北柴胡　正川芎　芽桔梗　荆芥穗　白云苓　陈枳壳　信前胡　川羌活　川独活　北防风　炙甘草

薄荷五片为引，水煎，热服。

**人参败毒散** 时逢疫疠流行，适值麻疹，以此凉解之。

官拣参 川羌活 川独活 信前胡 北柴胡 川芎䓖 白云苓 陈枳壳 芽桔梗 炙甘草

生姜三片，水煎服。

**胡荽酒**俗名芫荽 治麻疹不出，以此发之。

胡荽四两切碎，先以好酒二杯，壶内煎滚，方入胡荽在内，盖定勿煎，勿令泄气，以苎麻蘸酒，遍身戛之，使麻易出，真神法也。

**麻黄汤** 治麻疹六七日，应出不出，或风寒闭塞。

净麻黄 熟石膏 净蝉蜕 绿升麻 炙甘草

葱白三寸为引，水煎服。

**凉膈散** 治麻毒深重，里气不通，而应出不出。

锦庄黄 白芒硝 净连翘 黑栀仁 南薄荷 淡竹叶 甘草梢

水煎，去渣，加生蜜三匙和服。

**甘桔汤** 治麻疹胃火炎肺金，咳嗽面浮，应出不出。

生甘草 芽桔梗 熟石膏 净知母 牛蒡子

生薄荷叶五片为引，水煎服。

**人参白虎合黄连解毒汤** 治麻疹自汗太过，恐防卫弱，以此止之。

官拣参 净知母 熟石膏 生甘草 正雅连 川黄柏 片黄芩 黑栀仁

糯米一撮为引，水煎，热服。

**玄参地黄汤** 治麻疹衄血太过，恐防伤阴。

润玄参 怀生地 粉丹皮 黑栀仁 绿升麻 杭白芍 生蒲黄 生甘草

茅根 七茎为引，水煎，热服。即丝茅根也。

**黄芩汤** 治麻疹发热自利。

枯黄芩 白芍药 炙甘草

大红枣一枚为引，水煎，热服。

**黄芩加半夏汤** 治麻疹发热吐泻。

即前黄芩汤加半夏、生姜。

**黄连解毒合天水散** 治麻疹自利，里急后重，欲作痢也。

正雅连 川黄柏 枯黄芩 黑栀仁 飞滑石 炙甘草

净水浓煎，空心滚热服。

**甘桔汤** 治麻疹咽喉疼痛，饮食艰难。

生甘草君 芽桔梗臣 牛蒡子使

灯心十茎为引，水煎服。

**鼠粘子汤** 治证同前。稍重者用此。

鼠粘子炒 绿升麻 鲜射干 生甘草

灯心为引，水煎，热服。

**养血化斑汤** 治麻疹色淡白，心血不足。

官拣参 当归身 怀生地 鲜红花 净蝉蜕

生姜、大枣引，水煎服。

**大青汤** 治麻疹色太红，或微紫，或出太甚。

鲜大青 润玄参 怀生地 熟石膏 净知母 川木通 地骨皮 荆芥穗 生甘草

淡竹叶十二片为引，水煎，热服。

**大连翘汤** 治麻疹既出，热盛不减，小便短涩。

净连翘 北防风 瞿麦穗 荆芥尾 淮木通 车前子 当归尾 北柴胡 净蝉蜕 赤芍药 枯黄芩 白滑石 黑栀仁 紫草茸

灯心十茎为引，水煎，热服。

**黄连解毒汤** 治麻疹出后，仍发热烦躁，麻出未尽也。

川雅连 川黄柏 黑栀仁 枯黄芩

净水煎，滚热服。

**柴胡橘皮汤** 治麻疹热邪未尽，麻未出完而兼吐泻。

官拣参 软柴胡 广陈皮 枯黄芩 法半夏 白云苓

竹茹一团、生姜一片为引，水煎，热服。

**柴胡麦冬散** 治麻疹收后，大热不退，毒未出尽也。

官拣参 软柴胡 北沙参 大拣冬 润玄参 草龙胆 炙甘草

灯心一团为引，水煎，热服。

**柴胡四物汤** 治麻疹收后，发热不退，毛焦肉削。

官拣参 北柴胡 枯黄芩 当归身 正川芎 怀生地 杭白芍 地骨皮 杭拣冬 净知母 淡竹叶

桑叶三片为引，水煎服。

**导赤散** 治麻后热不除而作搐。

怀生地 淮木通 麦门冬 生甘草

淡竹叶七片为引，水煎，送安神丸。

**安神丸** 方见六卷女人痘疹证。

**马鸣散** 治麻后牙龈溃烂，臭气冲人。

马鸣蜕即蚕蜕也。火烧过，存性，二钱五分 人中白即尿桶垢。刮取，火煅如盐。五钱 五倍子二钱

白明矾二钱，将矾打成块，装入五倍子内，火煅，以矾枯为度

共为极细末，以米泔水洗口，然后敷此。

**黄芩汤合天水散** 治麻后患痢，日久不已，仍宜清解。

枯黄芩 杭白芍 白滑石 粉甘草

大枣二枚为引，水煎熟，去滓，送后香连丸。

**香连丸** 治证同前。

真雅连一两。以茱萸五钱同炒，去吴茱萸不用 南木香五钱。锉细末 广陈皮五钱 建莲子去心、皮。二钱五分

共为细末，醋打神曲糊丸，如绿豆大，每服一钱。

**人参清膈散** 治麻后咳嗽日久，连绵不已。

官拣参 北柴胡 当归身 杭白芍 净知母 鲜桑叶 漂白术 白云苓 炙黄芪 地骨皮 枯黄芩 白滑石 熟石膏 生甘草

生姜一片为引，水煎服。

**门冬清肺汤** 治麻后咳喘不已，身热而烦。

天门冬 麦门冬 净知母 鲜桑叶 怀生地 枯黄芩 地骨皮 信前胡 北沙参 炙甘草

灯心为引，水煎服。

**溯源解毒汤** 治乳子出胎后，遍身奶麻。

大当归　怀生地　正川芎　杭白芍　北沙参　正川连　广陈皮　上拣参　淮木通　净连翘　生甘草

水煎，乳母服之，不可令儿服。

# 后　跋

岭南罗浮修士陈公，天生灵敏，学躬枢要，于河洛畴范，天人理数之际，确有心得。其网罗百氏，淹贯群言，则自宋五子书及《参同契》以下，皆能折衷而论定之。尝因侍尘座，进质《易》义，剖晰详明，发挥晓畅，觉先圣微旨，后人疑团，不无了然。心口之间，就教日久，乃悔向之仅羡公为高旷玄妙者，殆浅之乎视公也。公于医事，颇尝究心，所经治全活无筭。近以幼科惊风法门传习贻害，将以扫除而廓清之，著为《幼幼集成》，凡六卷，计数十万言，凡例十有二，论辨证、治治案，及痘麻正变总赋、杂歌，共百数十条。盖自胎禀护持，迄于甫生稍长，诸凡病因、治要，罔不备于册，可谓无义不周，无隐不到矣。又其言明白显易，虽山农野老，皆得习其读而用之，将以消造化夭折之憾，全天地生物之心。是书之行，良非小补。而公之天根净彻，学识周通，其所以取精而用弘者，亦此窥见一端云。

时乾隆十六年一阳月

庐陵后学刘勷谨识于幼幼集成六卷之末

# 方剂索引

## 一画



## 二画



## 三画

## 四画



## 五画

## 六画

## 七画



## 八画

## 九画



## 十画

## 十一画

## 十二画



## 十三画

## 十四画



## 十五画以上